李显忠 编著

精华

仲景辨脉

白云阁藏本·木刻版《伤寒杂病论》

经典医籍
老中医
串讲实录

人民卫生出版社
·北京·

图书在版编目（CIP）数据

经典医籍老中医串讲实录：仲景辨脉精华 / 李显忠编著 . —北京：人民卫生出版社，2022.7

ISBN 978-7-117-33263-7

Ⅰ.①经… Ⅱ.①李… Ⅲ.①仲景学说 – 研究 Ⅳ.①R222.19

中国版本图书馆 CIP 数据核字（2022）第 109071 号

经典医籍老中医串讲实录——仲景辨脉精华

Jingdian Yiji Laozhongyi Chuanjiang Shilu——Zhongjing Bianmai Jinghua

编　著	李显忠
出版发行	人民卫生出版社（中继线 010-59780011）
地　址	北京市朝阳区潘家园南里 19 号
邮　编	100021
印　刷	廊坊一二〇六印刷厂
经　销	新华书店
开　本	710×1000　1/16　　印张：31
字　数	508 千字
版　次	2022 年 7 月第 1 版
印　次	2022 年 7 月第 1 次印刷
标准书号	ISBN 978-7-117-33263-7
定　价	89.00 元

E – mail　　pmph @ pmph.com

购书热线　　010-59787592　010-59787584　010-65264830

打击盗版举报电话：010-59787491　　E-mail：WQ @ pmph.com

质量问题联系电话：010-59787234　　E-mail：zhiliang @ pmph.com

数字融合服务电话：4001118166　　　E-mail：zengzhi @ pmph.com

前　言

相传东汉时期医圣张仲景《伤寒杂病论》竹简书共十三稿，晋代太医令王叔和整理的《伤寒论》为第七稿。《金匮要略》是张仲景所著《伤寒杂病论》的杂病部分，为我国现存最早论述杂病的专著。但书成后，自东汉至西晋的一段时间内，由于战乱的关系，该书亦散佚，只能从其他方书所引用的文字中看到其中一些资料。直到宋仁宗时，翰林学士王洙在翰林院的残旧书籍中发现了张仲景的《金匮玉函要略方》，经整理后为后世流传的《金匮要略》。

白云阁藏本·木刻版《伤寒杂病论》书稿为《伤寒杂病论》第十二稿，该书稿为东汉时期南阳张仲景著述，清代末年桂林左盛德珍藏、罗哲初手抄，民国时期长安黄竹斋校注、米伯让编审。

白云阁藏本·木刻版《伤寒杂病论》传授渊源

张仲景第四十六世孙张绍祖授与左盛德，左氏珍藏 40 余年未尝轻出示人，于清光绪二十年授与门人罗哲初，罗氏又珍藏 30 余年，于 1935 年授与黄竹斋。抗日战争前，黄竹斋在浙江宁波天一阁访书期间，经宁波名医周岐隐介绍，得识桂林名医罗哲初。黄竹斋从罗氏处发现其珍藏的《伤寒杂病论》第十二稿手抄本。黄氏于 1939 年筹资刻制木版，校刊公诸于世，因条件所限，当时仅印 250 部，1980 年重印 200 部。罗哲初之子罗继寿于 1956 年献出的桂林古本《伤寒杂病论》与白云阁藏本·木刻版《伤寒杂病论》同一书也，两书所异者，桂林古本《伤寒杂病论》有"六气主客"一节，在白云阁藏本·木刻版《伤寒杂病论》中是删掉的。

1982 年 10 月 18 日至 22 日，在河南省南阳市召开中华全国中医学会仲景学说讨论会，米伯让遵先师黄竹斋之遗嘱，于会前将两箱白云阁藏本·木刻版《伤寒杂病论》赠送医圣祠。笔者于 1987 年 11 月 21 日第一次赴南阳医圣故里，参加中华全国第二次张仲景学说讨论会，在医圣祠有幸目睹黄竹斋刊印的木刻版《伤寒杂病论》，现在回忆起来深感荣幸。在医圣祠中笔者偶然发现两部 1980 年重印的白云阁藏本·木刻版《伤寒杂病论》，每部共 4 册，为宣纸刊印，右起竖排，没有标点，每页 10 行，每行 19 字。笔者买了其中一部，视如珍宝。

笔者钻研此著，历经半个多世纪时光的打磨，根据张仲景"辨太阳病脉证并治"一语，悟出仲景辨病脉证并治之"病""脉""证""治"精义，写出《仲景辨病精华》《仲景辨脉精华》《仲景辨证精华》《仲景方药精华》四部书稿。

白云阁藏本·木刻版《伤寒杂病论》共十六卷，全书为语录体，共959 条。笔者在《仲景辨脉精华》中，将前五卷内容（第 1～301 条）分【原文】【直释】【方释】【讲析】等项论述；十六卷中涉及脉象者，以【原文】【脉释】两项论述。需要说明的是，目录标题下以原文号码为起止号码，正文论述仅取涉及脉象者。

脉诊是中医辨病的重要组成部分，当人体遭到外邪侵袭或内邪伤害，造成脏腑气血功能紊乱时，可表现为各种病脉。东汉时期张仲景虽然没有对脉象进行尽善尽美的描述，但已将脉证结合起来，阐述疾病的病理机制，将诸多脉理广植于《伤寒杂病论》中。笔者认为，仲景脉法贯穿在整部著作的始终，构成张仲景著作框架的脊梁。

《伤寒杂病论》是一个蕴藏宏博智慧的宝库，在东汉时期是万流所汇，在后世为万水之源。仲景之学，博大精深；余之所著，仅沧海一粟而已。虽毕生为之殚精竭智，仍觉得仲景学说医理难穷，尚需不断探索；疾病万变，还应继续钻研。余之所得，愚者千虑而已。

笔者在研习仲景之学及编写本系列书稿的过程中，得到黑龙江中医药大学邹德琛教授、黑龙江省中医药科学院张琪研究员、北京四大名医之一施今墨先生、山东中医药大学李克绍教授指导，受到名医吕洪勋恩师的指导，得到哈尔滨医科大学附属第一医院王桂照院长及夫人张志芳女士鼎力相助，以及黑龙江中医药大学惠群教授、肖鹏超教授指导与帮助。值此书稿付梓之际，谨向诸位益师表示深切的感谢。

笔者深感探幽索隐之志趣，同时感叹做学问的苦涩艰辛，经历了 50多个寒暑，本系列书稿终于完成。虽然笔者在主观上做了努力，力求把本系列书稿写得更好一些，但是受知识面和水平所限，书稿难以尽善，难免存在诸多不足甚至谬误粗疏之处。但笔者愿为发掘中医学遗产奉献出微薄之力，以此系列书稿作为引玉之砖，作为中医爱好者登堂入室的阶梯。恳切希望各位专家、读者对此书稿给予批评和指正。

学问是无止境的，望同道不吝赐教，随时提出修改意见，以便继续改进，是所至盼，甚幸。

李显忠

2021 年 11 月 16 日

目 录

导读

释义讲析

平脉法上
第 1—65 条 / 020

平脉法下
第 66—142 条 / 090

伤寒例
第 143—212 条 / 153

杂病例
第 213—232 条 / 223

温病脉证并治
第 233—249 条 / 253

伤暑病脉证并治
第 250—261 条 / 269

热病脉证并治
第 262—267 条 / 280

湿病脉证并治
第 268—283 条 / 286

伤燥脉证并治
第 284—289 条 / 308

伤风脉证并治
第 290—295 条 / 314

寒病脉证并治
第 296—301 条 / 320

仲景脉释

伤寒例之脉释 / 330

温病脉证并治之脉释 / 341

伤暑病脉证并治之脉释 / 345

热病脉证并治之脉释 / 348

湿病脉证并治之脉释 / 350

伤燥脉证并治之脉释 / 353

伤风脉证并治之脉释 / 355

寒病脉证并治之脉释 / 357

辨太阳病脉证并治之脉释 上
第 302—332 条 / 359

辨太阳病脉证并治之脉释 中
第 333—432 条 / 365

辨太阳病脉证并治之脉释 下
第 433—484 条 / 380

辨阳明病脉证并治之脉释
第 485—591 条 / 390

辨少阳病脉证并治之脉释
第 592—602 条 / 405

辨太阴病脉证并治之脉释
第 603—618 条 / 407

辨少阴病脉证并治之脉释
第 619—664 条 / 410

辨厥阴病脉证并治之脉释

第 665—740 条 / 418

辨霍乱吐利病脉证并治之脉释

第 741—763 条 / 430

辨痉阴阳易差后劳复病脉证并治之脉释

第 764—784 条 / 436

辨百合狐惑阴阳毒病脉证并治之脉释

第 785—796 条 / 440

辨疟病脉证并治之脉释

第 797—801 条 / 442

辨血痹虚劳病脉证并治之脉释

第 802—817 条 / 444

辨咳嗽水饮黄汗历节病脉证并治之脉释

第 818—894 条 / 449

辨瘀血吐血下血疮痈病脉证并治之脉释

第 895—911 条 / 466

辨胸痹病脉证并治之脉释

第 912—920 条 / 470

辨妇人各病脉证并治之脉释

第 921—959 条 / 472

后记

仲景与《伤寒杂病论》/ 478

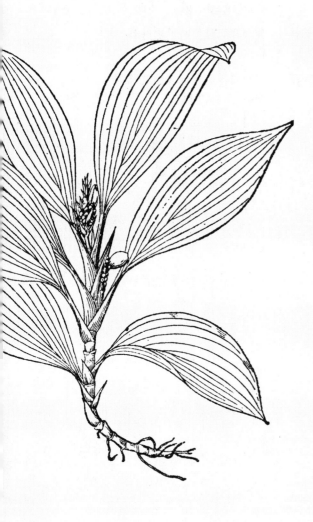

导读

一、脉象的生理变异

《素问·脉要精微论》言"脉者，血之府也"，说明脉为血管，壅遏营血，令无所避；府为存物之处，藏物之所。血行脉中，营养周身，而人身的气血盛衰，皆有定时。十二经气血的循行流注，是按一定时辰有节律地如环无端地周流。而维持生态平衡的生理要素，则与四时气候影响、阴阳协调、五行生克制化有着密切关系。如自然环境的各种变化、气候的太过不及、乘侮亢害都可干扰人体时间生物钟节律，而四时脉象的生物钟节律亦随之发生变化。

脉象和人体内外环境的关系非常密切，随着机体适应内外环境的自身调节，还可以出现各种生理性变异。脉象与年龄、性别、形体等因素有关，儿童脉象多小数，青年脉象多平滑，老年脉象多弦硬，妇人脉象较男子脉象濡细而数，妊娠脉象多滑数，肥胖者脉象多沉细，消瘦者脉象多浮大，身材高大者脉象较长，身材短小者脉象较短，运动、饱餐、酒后脉象多滑数有力，饥饿时脉象较弱，可见生理状态对脉象的影响是显著的。精神情志亦可引起脉象的明显变化，《素问·经脉别论》曰："凡人惊恐恚劳动静，皆为变也。"大凡人惊恐、忿怒、劳累时，或动或静，经脉血气都会受到影响而发生变化，说明人在恐惧、兴奋、忧虑、紧张等情绪变动时，都可以引起脉象变化，当情绪宁静之后，脉象又可以恢复常态。

人体是一个有机的整体，人体与自然界也是一个密切联系的整体，四时、昼夜的节律，二十四节气的气候变化，必然对人体产生影响。人体也必须适应自然环境，与之协调一致，才能保持健康，得以生存。人类生活在大自然中，外界环境的各种变化时时影响着机体的生理活动。人体适应自然的生理性调节，也往往反映在脉象上，形成与时间气候相应的四季脉象。《素问·脉要精微论》曰："春日浮，如鱼之游在波；夏日在肤，泛泛乎万物有余；秋日下肤，蛰虫将去；冬日在骨，蛰虫周密。"春天脉浮，似乎鱼浮游于水波；夏天脉在皮肤，泛泛乎似万物茂盛；秋天脉稍下于皮肤，似乎虫类将要蛰伏；冬天脉沉在骨，似乎虫类蛰伏得很周密。《黄帝内经》认为春生、夏长、长夏化、秋收、冬藏，是自然界生物一年内的变化规律，并将人体五脏功能活动与之相互适应，故《素问·五常政大论》强调"化不可代，时不可违"。

随着这种四时变化的节律，人体脉象也就有节律性变化，如《素问·脉要精微论》所言："万物之外，六含之内，天地之变，阴阳之应，彼春之暖，为夏之暑，彼秋之忿，为冬之怒。四变之动，脉与之上下，以春应中规，夏应中矩，秋应中衡，冬应中权。"人体的阴阳升降，与天气运行的环转关系较为密切。万物之外，六合之内，自然界的变化，阴阳的反应，如春天的气候暖和，发展为夏天的气候暑热；秋天的劲急之气，发展为冬天的杀厉之气。这种四时气候的变动，使得人体的脉象也随之呈现升降浮沉。春脉软弱轻虚而滑，如规之象，圆活而动，故曰春应中规也；夏脉洪大滑数，如矩之象，方正而盛，故曰夏应中矩也；秋脉浮毛轻涩而散，如衡之象，其取在平，故曰秋应中衡也；冬脉如石，兼沉而滑、如权之象，其势下重，故曰冬应中权也。《素问·平人气象论》以"春胃微弦""夏胃微钩""长夏胃微耎弱""秋胃微毛""冬胃微石"来概括四季平脉，《素问·玉机真脏论》以"春脉如弦""夏脉如钩""秋脉如浮""冬脉如营"来概括四季平脉，形象地阐明了四时常脉是随四时气候变化而产生的春弦、夏钩、秋毛（浮）、冬石（营）之正常脉律。

春温、夏热、秋凉、冬寒，一年四时的气候变化是一个逐渐变化的过程，不能截然分开。以弦脉为例，春温之气始生于寅（正月），渐长于卯（二月），盛旺于辰（三月）。春季是由冬季变化而来，由阴出阳，冬气犹存。受冬藏之气的影响，春弦之脉，是由冬之沉脉变化而来，故初春的脉象，以带有沉象为正常。整个春季之脉，由初春带沉象，逐渐变化为典型弦脉。春三月为木气旺盛，在人身肝脉应时而旺，应当先出现在脉象上，其次心脉，再次肺脉，最后肾脉，这又是顺应春、夏、秋、冬的四时各替次序而旺盛协调，也是正常的脉象脉律。

脉象除了季节的影响外，还可观察到一日之中脉象有昼夜节律的变化。一日之中平旦、日中、日西、夜半的阴阳消长，亦反映在脉象上，总趋势是昼日脉象偏浮而有力，夜间脉象偏沉而细缓。此外，地理环境对脉象亦有一定的影响，一般认为北方之人惯拒风寒，内外坚固，脉多强实；南方之人元气最薄，表里疏豁，脉多软弱。但也不能一概而论。上述诸种因素均能影响脉象，但只要脉有胃、有神、有根，均属平脉范围，临床应与病脉相鉴别。

二、寸口六部分候脏腑

左右之寸、关、尺六部分候脏腑，可以理解为某一脏腑发生病变，可在其相应的寸口某一部反映出来。在寸、关、尺分候脏腑上，后世医家对于五脏的所候位置基本相同，即左手心、肝、肾，右手肺、脾、命；仅两关所候而论，左关肝胆，右关脾胃；对于大、小肠的所候位置，《难经》主张按六腑配属五脏而划分，明清医家则多按其所在部分而划归于尺部。

《难经·二难》曰："尺寸者，脉之大要会也，从关至尺是尺内，阴之所治也；从关至鱼际是寸内，阳之所治也。"诊脉有尺和寸的部位，是脉气会合而极其紧要的地方。从关部到尺泽，属尺部范围之内，为阴气所主；从关部到鱼际，属寸部范围之内，为阳气所主。这和内脏所反应脉象的区域有关。寸、关、尺三部的划分，以关部为中心界限，以左右侧、上下焦的相对属性分阴阳。左侧为阳，上焦居阳位；右侧为阴，下焦居阴位。心肺同居于膈上，心为阳中之阳，肺为阳中之阴，故左寸属心，右寸属肺，心肺应候于寸部；肾居下焦，肾为阴中之阴，故尺部属肾，肾应候于尺部；肝脾位于中，故分属于关部。

清代陈念祖指出："天为阳，地为阴；东、南为阳，西、北为阴。天一生水，水生木，木生火，是以心肝居左也；地二生火，火生土，土生金，是以脾肺居右也。此先天之五行，本于阴阳水火，分而上生，非脏体之谓也。又，心主脉，肝主血，血脉生于水精，是以左手三部俱主血；肺主周身之气，脾主元真之气，气生于火，是以右手三部皆主气，此皆阴阳互换之妙。"

从上可见，古人对于寸口六部分候脏腑，是在天地、水火、阴阳、五行等理论指导下，结合脏腑的位置、功能而排列确定的，既体现人体脏腑阴阳的可分性和相对性，又说明脏腑气机升降与生克制化规律。寸、关、尺三部与其所分属相应脏腑的病变有一定联系，既要善于根据寸、关、尺三部分候相应的脏腑病变，又要注意不能过于机械。要正确理解寸口六部分候脏腑，应该掌握"不分而分，分而不分"的原则，比如肺热而见脉数，并非仅见于右寸部，而是两手六部均可见数脉。因此临床诊脉，一方面要注意寸、关、尺某一部的单独变化，以候相应脏腑的病变；另一方面又不能过于拘泥，要注意寸口六部脉的总体变化，综合判断病证，使诊断更为明确完备。

三、脉象独取寸口

诊脉部位历来就有多种。《素问·三部九候论》提出三部九候诊法，

《灵枢·终始》提出人迎寸口诊法，《素问·五脏别论》与《素问·经脉别论》提出独取寸口法；东汉张仲景吸取人迎、寸口脉相比较的思路，在《伤寒杂病论》中常用寸口脉、趺阳脉、太溪脉的诊法。"独取寸口法"的理论，经《难经》的阐发，到晋代王叔和的《脉经》，不仅理论上已趋完善，方法亦已确立，从而得到推广运用，直至当今还是中医临床不可缺少的重要诊法之一。

寸口，又称气口，或称脉口。寸口诊法是指单独切按桡骨茎突内侧的一段桡动脉，感知其搏动形象，以推测人体生理、病理状况的一种诊察方法。寸口脉象为什么能反映五脏六腑的病变？《素问·五脏别论》曰："胃者，水谷之海，六腑之大源也。五味入口，藏于胃，以养五脏气；气口亦太阴也，是以五脏六腑之气味，皆出于胃，变见于气口。"《难经·一难》曰："十二经皆有动脉，独取寸口，以决五脏六腑死生吉凶之法，何谓也？然：寸口者，脉之大会，手太阴之脉动也。"《素问·经脉别论》曰："脉气流经，经气归于肺，肺朝百脉，输精于皮毛，毛脉合精，行气于府，府精神明，留于四脏，气归于权衡，权衡以平，气口成寸，以决死生。"就是说，单独诊察气口之脉，可以知道五脏的变化，因为胃是水谷之海，为六腑的源泉。

凡是饮食入口，都储留在胃，通过脾的输化，以滋养五脏之气；脾为太阴经，主输布津液；气口亦为太阴经，主朝百脉。因此五脏六腑的气和味，都是来源于胃，而反映于气口的。十二经都有其动脉，寸口是十二经脉聚会的地方，属于手太阴肺经的动脉，血气流行于经脉里，经脉中的血气流归于肺，肺又通过全身百脉，把精气输送到皮毛，皮毛和经脉的精气会合，仍还流入于脉，脉中精气的循环，周流于四脏，精气的敷布，要维持平衡，其平衡的变化，就能从气口的脉象上表现出来，可以判断疾病的死生。

以上说明独取寸口的道理，认为寸口脉属于手太阴肺经，为经气终始大会之处，而手太阴肺经起于中焦，中焦乃全身气血生化的发源地，且"肺朝百脉"，"经气归于肺"，所以气口可以独为五脏主。

实际上独取寸口的原因还有以下几点：

第一，脉动明显。寸口处覆盖组织薄，脉动十分明显，脉下有桡骨衬托，便于运用指法。

第二，诊脉方便。古人拘于礼的束缚，不便解衣、触头、按足进行诊脉，而寸口脉病人伸手即可取，操作极其方便。

第三，脉气准确。诊脉时，寸口与心脏处于同一水平，较之人迎、趺阳，离心脏的距离适中，心脏耗出的能量与输出的血量之间，在人迎则耗能量大于血流量，在趺阳则耗能量小于血流量，在寸口则可持平。

第四，经验丰富。由于长期习惯于寸口诊脉，医生诊寸口脉较诊全身其他任何部位脉象的体会都更多，经验更丰富，对病情的判断也更有把握。

四、诊脉方法

脉象是脉动应指的形象。诊脉方法有以下四点应注意：

（一）诊脉时间

《素问·脉要精微论》曰："诊法常以平旦，阴气未动，阳气未散，饮食未进，经脉未盛，络脉调匀，气血未乱，故乃可诊有过之脉。"诊脉最好是在平旦时分，此时人还未有活动或劳动，阴气未曾扰动，阳气未曾耗散，饮食未进，经脉之气未亢盛，络脉之气亦调匀，气血也未扰乱。在这种环境下，就容易诊察出有病的脉象。

强调清晨是诊脉的理想时间，是由于脉象是一项非常灵敏的生理信息，它的变化与气血的运行有密切关系，并受饮食、运动、情绪等因素的影响。清晨未起床、未进食时，机体内外环境比较稳定，脉象能比较正确地反映机体的生理情况，同时亦比较容易发现病理性脉象。但这样的时间要求，一般很难做到。特别是对门诊、急诊的病人，要及时诊察病情，就不能拘泥于清晨，但必须要让病人在比较安静的环境中休息片刻，以减少各种因素的干扰，这样诊察到的脉象才比较真实。每次诊脉的时间至少应在1分钟以上，一则有利于仔细辨别脉象的节律变化，再则切脉时初按和久按的指感有可能不同，对临床辨证有一定意义，所以切脉的时间要适当长些。

（二）诊脉体位

诊脉时病人的正确体位是正坐或仰卧，前臂自然向前平展，与心脏置于同一水平，手腕伸直，手掌向上，手指微微弯曲，在腕关节下面垫一松软的脉枕，使寸口部充分伸展，局部气血通畅，便于诊察脉象。如果是侧卧，下面手臂受压，或上臂扭转，或手臂位置过高，或手臂位置过低，与心脏不在一个水平面时，都会影响脉象的诊察。如果是侧卧，下面手臂受压而脉气不行；若上臂扭转，腕扭而脉行不利；若手臂举得过高，则脉气上窜而脉弛；若手臂位置过低，则血下注而脉滞。因此诊脉时必须注意病人的体位，只有采取正确的体位，才能获得比较准确的指感。

（三）诊脉指法

诊脉的指法，是指医生诊脉的操作方法。正确运用指法，可以获取比较丰富的脉象信息。诊脉者的手指指端要三指平齐，手指略呈弓形倾斜，与受诊者体表45°左右为宜，这样的角度可以使指目紧贴于脉搏搏动处。

所谓指目，是指指尖和指腹交界隆起之处，与指甲二角连线之间的部位，形如人目，是手指触觉较灵敏的部位。指目便于推移，以寻找指感最清晰的部位，并方便调节指力。指腹的肌肉较丰厚，用指腹切脉有时会受医者自身手指动脉搏动的干扰；指尖的感觉虽灵敏，但因有指甲，不宜垂直加压。无论用指腹还是用指尖诊脉皆容易产生错觉，所以诊脉时三指平按或垂直下指都是不适宜的。

切脉时要注意布指的疏密。病人的手臂长或医者手指较细者，布指宜疏；病人的手臂短或医者手指较粗者，布指宜密。就是说，布指要与病人手臂长短和医者的手指粗细相适应。

诊脉的指法要领，概括地说，为三指平齐、中指定关。三指并齐下指时，先以中指按在掌后高骨内侧动脉处，称为中指定关；然后用食指在关前定寸，用无名指按在关后定尺。由于正常人寸、关、尺三部脉象的脉位深浅和脉力大小略有不同，医者诊脉时按寸、关、尺的手指应该相对固定，有利于熟悉和掌握正常人三部脉象的各部特征，然后才有可能敏锐地觉察脉象的异常变化。

（四）诊脉平息

平息是医生在诊脉时保持呼吸调匀，清心宁神，以自己的呼吸计算病人的脉率。平息的意思有二：

1. 以医生的一次正常呼吸为单位，来检测病人的脉搏搏动次数。《素问·平人气象论篇》曰："人一呼脉再动，一吸脉亦再动，呼吸定息脉五动，闰以太息，命曰平人。平人者，不病也。常以不病调病人，医不病，故为病人平息以调之为法。"平人的脉搏，一呼脉跳动两次，一吸脉亦跳动两次，一呼一吸叫作一息，一息脉跳动四次。有时一息脉跳动五次，是因为呼吸较长的缘故。这是指平人而说的。所谓平人，就是无病的人。诊脉的法则，应以平人的呼吸，来调候病人的脉息。医生是无病的人，所以调匀呼吸以候病人的脉搏至数。正常人呼吸每分钟16～18次，每次呼吸脉跳动4次，间或5次，正常脉搏次数为每分钟72～80次，由此可见，凭医生的呼吸对病人的脉搏进行计数的方法是有价值的。

2. 在诊脉时平息，有利于医生的思想集中和专一，可以仔细地辨别脉象。在诊脉时不要参入问诊，避免病人由于情绪波动而引起脉象变异。

（五）诊脉的指感

历代中医都以语言文字，通过比喻来描绘各种脉的形象。正常脉象是指正常人在生理条件下出现的脉象，是正常生理功能的反映，具有一定的变化规律和范围，而不是固定不变的一两种脉象。

健康人的脉象随年龄的增长而产生形态变异。青年人脉象多带滑，老年人脉象多变弦，所以滑脉、弦脉可以是相应年龄组的正常脉象。同一个人，在不同季节或昼夜，脉象会产生不同程度的变化。尤其人体在受外界条件刺激下产生生理性调节时，脉象的变化更为明显。当然这种变化往往是暂时的、可逆的。在疾病过程中见到正常脉象，表明病情轻浅，正气未伤，预后良好，或为邪去正复的征兆。

识别脉象，主要是依靠手指的感觉，来体现脉搏搏动应指的形象。脉象的种类很多，常以脉的搏动部位、至数、趋势、形态等方面，形成一个比较完整的指感，以识别各种脉象。

所谓脉位，是指脉动显现部位的浅深。

所谓至数，是指脉动的频率和节律。

所谓趋势，是指脉动强弱的力度，受心脏和阻力影响产生的流利度，以及受血管壁弹性和张力影响产生的紧张度。

所谓形态：是指脉动应指的轴向长度，及脉动应指的径向宽度。

上述的指感都是通过指法来体现的。常用的指法有以下四种：

举法：医生手指用力较轻，按至皮肤以体察脉象的方法，又称浮取。

按法：医生手指用力较重，按至筋骨以体察脉象的方法，又称沉取；医生手指用力适中，按至肌肉以体察脉象的方法，称为中取。

循法：医生用指目沿脉道的轴向，上下指相移的诊脉法，以体会脉动应指范围的长短和脉搏来势的虚实。

推法：医生调节最适当的指力，指目对准脉脊后，顺应脉搏的动势，左右内外微微推动，以觉察脉象的异常变化和寻找脉动最明显的部位，以进一步体会脉搏的趋势及形态。

五、脉诊意义

诊脉是中医临床不可缺少的诊察步骤和内容。脉诊之所以重要，是由于脉象能传递机体各部分的生理、病理信息，是窥视体内功能变化的窗口，可为诊断疾病提供重要依据。

人体是一个有机整体，《灵枢·脉度》指出："气之不得无行也，如水之流，如日月之行不休，故阴脉荣其脏，阳脉荣其腑，如环之无端，莫知其纪，终而复始。其流溢之气，内溉脏腑，外濡腠理。"说明脏气的流行是没有停息的，像水的流动，日月的运转，永不休止。所以阴脉营运五脏精气，阳脉营运六腑精气，如环无端，终而复始，无从知道起点，也无法计算流转次数。其气流于内，灌溉五脏六腑，其气溢于外，濡润肌腠皮肤。机体各部分的功能有赖于经络之流注运行的气血而实现其温煦濡养作用；同时，人体又与自然界相应，人体的经脉气血随日月运转而产生相应的变化。正如《素问·脉要精微论》所言："四变之动，脉与之上下。"四时气候变动，人体的脉象也随之变化。

上述各种生理现象，都通过脉象的动态变化及时地反映出来。但是，在胃气正常的情况下，脉象的生理性变异有一定的限度和规律，当机体遭受外邪侵袭时，这种生理性平衡就要遭到破坏，造成气血、脏腑功能逆乱，反映在脉象上就出现各种病脉。脉象的盛、衰、正、乖，都是气血、邪正的外在表现。通过诊脉可以了解气血的虚实、阴阳的盛衰、脏腑功能的强弱，以及邪正力量的消长，为治疗指出方向。

历代医家在长期临床实践中，总结出很多脉的形态特征和主病范围，使一些脉象的临床意义比较明确，如脉浮为表，脉沉为里，脉迟为寒，脉数为热，脉涩小为虚，脉滑大为实等。这样以脉辨别病情，便于与临床症状结合起来，各种脉象都能在一定程度上反映证的病理特点，所以脉诊是临床辨证和证候鉴别诊断的重要指标之一。以脉象阐述病机的方法，在仲景著作中屡见不鲜，如仲景言脉"阳微阴弦，即胸痹而痛"之文，阳微阴弦是指寸部脉微弱，尺部脉弦急，阳微为胸阳不足，阴弦为阴邪内盛，两者结合，说明上焦阳虚，下焦阴邪乘虚冲逆于上，导致胸痹而痛，说明以脉象论述病机有重要的临床指导意义。脉症合参，辨明病机，对确定治则、选方用药有着重要的作用，同时凭脉辨证后进行治疗，可以切中病情，防止盲目投药而造成"误治""坏病"等情况的产生。通过诊脉判断病情的轻重，观察疗效的好坏，不仅能及时反馈病变的信息，而且能够采取有效的治疗措施。

此外，脉象与症状都是疾病的表现，两者通常反映是一致的；若脉与症不一致时，则提示病情比较复杂，治疗比较困难，预后较差。如脱血者脉反洪，是元气外脱的征兆；病寒热而脉反细弱，是元气虚陷而正不胜邪的现象。这些多反映邪正的消长和病情的进退，对推测疾病的预后安危有一定意义。

六、对四诊的认识

《素问·至真要大论》有"工巧神圣"的记载，分而言之，工指精于问诊，巧指精于切脉，神指精于望诊，圣指精于闻诊，统指诊法水平达到较高程度。《难经·六十一难》根据此语，总结出"望而知之谓之神，闻而知之谓之圣，问而知之谓之工，切脉而知之谓之巧"。通过望诊而知道病情的称为神，通过闻诊而知道病情的称为圣，通过问诊而了解病情的称为工，通过脉诊而了解病情的称为巧。望、闻、问、切四种诊法是并列的，那么"神圣工巧"又如何解释呢？此四者为互辞，统指诊法水平达到较高程度。《难经》的望、闻、问、切所得，与仲景的望、问、脉所得，同出于《黄帝内经》的不同篇章，经过后世的不断补充、完善，而发展成完整的四诊法。

1. **望诊** 望诊是医生运用视觉观察病人的神色形态、局部表现、舌象、排出物的色质变化来诊察病情的方法。人体是一个有机的整体，以五脏为中心，与六腑相表里，通过经络与体表、五官、四肢密切联系，在生理、病理上相互影响，内脏有病则必有其外在表现，反映于体表的相关部位。《灵枢·本脏》曰："视其外应，以知其内藏，则知所病矣。"观察病人的外部异常，可以诊察内在的病变。望诊在中医诊断学中占有重要位置，被列为四诊之首，这是因为人的视觉观察在认识客观事物中具有重要的作用，病人神色形态等方面的外部表现，只能通过望诊才能了解，而这些又是临床诊断的重要依据。

全身望诊，是医生在诊察病人时，首先对病人的精神、面色、形体、姿态等整体表现进行扼要观察，以期对病性的寒、热、虚、实和病情的轻、重、缓、急获得一个总的印象，然后在此基础上，根据诊病的需要进行深入细致的局部观察。局部望诊是在全身望诊的基础上，根据病情和诊断的需要，对病人的某些局部进行深入细致的观察。因为人是一个有机整体，整体的病变可反映于各个局部，局部的病变也可以影响全身，故观察局部的异常变化，亦有助于了解整体的病变。望局部情况时，要熟悉各部位的生理特征及其与脏腑经络的内在联系，把病理体征与正常表现相比较，并联系其与脏腑经络的关系，结合其他三诊，从整体角度进行综合分析，来弄清局部病理体征所提示的临床意义。

舌诊是通过观察舌象来了解机体生理功能和病理变化的诊察方法，是望诊的一个重要方面。舌诊具有悠久的历史，早在《黄帝内经》中就有关于望舌诊病的记载；东汉张仲景将舌诊作为中医辨证论治法则的一个组成部分；明清时期，温病学派兴起，在研究温热病的过程中，总结出一套温病察舌的方法，辨舌与验齿相结合，对温病的分型、分期、辨证用药起了重要的指导作用；近代以来，随着医学科学的发展，开展了舌诊现代化的研究，对舌象形成的原理有了更加深入的了解，对舌象的临床诊断有了新的拓宽和发展。

望排出物是观察病人的分泌物、排泄物和某些排出体外的病理产物，根据其形、色、质、量的变化来诊察病情的方法，分泌物主要是指人体官窍所分泌的液体，具有濡润官窍等作用，如泪、涕、唾、涎等，其色、质、量的表现与脏腑的功能密切相关，当脏腑有病时，可引起其发生异常改变。排泄物是人体排出的代谢废物，如粪便、尿液、月经等，当脏腑有病时，也可发生相应的形、色、质、量的异常改变。此外，人体有病时所产生的某些病理产物，如痰液、呕吐物等，也属排出物范畴，其色、质、量的变化也与病情密切相关。

2. **闻诊** 闻诊是通过听声音和嗅气味来诊断疾病的一种方法。所谓听声音，是指听辨病人言语气息的高低、强弱、缓急变化，以及咳嗽、呕吐等脏腑病理变化所发出的异常声响，来判断疾病性质的诊病方法。所谓嗅气味，是指嗅辨与疾病有关的病体分泌物、排泄物等的异常气味，以了解疾病情况。闻诊是诊察病情的重要方法之一，颇受历代医家重视。早在《黄帝内经》中就有根据病人发出的声音来测知内在病变的记载。东汉张仲景以病人的语言、咳嗽、喘息、呕吐、呃逆、肠鸣、呻吟等作为闻诊的主要内容。后世医家又将病体气味及排出物气味等列入闻诊范围，从而使闻诊从耳听扩展到鼻嗅。由于声音和气味都是在脏腑生理活动和病理变化中产生的，所以通过闻声音与嗅气味的异常变化便可诊察病情。

3. **问诊** 问诊是医生通过对病人或陪诊者进行有目的地询问，以了解疾病发生发展变化的过程、治疗经过、病人的自觉症状、既往病史、生活习惯、饮食嗜好、思想动态等。只有通过问诊，才能获得上述与疾病有关的资料。这是医生分析病情、判断病位、掌握病性、辨证治疗的可靠依据，尤其是某些疾病早期，病人尚未出现客观体征，仅有自觉症状时，只有通过问诊，医生才能在诊断疾病时抓住线索。问诊获得的许多资料为诊断疾病提供了重要依据，是中医诊察疾病的基本方法之一。在《黄帝内经》《难经》及东汉张仲景的著作中记载了关于问诊的许多具体内容，为中医问诊奠定了基础。此后，问诊备受历代医家重视，在长期的医疗实践中不断补充，使其逐渐完善。明代张景岳在总结前人问诊经验的基础上，将问诊概括为十问："一问寒热二问汗，三问头身四问便，五问饮食六问胸，七聋八渴俱当辨，九因脉象察阴阳，十从气味章神见。见定虽然事不难，也须明哲毋招怨。"可见问诊乃诊治之要领，临床之首务也。因为症状是病理变化的反映，疾病的病理变化甚为复杂，往往缺乏客观征象，临床难以察觉，唯有病人自身能感受到，医者通过询问方能得知。诚如清代徐灵胎所说："病者之爱恶苦乐，即病情虚实寒热之征，医者望色切脉而知之，不如其自言之为尤真也。"

后人又将张景岳的十问略作修改，成为"一问寒热二问汗，三问头身四问便，五问饮食六胸腹，七聋八渴俱当辨，九问旧病十问因，再兼服药参机变。妇女尤必问经期，迟速闭崩皆可见。再添片语告儿科，天花麻疹全占验。"十问内容言简意赅，目前仍有指导意义。但在实际运用时，也要根据病人的不同病情，灵活而有主次地进行询问，不能千篇一律地机械套问。清代喻嘉言拟定的病案格式，对于问诊的一般项目、现病史、既往病史等内容都做了详细的规定，已与现在中医病案的书写内容很相近。

4. **切诊** 切诊包括脉诊与按诊。

所谓脉诊，又称切脉，是医生用手指切按病人的动脉，根据脉动应指的形象，以了解病情、辨别病证的诊察方法。脉诊有着悠久的历史，公元前5世纪左右，春秋战国时期杰出医家扁鹊，本名秦越人，尤精于脉诊，被推崇为我国脉学的倡导者。《汉书·艺文志》载有《扁鹊内经》及《扁鹊外经》。《史记·扁鹊仓公列传》曰："今天下之言脉者，由扁鹊也。"《黄帝内经》记载了"三部九候"等脉法，托名秦越人所著的《难经》弘扬"独取寸口"候脉言病，东汉张仲景确立了"平脉辨证"的原则。西晋王叔和集汉以前脉学之大成，确定为二十四种脉；宋代崔嘉彦以浮、沉、迟、数四脉为纲，将二十四脉分属于四脉之中，并增补革、牢二脉。明代张景岳对"脉之常变""脉之从舍"论述甚详。明代李时珍撷取明代以前脉学之精华，增补为二十七脉；明代李士材增定脉象为二十八种，从而脉学理论已趋完善，直至当今仍是中医临床不可缺少的重要诊法之一。

所谓按诊，是医生用于直接触摸或按压病人某些部位，以了解局部冷热、润燥、软硬、压痛、肿块或异常变化，从而推断疾病部位、性质和病情轻重等情况的一种诊病方法。按诊是切诊的重要组成部分，在辨证中起着至关重要的作用，是四诊中不容忽视的一环。按诊的运用，早在《黄帝内经》中就有比较详细的记载；东汉张仲景对按诊的论述颇多，尤其是胸腹部的按诊已成为鉴别疾病的重要依据。按诊在应用中不断得到发展，后世医家不仅拓宽了应用范围，而且在方法上也不断创新，并注意与望、闻、问三诊结合，以辨疾病的寒热虚实属性。

七、对平脉辨证的探讨

1. **常脉与变脉主病**　虽然六经病主病有主、次、常、变之分，一脉可主数病，一病亦可见数脉，但其中自有一定规律可循，这说明脉象主病的必然性与偶然性。所谓必然性，指每一脉都必然有一定的主病意义，如脉浮主表，脉沉主里，脉迟主寒，脉数主热，以一脉对某一病来说，称为常脉。所谓偶然性，指一脉在特殊的情况下，可反映多种不同的疾病，即每一经病在其复杂的病理变化中可出现多种常脉以外的脉象，称作变脉。常脉对某一经病，具有必然性的主病意义，是因为常脉直接反映疾病的主要病机，即疾病的本质。在六经病中，除厥阴病寒热错杂、虚实并见而脉无定体外，其他皆有主脉、常脉。如太阳病脉浮，阳明病脉大，少阳病脉弦，太阴病脉缓，少阴病脉微细等。变脉则是在复杂特殊病理情况下，对病证偶然的一种特殊反映。如迟脉主寒证是其常脉，然而在六经病中迟脉又可见于第514条、第541条"阳明病，脉迟"，第351条"假令尺中迟者，不可发汗，所以然者，以荣气不足，血弱故也"，第363条"发汗后，身疼痛，脉沉迟者"，第453条"妇人中风……热除而脉迟身凉，胸胁下满如结胸状，谵语者，此为热入血室也"，皆为变脉。无论常脉还是变脉，均是病证形之于外的表现，其病理基础是一致的，只不过反映的形式不同罢了。如浮脉，阳气趋表是浮脉的病理基础，卫阳抗邪于表是太阳病的主要病机，故浮脉是太阳脉的主脉、常脉。而在其他经病阳气趋表，仅是可能出现的一种病理机转，所以浮脉对其他经病说来，则为变脉。由于变脉不符合脉象反映病证的一般规律，在临床辨证中极易导致误诊，故变脉在辨证上反而更具有重要诊断意义。

2. **脉象具有相对性** 仲景学说中某些病脉具有相对性，有时与后世所固定的脉象概念有一定差异。若不理解这种相对性，则很难求得仲景学说某些脉象主病的真实涵义。如第625条："少阴病，脉紧，至七八日，自下利，脉暴微，手足反温，脉紧反去者，为欲解也。"少阴病脉紧为阴寒内盛，至七八日出现下利症状，似病势增重；但下利后，脉由紧突然变微，是邪气去；同时手足由冷而转温，是阳气复。正复邪退，乃病有向愈之机。本条脉紧与脉微均属少阴病主脉，脉紧与脉微相对而言，"脉紧反去"便是脉微。又如第303条"脉缓者，名为中风"，第304条"脉阴阳俱紧者，名曰伤寒"，可以说脉无拘紧感即谓"脉缓"，太阳中风脉浮缓与太阳伤寒脉浮紧，脉之"缓"与"紧"亦是相对的。这种脉象的相对性，有的指两病之脉，或一病的治疗前后、传经前后，以及寸关尺三部脉象而言。只有明确脉象的相对性，才能正确理解某些脉象的形象及其主病意义。

3. **脉法的特殊现象** 仲景学说某些冠以某脉的脉象，由于其失去了此脉本身的涵义，而被赋予一种新的概念，这是仲景脉法的特点之一，因此必须辨明此类脉象的真正涵义，否则无所适从。此类脉象有三种表现形式：①借脉象阐发病机：如第558条的"脉弱"，此邪结不实之谓，表示小承气汤证邪结尚浅的病机，并无弱脉本身的主病意义。另外，第763条"脉平"，第517"脉自和"，第784条"脉已解"，皆表示邪解病愈之机；第654条"脉暴出"，脉"微续"，表示服白通加猪胆汁汤后阳脱与阳复之机；第630条与第636条"脉不至"，第700条与第706条"脉不还"，第706条"脉绝"之语，表示真阳欲绝或气血一时不能接续之病机。②借脉象作比较：第410条"脉调和者"即与同条虚寒利"脉当微厥"比较而言，意思是脉"今反和者，此为内实也，调胃承气汤主之"。又如第552条"脉阳微"与"阳脉实"，即太阳中风证与太阳伤寒证、脉浮而无力与脉浮而有力的比较而已，并无微脉与实脉本来的主病涵义。③用于修饰脉象的副词，根本不属脉诊范围，极易与脉混淆。如324条"脉微缓"，第475条"寸脉微浮"，第666条"脉微浮"，第654条脉"微续"，其中"微"

字均是副词，有"微微"与"稍微"的意思。

4. 脉症的详略叙述 脉与症是临床辨证的依据，然而脉症的临床表现是复杂的。仲景设症论脉，详略迥异，或详脉略症，或详症略脉，在平脉辨证中重视脉症互测，脉症合参，全面了解病情，以洞察病机。仲景强调在突出某脉主病的某种特定意义时，常详脉略症，此时要注意在辨证中以脉测症。以浮脉主病为例，第352条"脉浮者，病在表，可发汗，宜麻黄汤"，此是强调浮脉主表的意义；第343条"太阳病，外证未解，脉浮弱者，当以汗解，宜桂枝汤"，此是突出太阳表虚证主脉之特点；第353条"脉浮而紧者，可发汗，宜麻黄汤"，此是突出太阳表实证主脉之特点；第605条"太阴病，脉浮者，可发汗，宜桂枝汤"，此属太阴表证，提示不论阳经、阴经，只要表邪尚在，则脉多呈浮象，从而强调浮脉主表的意义。以上四条均是详脉略症，既要领会仲景详脉略症的用意所在，又要在辨证中注重以脉测症。第343条明确指出"太阳病，外证未解，脉浮弱者"，以脉测症，当有发热恶寒、头痛身疼，无汗或汗出等症状。仲景在强调突出某症的特定辨证意义时，常详症略脉，注重在辨证中以症测脉，如桂枝加葛根汤证与葛根汤证，前者如第315条"太阳病，项背强几几，及汗出恶风者"，后者如第333条"太阳病项背强几几，无汗恶风者"，在这里首先突出"项背强几几"一症，说明邪已入太阳经输，这是二方之所以用葛根的原因；强调"汗出恶风"与"无汗恶风"二症，以鉴别桂枝加葛根汤证与葛根汤证的辨证依据。可见，为了突出症状的辨证意义，而略去脉象。若以症测脉，前者脉同桂枝汤证，后者脉同麻黄汤证。

5. 脉证的从舍鉴别 脉症有时由于反映病证形式的不同，而出现脉症不符，甚至脉症相逆的情况。此时平脉辨证法宜随机应变，从舍得当，否则，恐有毫厘千里之失。因此脉症从舍是针对逆脉逆症而平脉辨证的一种方法。从舍，包括从脉舍症与从症舍脉。①在主脉主病或难从症辨的情况下，当从脉舍症而辨，如第404条"伤寒，阳脉涩，阴脉弦，法当腹中急痛，先与小建中汤；不差者与小柴胡汤"。"腹中急痛"一症，并非少阳病主症，之所以"不差者"能用小柴胡汤，显然是从脉而辨，以"阴脉弦"故也。②在症显脉变的情况下，常从症舍脉而辨，如阳明病第50条与第514条均是"脉迟"，然而第502条以"食难用饱，饱则微烦头眩，必小便难"诸症，可辨知此属阳明中寒证，故此"脉迟"是迟则为寒，脉症相符，病机显见；第514条以"腹满而喘，有潮热……手足濈然汗出"诸症，可辨知此属阳明腑实证，故此"脉迟"是燥实内结，腑气不通，气血阻滞所致，属变脉，脉症不符，故宜从症而辨。必须明了，脉症从舍并不是不要脉症合参，从舍只不过是针对复杂的脉症表现的辨证方法，其意义就在于在复杂的脉症中抓住直接反映病机的脉或症，进行辨证，即抓住脉症表现与病机相吻合的方面进行辨证。因此所谓脉症从舍仅是辨证有所偏重而已，被弃舍的脉症并不是舍之不察，亦当合参之。如第514条虽有"腹满""潮热""手足濈然汗出"等阳明腑实证，在这些症状的基础上而脉见迟象，则进一步证明燥热之结已到了很严重的阶段，当用大承气汤攻之。因为若非燥热结甚，决不会出现迟脉。所以不能将脉症从舍与脉症合参对立起来。强调脉症合参，不应否定脉症从舍；反之，重视脉症从舍，又不应忽视脉症合参。因为脉症从舍是辨证方法，脉症合参是辨证原则，而任何辨证方法，都不能脱离脉症合参这一原则。

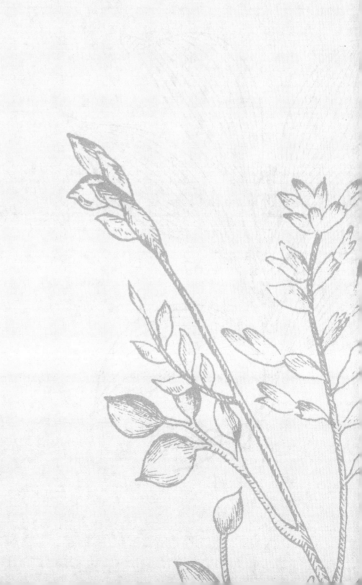

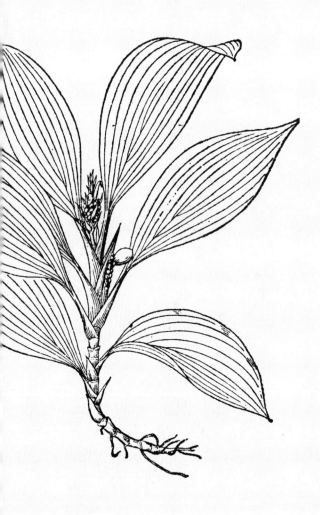

释义讲析

平脉法上   第 1—65 条

平脉法下   第 66—142 条

伤寒例   第 143—212 条

杂病例   第 213—232 条

温病脉证并治   第 233—249 条

伤暑病脉证并治   第 250—261 条

热病脉证并治   第 262—267 条

湿病脉证并治   第 268—283 条

伤燥脉证并治   第 284—289 条

伤风脉证并治   第 290—295 条

寒病脉证并治   第 296—301 条

平脉法上
第1—65条

原文

问曰：脉何以知气血脏腑之诊也？师曰：脉乃气血先见，气血有盛衰，脏腑有偏胜。气血俱盛，脉阴阳俱盛；气血俱衰，脉阴阳俱衰。气独盛者，则脉强；血独盛者，则脉滑。气偏衰者，则脉微；血偏衰者，则脉涩。气血和者，则脉缓；气血平者，则脉平；气血乱者，则脉乱；气血脱者，则脉绝。阳迫气血则脉数，阴阻气血则脉迟。若感于邪，气血扰动，脉随变化，变化无穷，气血使之。病变百端，本原别之。欲知病源，当平脉变，先揣其本。本之不齐，在人体躯，相体以诊，病无遁情。（1）

直释

① 问曰：弟子问。

② 脉何以知气血脏腑之诊也：脉诊为什么可以测知人体气血盛衰、脏腑虚实呢？

③ 师曰：老师说。

④ 脉乃气血先见：脉就是用手指触摸血管搏动时所感觉到气血在血管中循环运行的形象，气血的强弱盛衰、有余不足，首先显现于脉象。

⑤ 气血有盛衰，脏腑有偏胜：气是一种极细微的物质，细微到难以察觉其状态，故古人认为：气是无形的物质，同时又是不断运动的，活动力很强的物质，所以从事物的运动中可测知气的存在。气以自身的活动力及升降出入运动，去推动和激发机体各方面活动。若气不足，或气的活力和运动减弱时，则气的推动和激发作用就减弱，脏腑生理活动也随之减退，说明气的强弱对机体脏腑盛衰具有多种生理功能。血在全身血管中循环运行，血液盛衰对机体脏腑的强弱具有十分重要的作用。血液循脉流注

全身，内注脏腑，外达肢节，对全身各处均有营养滋润作用。即使是短暂时间的缺血，也会引起缺血部位的苍白和疼痛；缺血时间一长，缺血部位就会丧失功能，乃至发生组织坏死。所以说血是构成人体和维持人体生命活动所必需的物质。以气、血的相对属性来分，气主动属阳，具有推动温煦的作用；血主静属阴，具有滋润濡养作用，以脏腑的相对属性来分，脏主藏属阴，腑主通属阳。故曰：气血有盛衰，脏腑有偏盛。

⑥气血俱盛，脉阴阳俱盛；气血俱衰，脉阴阳俱衰：气血强盛，脉轻按、重按皆有力；气血衰弱，脉沉取、浮取皆无力。

⑦气独盛者，则脉强；血独盛者，则脉滑。气偏衰者，则脉微；血偏衰者，则脉涩：气强盛充实，触摸脉象则浮沉皆实；血强盛充实，触摸脉象则往来滑利。气衰弱不足，触摸脉象则极细而软；血衰弱不足，触摸脉象则涩滞无力。

⑧气血和者，则脉缓；气血平者，则脉平；气血乱者，则脉乱；气血脱者，则脉绝：气血协调，触摸脉象则和缓；气血平和，触摸脉象则平稳；气血紊乱，触摸脉象则乍数；气血脱亡，触摸脉象则按之不至。

⑨阳迫气血则脉数，阴阻气血则脉迟：热盛逼迫气血，则脉一息六至；寒盛阻滞气血，则脉一息三至。

⑩若感于邪，气血扰动，脉随变化，变化无穷，气血使之：若感触不正之气，气血扰乱不安，脉象亦随之变化。无穷尽的脉象变化，是由气血紊乱引起的。

⑪病变百端，本原别之。欲知病源，当凭脉变，先揣其本：病情千变万化，根据病因相区别。要想知道病情的根源，应当凭着脉象的变化，首先要察其脉象。

⑫本之不齐，在人体躬，相体以诊，病无遁情：根据脉象的变化，审察机体的相应部位，查明脏腑气血的虚实，就能准确地确定病情。

讲析

本条以气血为核心，解析五脏功能活动与脉象的密切关系。

（一）五脏与脉象

1. **心**　脉象的产生与心脏搏动、心气盛衰、气血盈亏、脉道通利与否有直接关系。人体的血脉贯通全身，内连脏腑，外达肌表，运行气血，周流不息。脉不仅是气血运行的通道，心与脉在组织结构上相互衔接，形成人体的血液循环系统；在功能上相互依存和协调，并且有约束、推进血流顺从脉道运行的作用。所以脉象成为反映全身形体、脏腑功能、气血阴阳的综合信息。心脏搏动是生命活动的标志，也是形成脉象的动力。脉象的至数与心脏搏动的频率、节律相应，并受心脏气血的影响。心血和心阴是心脏生理活动的物质基础，心气和心阳是心脏生理活动的功能状态。当心气旺盛，血液充盈，心阳和心阴协调，心脏搏动节奏和谐有力，脉象从容和缓；当心气不足，血液不旺，心阳和心阴失调，心脏搏动节奏无力不谐，脉象过大过小、过强过弱、过数过迟，或节律失常等变化。同时，心神不宁，情绪激动，亦可引起脉象数迟无序的变化。

2. **肺**　肺对脉的影响，首先体现在肺与心，以及气与血的功能联系上。由于气对血有运行、统藏、调摄等作用，所以肺的呼吸运动是主宰脉动的重要因素。一般情况下，呼吸平缓，则脉象徐和；呼吸加快，则脉率也随之急促。呼吸不已，则脉动不止；呼吸停息，则脉搏也难维持。肺气与血脉的功能紧密联系，当呼吸均匀深长时，脉象一般呈流利盈实；呼吸急迫浅促，或肺气壅滞呼吸困难时，脉象多呈细涩。总之，肺气对脉率、脉形都有影响。

3. **脾**　脾为气血生化之源，化生气，则推动温煦肌表；化生血，则滋润濡养脏腑。气血的盛衰，表现为脉之胃气的多少。脉象中的胃气，即切脉的指下具有从容、和缓、软滑的感觉。脉中的胃气虽可看作脾胃运化功能的反映，但实际上更能直接地反映全身状况的优劣和能量储备的多少。脉有胃气为正常脉象，胃气少为病脉，无胃气为死脉，所以又有"脉以胃气为本"之说。

4. **肝**　肝有贮藏、调节血量的功效，肝主疏泄，可使气血调畅，经脉通利，脏腑功能正常。肝的生理功能失调，可以影响气血的正常运行，从而引起脉象的变化。如肝失条达，脉道拘束，故切脉指感如按琴弦；肝阳上亢，血随气逆，脉象弦大有力。

5. **肾**　肾是脏腑功能的动力源泉。肾气充盛则脉搏重按不绝，尺脉有力；若精血衰竭，虚阳浮越，则脉象变浮，重按不应指，提示阴阳离散。

（二）真脏脉象

1. **五脏真脏脉**

（1）肝真脏脉：中外劲急，如按在刀刃上一样锋利，或如按在琴弦上一样硬直，面部显青白颜色而不润泽。

（2）心真脏脉：坚硬搏指，如循薏苡一样短而圆实，面部显赤黑色而不润泽。

（3）脾真脏脉：软弱无力，快慢不均，面部显黄青颜色而不润泽。

（4）肺真脏脉：大而中虚，好像羽毛着人皮肤一样轻虚，面部显白赤颜色而不润泽。

（5）肾真脏脉：搏指若转索欲断，或如以指弹石一样坚实，面部显黑黄颜色而不润泽。

2. **真脏脉分类**　根据真脏脉的标志特征，大致分成三类，即无胃之脉、无根之脉、无神之脉。

（1）无胃之脉：以脉气不冲和、触摸搏指坚硬为特征。如，脉来弦急如循刀刃，称偃刀脉；脉动短小而坚搏，如循薏苡子，称转豆脉；脉急促坚硬，如弹石，称弹石脉。临床揭示邪盛正衰，胃气不能相从，心、肝、肾之脏气独现，是病情危重的征兆。

（2）无根之脉：以虚大无根、微弱不应指为特征。如脉浮数之极，至数不清，似釜中沸水，浮泛无根，称釜沸脉；脉在皮肤，头定尾摇，似有似无，如鱼在水中游动，称鱼翔脉；脉在皮肤，如虾游水，时而跃然而去，须臾又来，伴有急促躁动之象，称虾游脉。

（3）无神之脉：以脉率无序、脉形散乱为特征。如脉在筋肉间连连数急，三五不调，止而复作，如雀啄食之状，称雀啄脉；脉如屋漏残滴，良久一滴，称屋漏脉；脉来乍疏乍密，如解乱绳状，称解索脉。

上述举例，釜沸脉为三阳热极，阴液枯竭之候；鱼翔脉和虾游脉为三阴寒极，亡阳于外，为虚阳浮越之征。脾胃及肾之阳气衰败，提示神气涣散，生命即将告终。随着医疗技术的不断提高，通过临床实践和不断研究，对真脏脉有了新的认识。其中有一部分是由于心脏器质性病变造成的，并非无药可救之死证，应仔细观察，尽力救治。

原文

问曰：脉有三部，阴阳相乘，荣卫血气，在人体躬，呼吸出入，上下于中，因息游布，津液流通。随时动作，肖象形容，春弦秋浮，冬沉夏洪。察色观脉，大小不同，一时之间，变无经常。尺寸参差，或短或长；上下乖错，或存或亡。病辄改易，进退低昂。心迷意惑，动失纪纲。愿为具陈，令得分明。师曰：子之所问，道之根源。脉有三部，尺寸及关。营卫流行，不失衡铨。肾沉心洪，肺浮肝弦，此自经常，不失铢分。出入升降，漏刻周旋，水下二刻，一周循环，当复寸口，虚实见焉，变化相乘，阴阳相干。风则浮虚，寒则紧弦，沉潜水畜，支饮急弦，动弦为痛，数洪热烦。设有不应，知变所缘。三部不同，病各异端，太过可怪，不及亦然。邪不空见，中必有奸。审察表里，三焦别焉。知其所舍，消息诊看，料度腑脏，独见若神。为子条记，传与贤人。（2）

① 问曰：弟子问。

② 脉有三部：脉诊有寸、关、尺三个部分。

③ 阴阳相乘：阴阳二气相互影响，即阴阳不和而相互侵犯。

④ 荣卫血气，在人体躬：营卫气血在人体内部。躬，指身体。

⑤ 呼吸出入，上下于中：伴随着肺的呼吸出入而循环上下之中。

⑥ 因息游布，津液流通：依赖气息流通，将营卫、气血、津液等精华物质输布游行于全身。

⑦ 随时动作：随着季节时令的不同，脉象形态有相应的而有所形态的变化。

⑧ 肖象形容：模仿多种多样的形态加以描述脉象。

⑨ 春弦秋浮，冬沉夏洪：春季脉象弦，秋季脉象浮，冬季脉象沉，夏季脉象洪。

⑩ 察色观脉，大小不同：临床工作中，除观察病人的气色外，在诊察脉象时，往往可见脉搏有大小之异。

⑪ 一时之间，变无经常：即使在很短一段时间内，脉象也是变化不定的。

⑫ 尺寸参差：寸、关、尺三部脉象不一致，也就是尺寸之间脉形不整齐。

⑬ 或短或长，上下乖错，或存或亡：或，有"有的"之意。有的呈现短脉，有的呈现长脉。上下部位的脉象错乱，或有或无。

⑭ 病辄改易，进退低昂：病情容易改变，脉搏也随之发生快慢沉浮的变化。

⑮ 心迷意惑，动失纪纲：使人心意迷惑，不识脉理，在诊脉时难免失去法度。

⑯ 愿为具陈，令得分明：愿请老师详细陈述，以便使道理清楚明白。

⑰ 师曰：老师说。

⑱ 子之所问，道之根源：你所询问的道理，都是医学中的根本问题。

⑲ 脉有三部，尺寸及关：脉诊有三个部位，即尺部、寸部和关部。

⑳ 营卫流行，不失衡铨：若营卫气的流行输布不失其常度。衡铨，是测量轻重的器具，平准无讹，这里比喻正常法度。

㉑ 肾沉心洪，肺浮肝弦：肾脉呈沉象，心脉呈洪象，肺脉呈浮象，肝脉呈弦象。

㉒ 此自经常，不失铢分：这自然是各脏本脉的正常规律，不会发生丝毫的差错。

㉓ 出入升降：呼吸的出入，阴阳的升降，也是有一定规律的。

㉔ 漏刻周旋：营卫气血按照正常时序周旋于全身。漏刻，是古代用以计算时刻的水器。计时标准，以一百刻作为一昼夜的时间，每刻分为六十分，一百刻共六千分，将六千分平均分配于昼夜的十二个时辰，每一时辰各得五百分，折合八刻二十分。

㉕ 水下二刻，一周循环：每当漏壶的水下降二刻时，营卫气血也就完成了一周的循环。

㉖ 当复寸口，虚实见焉：营卫气血重新运行到寸口，因此从寸口的脉象变化可以诊察到人体的虚实。

㉗ 变化相乘，阴阳相干：若病变相互侵犯，阴阳偏盛偏衰，脉搏也就有所变化。

㉘ 风则浮虚，寒则紧弦：感受风邪，风为阳邪，乘虚袭入，故脉象浮虚；感受寒邪，寒为阴邪，乘虚袭入，气血凝滞，故脉象紧弦。

㉙ 沉潜水畜，支饮急弦：脉象按之筋骨而伏藏于下，主水液停聚之疾；脉象按之如弓弦不移而疾，主水停膈下所致的支饮证，临床症见咳逆，倚息，短气不得卧。

㉚ 动则为痛，数则热烦：寒盛则拘急，故动弦之脉象主疼痛；阳盛则热烦，故呈数洪脉象。

㉛ 设有不应，知变所缘：假如出现脉证不符的病情，就要进一步查清出现这种变化的原因。

㉜ 三部不同，病各异端：寸、关、尺三部的脉象不同，病变也就各自相异。

㉝ 太过可怪，不及亦然：脉搏太过是病态，脉搏不及亦是病态。

㉞ 邪不空见，终必有奸：邪气不是凭空所见，追究其根据，必然会有病因可查。

㉟ 审察表里，三焦别焉：审察病邪在表在里，辨别三焦被侵犯的部位，以了解病变之所在。

㊱ 知其所舍，消息诊看：再细心诊察病情，以斟酌推测脏腑病变。

㊲ 料度腑脏，独见若神：掌握这些脏腑的脉理，就有独到的能力，以识病知源。

㊳ 为子条记，传与贤人：指一条一条记录下来，以传给立志从事中医事业的后人。

讲析

限制营血，使营血不向外流溢的管道，叫作脉。脉的来源与营血的流行分不开的。

营是水谷所化生的精气，平和地输布于六腑，协调于五脏，然后注于脉中，循着经脉上下，贯通五脏，联络六腑。

卫是水谷所化生的悍气，急速滑利，不能入于脉中，而循行于皮肤之中、腠理之间，熏蒸于肓膜，敷布于胸腹。

中焦脾胃消化的饮食物，其中的精微物质，经气化作用变成红色液体，称为血。

上焦将饮食精微宣发布散到全身各处，以温煦皮肤，充实形体，润泽毛发，称为气。

肌腠疏泄，流出大量汗液，这种汗液叫作津。

水谷入胃后，化生精微，向全身布散，使全身精气充满，渗润骨髓，使关节屈伸自如；渗润皮肤，使皮肤滑利润泽；流注于脑，使脑髓补益润泽。这种渗润于骨髓、皮肤、脑的精微物质，称为液。

人的精气是依靠水谷精微化生的。饮食入胃，经消化吸收，其精微传注于肺，肺朝百脉，故五脏六腑都能得到营养。水谷化生精微，其中清者叫营，浊者叫卫。营气行于脉中，卫气行于脉外，两者异途循环，周流全身，无休止地运行，一昼夜各循行五十周次之后，便会合一次。这样按照十二经脉承接循行，终而复始，如环无端。

营气的循行，起始于手太阴经而复会于手太阴经，故太阴主内；卫气的运行，起始于足太阳经而复会于足太阳经，故太阳主外。营气周流于十二经，昼夜各二十五周次；卫气昼行于阳二十五周次，夜行于阴二十五周次。卫气白昼行于阳经则人起，夜晚行于阴经则人卧。营卫各行五十周次，划分昼夜各半，夜半阴气最盛，夜半之后则阴气渐衰，待到黎明时阴气已经衰尽，而阳气渐盛，中午阳气最盛，夕阳西下时阳气渐衰，黄昏之时阳气已衰尽，而阴气渐盛，夜半时营卫之气皆在阴分，是相合会合之时；次日黎明，阴气由盛极渐到衰尽，此时阳气又逐渐转盛。像这样日日夜夜循行不息，如同天地日月运转一样，是有规律的。

综上所述，人与天地相参，昼夜更替对人体亦可发生一定的影响。同时，营卫气血的循行必须借助于肺的呼吸出入，才能循环不息，所以有"肺朝百脉"之称。

人与天地相参，四时气候的变化，对人体产生一定的影响，脉搏也有相应的变化。春季脉弦，主肝，属东方之木。在这个季节里，万物生长，没有枝叶，所以脉气来时，软弱轻虚而滑，端直而长，故名为弦。假如不是这种脉的形象，就是病脉。夏季脉洪，主心，属南方之火。在这个季节里，万物茂盛，枝垂叶布，皆下曲如钩，所以脉气来时充盛而快，脉气去时轻微而慢，故名为洪。假如不是这种脉的形象，就是病脉。秋季脉浮，主肺，属西方之金。在这个季节里，万物收成，繁华草木之叶开始脱落，其枝独在，好像毫毛一样，所以脉气来时，轻虚而浮，来急去散，故名为浮。假如不是这种脉的形象，就是病脉。冬季脉沉，主肾，属北方之水。在这个季节里，万物闭藏，水结冰如石，所以脉气来时沉濡而滑，按之搏指，故名为沉。假如不是这种脉的形象，就是病脉。脾主土，位居中央，为孤脏。以灌溉四旁。正常的脾脉不可能见到，有病的脾脉是可以见到的。综上所述，平人脉象随时令而变，故有春弦、夏洪、秋浮、冬沉之分，亦有肝弦、心洪、肺浮、肾沉之别。

凡是万物生长，称为"化"；生长发展至极端，则发生"变"。寒、暑、燥、湿、风，是天的阴阳，三阴三阳与其相应；木、火、土、金、水，是地的阴阳，生、长、化、收、藏的变化与其相应。天之阳生阴长，地之阳杀阴藏，天地之动静，相互影响，上下相合，阴阳交错，变化生焉。因此必须掌握各种正常脉象，然后才能体察到内外致病因素所相引起的异常脉象。脉象随着病变的转变而变化，有其病，必有其脉；但亦有脉证不符的情况，那就必须详察病因，从寸、关、尺三个部位细细推究其太过或不及，则能找出其病变所在。

原文

师曰：平脉大法，脉分三部。浮部分经，以候皮肤经络之气；沉部分经，以候五脏之气；中部分经，以候六腑之气。（3）

直释

① 师曰：老师说。

② 平脉大法：平脉法则。

③ 脉分三部：脉象分浮、沉、中三个部位。

④ 浮部分经：浮举取脉所主部位，属皮肤经络，居身之表。所谓经络，是机体重要的组成部分，机体各脏腑组织器官之间的联系、气血津液的运行与输布，皆须依靠经络系统的作用。经络内属脏腑，外络于肢节，以行气血而营阴阳，濡筋脉而利关节。

⑤ 以候皮肤经络之气：浮取以候皮肤经络间的信息。

⑥ 沉部分经：沉按取脉所主部位，属五脏，居身之里。所谓五脏，即肝、心、脾、肺、肾是也。脏，含贮藏精气之义。心包络，又称心包，是包在心脏外表的包膜，具有保护心脏的作用，故也可称为脏。脏为化生和贮藏精气而不泻的实质性器官，虽常常充满精气，却不像胃肠有水谷之充实，故满而不能实。

⑦ 以候五脏之气：沉取以候五脏间的信息。

⑧ 中部分经：中等指力取脉所主部位，属六腑，居身之皮肤与五脏之间。所谓六腑，即胆、胃、小肠、大肠、膀胱、三焦也；腑，含"府"之义，是暂时寄存水谷之所。腑多属受盛和传化水谷的空腔器官，将食物消化、吸收、传送而不贮藏，虽常常受纳五脏浊气，有水谷充实，却没有精气充满，故实而不能满。

⑨ 以候六腑之气：中取以候六腑间的信息。

　　五脏之间的相互制约与促进，随着自然环境寒暑更替的变化，进行机体内环境的自我调整，以维持五脏间的协调平衡。五脏外合于形体诸窍，与精神意识、思维活动具有密切关系。经络是沟通机体内外环境间的联系途径，又是维系机体内外环境整体统一的捷径。五脏六腑与各组织的相对应关系为：① 肺与大肠相合，互为表里，大肠外应于皮肤，是传导糟粕之腑；② 心与小肠相合，互为表里，小肠外应于脉，是受纳胃已腐熟的水谷并泌别清浊之腑；③ 肝与胆相合，互为表里，胆外应于筋，是贮藏精汁之腑；④ 脾与胃相合，互为表里，胃外应于肉，是受纳水谷之腑；⑤ 肾与三焦、膀胱相合，互为表里，三焦、膀胱外应于腠理毫毛。肾与膀胱相表里，膀胱是贮藏津液之腑。足少阴经属肾上膈络肺，故足少阴经之经气行于肾、肺两脏。三焦通调周身之水道，故为中渎之腑。三焦的下腧，出于委阳，合并于太阳经脉而联络膀胱。三焦气化贯穿体腔的上、中、下三部分，即上焦主纳，中焦主化，下焦主出。三焦在脏器中独大，无脏与之相配，所以称为孤腑。这是脏腑表里相合的情况。

　　脏腑之间的关系，就是表里阴阳相互配合，通过经脉相互络属的关系。脏属阴居里，腑属阳居表，其间有经络互相络属，构成表里关系。经络有沟通表里、运行气血、感应传导等功效，当机体发生病变时，经络就成为传递病邪和反映病变的途径。由于经络内属于脏腑，外络于肌肤，外邪通过经络，从皮毛肌腠逐步深入，内传脏腑，使脏腑发生病变；内脏发生病变时，通过经络的传递，在体表某些特定的部位或与其相应的孔窍，出现各种病理性反应。对某些因内脏病变而出现在体表的症状、体征，可以用经络学说来阐释。

　　综上所述，所谓经络之气、五脏之气、六腑之气，实际是全身之气的一部分，全身之气分布到某一脏腑或某一经络，即成为某一腑脏或某一经络之气。由于这些气所在的脏腑和经络不同，它们各自的组成成分和功能也就具有各自的特异性。脏腑经络之气是构成各脏腑经络的最基本物质，又是维持和推动各脏腑经络进行生理活动的物质基础。当脏腑和经络从水谷精气中摄取自己所需要的精微物质，化生为脏腑经络之气后，一方面可以通过气化转化为维持和推动脏腑经络进行生理活动的能量，另一方面又可通过气化以更新和充实脏腑经络的组织结构，也可以通过气化而生成脏腑正常生理活动。

原文

师曰：脉分寸关尺，寸脉分经以候阳，阳者气之统也；尺脉分经以候阴，阴者血之注也，故曰阴阳。关上阴阳交界，应气血升降，分经以候中州之气（4）。

直释

①脉分寸关尺：寸口脉分为寸脉、关脉、尺脉三部，以腕后高骨桡骨茎突为标记，其内侧的部位为关，关前腕侧为寸，关后肘侧为尺。

②寸脉分经以候阳：寸脉部分经过的部位，以候阳。

③阳者气之统也：统，总也。气属阳，其性浮，入于寸部候之，故阳者由气所统。

④尺脉分经以候阴：尺脉部分经过的部位，以候阴。

⑤阴者血之注也：注，聚也。血属阴，其性沉，于尺部候之，故阴者由血所聚。

⑥故曰阴阳：所以说尺脉、寸脉可以候阴、阳。

⑦关上阴阳交界：仲景所谓"关上"，即关脉。寸脉与尺脉交界处的脉，即关脉。

⑧应气血升降：为气血升降之处。

⑨分经以候中州之气：中州，即中焦。关脉部分经过的部位，以候中焦的胃气。

讲析

寸口脉位于手太阴肺经部位，是肺之大会之处。手太阴肺经起于中焦，所以在寸口处可以观察胃气的有无及强弱；同时脏腑气血之百脉皆朝会于肺，故脏腑的生理病理变化能反映于寸口脉象。两手寸口脉各有寸、关、尺三部，共六部脉。桡骨茎突处的桡动脉行径比较固定，解剖位置比较表浅，毗邻组织比较分明，诊脉方便，易于辨识，故为诊脉的理想部位。

问曰：经说脉有三菽、六菽重者，何谓也？师曰：脉，人以指按之，如三菽之重者，肺气也；如六菽之重者，心气也；如九菽之重者，脾气也；如十二菽之重者，肝气也；按之至骨者，肾气也。假令下利，寸口、关上、尺中悉不见脉，然尺中时一小见脉，再举头者，肾气也。若见损至脉来，为难治。（5）

① 问曰：弟子说。

② 经说脉有三菽、六菽重者：经，即《难经》。豆类称菽，此处以菽之多少的重量，确定诊脉时指力之轻重。《难经》上说，诊脉有用三粒豆重的指力、有用六粒豆重的指力。

③ 何谓也：这是什么意思呢？

④ 师曰：老师说。

⑤ 脉，人以指按之：诊脉的人用手指按脉。

⑥ 如三菽之重者，肺气也：按脉施加相当于三粒豆重的指力，在皮毛间所切得的脉象，候肺气。

⑦ 如六菽之重者，心气也：按脉施加相当于六粒豆重的指力，在血脉间所切得的脉象，候心气。

⑧ 如九菽之重者，脾气也：按脉施加相当于九粒豆重的指力，在肌肉间所切得的脉象，候脾气。

⑨ 如十二菽之重者，肝气也：按脉施加相当于十二粒豆重的指力，在筋间所切得的脉象，候肝气。

⑩ 按之至骨者，肾气也：按脉施加相当于十五粒豆重的指力，重按至骨，再微举其指轻按，脉来有力而急迫于指下，候肾气。

⑪ 假令下利：举寸关尺候"下利"为例，假使有下利的病证。

⑫ 寸口、关上、尺中悉不见脉：寸关尺三部脉搏都触摸不到，为气下泄而无上达之机。

⑬ 然尺中时一小见脉再举头者：再举头，指脉搏随呼吸而再动应指。然而尺脉有时偶尔可触摸到一些随呼吸稍微再动而应指的脉搏。

⑭ 肾气也：说明肾间生气之源未绝，这是肾气尚未竭的表现。

⑮ 若见损至脉来：损，减也，有退的意思，为阴独盛而脉搏至数少

也；至，进也，有进的意思，为阳独盛而脉搏至数多也。所谓损至脉来，实质上为脉搏快慢的代名词，损似迟，损者退；至似数，至者进。损至，即脉象迟数之意。

⑯ 为难治：如果下利诊脉时见到损脉或至脉，预后不良。

讲析

因皮为肺之合，脉为心之合，肉为脾之合，筋为肝之合，骨为肾之合，故五脏之脉各见于其所合的部位。诊脉指力由举而按，有浮、中、沉三个层次，以候五脏之象也。然而诊脉又言三部，故诊法又有以寸、关、尺三个部位以候五脏之脉者。仲景又言损至脉，就是把复杂多变的危证分为太过与不及两个方面，反映到脉象方面亦分为太过与不及两种情况。在太过与不及之中，又有程度轻重的区分，从而可以预测疾病的吉凶。

原文

问曰：东方肝脉，其形何似？师曰：肝者，木也，名厥阴，其脉微弦，濡弱而长，是肝脉也。肝病自得濡弱者，愈也。假令得纯弦脉者，死。何以知之？以其脉如弦直，此是肝脏伤，故知死也。（6）

直释

① 问曰：弟子问。

② 东方肝木：肝应东方，在天为风，故风为肝脉。

③ 其形何似：肝脉脉象的形态又与何相似呢？

④ 师曰：老师说。

⑤ 肝者，木也：肝，在地之五行属木。

⑥ 名厥阴：在六气为厥阴。

⑦ 其脉微弦，濡弱而长：肝的脉象微微带有柔和的弦象，濡软招招如揭长竿末梢，故肝脉微弦，濡弱而长。

⑧ 是肝脉也：这就是肝的正常脉象。

⑨ 肝病自得濡弱者：如果肝脉弦象多于濡象，而脉体缺少柔和之象，盈实而滑，如循长竿，则主肝病。肝病若转属濡软而长之脉，主邪气退而正气复。

⑩ 愈也：肝病若得濡软柔和之脉象，就容易治疗。

⑪ 假令得纯弦脉者：如果肝脉出现纯弦的脉象，按之如新张弓弦，主胃气已绝。

⑫ 死：肝之真脏脉见，多预后不良。

⑬ 何以知之：凭什么知道的呢？

⑭ 以其脉如弦直：因为脉搏按之弦直劲急，绝无濡软柔和之状。

⑮ 是肝脏伤：这是肝脏已耗伤。

⑯ 故知死也：所以知道是危证。

讲析

四时分主五脏，各有本脉，皆以胃气为本。胃是饮食物汇聚之海，是五脏六腑滋养的源泉，是供给四时脉象搏动的动力。胃气的有无与多少，是四时脉象的变异与生命的安危之关键，即胃气充盛者为常脉，胃气减少者为病脉，没有胃气者为危脉。春季是万物推陈致新的季节，天地间生机勃勃，欣欣向荣。在这个季节里，万物生长，繁叶始发，所以肝的正常脉象，为微微带有柔和的弦象，濡软招招如揭长竿末梢。

原文

南方心脉，其形何似？师曰：心者，火也，名少阴，其脉洪大而长，是心脉也。心病自得洪大者，愈也。假令脉来微去大，故名反，病在里也；脉来头小本大，故曰覆，病在表也。上微头小者，则汗出；下微本大者，则为关格不通，不得尿。头无汗者，可治，有汗者，死。（7）

直释

① 南方心脉：心应南方，在天为暑，故暑为心脉。

② 其形何似？心脉脉象的形态又与何相似呢？

③ 师曰：老师说。

④ 心者，火也：心，在地之五行属火。

⑤ 名少阴：在六气为少阴。

⑥ 其脉洪大而长：心脉有胃气，来时充盈而快，去时轻微而缓。

⑦ 是心脉也：这就是心的正常脉象。

⑧ 心病自得洪大者：如果心脉呈洪多胃少之象，则为心病。心病若见来时洪大去时缓和之脉，主邪气退而正气复。

⑨ 愈也：容易治愈。

⑩ 假令脉来微去大：假如心脉来时微小，去时洪大。

⑪ 故名反：所以与来时洪大、去时衰减的洪脉相反，属于反常的脉象。

⑫ 病在里也：主病在里。

⑬ 脉来头小本大：头，指脉之来；本，指脉之去。头小本大，为心的病脉。如果心脉来头小本大，亦与脉来大去衰的洪脉相反。

⑭ 故名覆：覆，倒也。所以亦属于反常的脉象。

⑮ 病在表也：此心气外虚，不容于内，故主病在表。

⑯ 上微头小者：上微，指脉浮而微；头小，指前来的脉象较小。

⑰ 则汗出：脉浮而微，前来的脉象较小，主心气外虚，故容易汗出。

⑱ 下微本大者：下微，指脉沉而微；本大，指已去的脉象较大。

⑲ 则为关格不通：脉沉而微，已去的脉象较大，为心气内郁，故关格不通。

⑳ 不得尿：小便不得通畅。

㉑ 头无汗者，可治：若头部无汗，主津液内藏，尚可治疗。

㉒ 有汗者，死：若头部有汗，则津液上泄，阴阳相离，故为危证。

讲析

夏季是万物繁华秀丽的季节，天气下降，地气上升，天气与地气上下交合，万物开花结果。在这个季节里，万物茂盛，枝垂叶布，皆下曲如钩，所以心的正常脉象，脉气来时充盈而快，脉气去时轻微而缓。

原文

西方肺脉，其形何似？师曰：肺者，金也，名太阴，其脉毛浮也，肺病自得此脉。若得缓迟者，皆愈；若得数者，则剧。何以知之？数者，南方火，火克西方金，法当痈肿，为难治也。（8）

① 西方肺脉：肺应西方，在天为燥，故燥为肺脉。

② 其形何似：肺脉脉象的形态又与何相似呢？

③ 师曰：老师说。

④ 肺者，金也：肺，在地之五行属金。

⑤ 名太阴：在六气为太阴。

⑥ 其脉毛浮也：肺的脉象如羽毛之轻浮在皮也，即轻浮而有柔和之象，这就是肺的正常脉象。

⑦ 肺病自得此脉：肺病见轻浮如毛之脉。

⑧ 若得缓迟者，皆愈：或者见和缓从容的脉象，都容易治愈。

⑨ 若得数者，则剧：肺病如不见毛脉，而反见数脉，病情就会加重。

⑩ 何以知之：凭什么知道的呢？

⑪ 数者，南方火：因为数脉是南方火盛之象。

⑫ 火克西方金：火盛则克西方肺金。

⑬ 法当痈肿：肺部当患痈毒脓肿。

⑭ 为难治也：为难治之证。

讲析

秋季是万物成熟收成的季节，天气已凉，风声劲急，地气清肃，万物变色。在这个季节里，万物收成，繁华的草木之叶开始脱落，其枝独在，好像毫毛一样，所以肺的正常脉象，如羽毛之轻浮在皮也，脉气来时轻疏而浮，来急去散，故名曰毛。

原文

北方肾脉，其形何似？师曰：肾者水也，其脉沉而石，肾病自得此脉者，愈；若得实大者，则剧，何以知之？实大者，长夏土王，土克北方水，水脏立涸也。（9）

直释

① 北方肾脉：肾应北方，在天为寒，故寒为肾脉。

② 其形何似：肾脉脉象的形态又与何相似呢？

③ 师曰：老师说。

④ 肾者，水也：肾，在地之五行属水。

⑤ 其脉沉而石：肾的脉象沉濡而滑，水凝冻似坚石，这就是肾的正常脉象。

⑥ 肾病自得此脉者：肾病如果转变为沉濡而滑似坚冰的脉象，主邪气退而正气复。

⑦ 愈：则其病将愈。

⑧ 若得实大者：肾病如果出现石多胃气少的实大之脉。

⑨ 则剧：病情就会加重。

⑩ 何以知之：凭什么知道的呢？

⑪ 实大者：因为实大脉。

⑫ 长夏土王：乃长夏土旺之象。王，旺也。

⑬ 土克北方水：土旺则克北方肾水。

⑭ 水脏立涸也：肾脏衰竭的缘故。

讲析

冬季是万物生机潜伏闭藏的季节，江河冰封，地面冻裂。在这个季节里，万物闭藏水冻成冰，坚硬如石，所以肾的正常脉象沉濡而滑似坚冰，按之搏指，故名曰石。

原文

师曰：人迎脉大，趺阳脉小，其常也；假令人迎、趺阳平等，为逆；人迎负趺阳，为大逆。所以然者，胃气上升，动在人迎；胃气下降，动在趺阳。上升力强，故曰大；下降力弱，故曰小。反此为逆，大逆则死。（10）

直释

① 师曰：老师说。

② 人迎脉大，趺阳脉小，其常也：人迎脉呈强大之象，趺阳脉呈弱小之象，是正常脉象。

③ 假令人迎趺阳平等，为逆：如果人迎脉象与趺阳脉象相等，属

预后不良。

④ 人迎负趺阳，为大逆：负，有"不正常"之意。人迎脉呈弱小之象，趺阳脉呈强大之象，属危证脉象。

⑤ 所以然者：所以会这样。

⑥ 胃气上升，动在人迎：胃气上升，脉象搏动在人迎处明显。

⑦ 胃气下降，动在趺阳：胃气下降，脉象搏动在趺阳处明显。

⑧ 上升力强，故曰大：胃气上升的力量增强，所以人迎处脉搏动强盛。

⑨ 下降力弱，故曰小：胃气下降的力量减弱，所以趺阳处脉搏动减弱。

⑩ 反此为逆：人迎脉搏动的强弱，与趺阳搏动的强弱相等，为预后不良。

⑪ 大逆则死：人迎脉搏动减弱，趺阳脉搏动增强，为危证。

讲析

人迎，在结喉旁两侧总动脉搏动处，与结喉相平，在胸锁乳突肌前缘，距结喉 1.5 寸处。左右缺盆的正中间是任脉的天突穴，从任脉旁开第一行的动脉应手处，为人迎脉，属足阳明胃经。趺阳，乃冲阳之别名。趺，乃足背之谓。冲，冲动也。阳，指足背处。冲阳在足趾上五寸骨间动脉应手处，即在足背部，距陷谷 3 寸当足背高处动脉搏动应手处，为趺阳脉，亦属足阳明胃经。水谷为生活之资源，一个人断绝水谷，就要死亡。脉象没有胃气，亦是死亡之兆。所谓无胃气，是只见真脏脉而不见柔和舒缓之气。平人正常脉息之气，来源于胃，所以有胃气。一个人的脉息胃气不足，甚至无胃气，则属于逆象，为预后不良，甚则为危证。人迎脉大，趺阳脉小，是正常脉象。因为胃气上升，故脉动在人迎，胃气上升力强，所以人迎脉大；胃气下降，故脉动在趺阳，胃气下降力弱，所以趺阳脉小。这是正常脉象，说明人以胃气为本，故于人迎、趺阳诊其脉之大小，以知胃气升降强弱，诊断病之顺逆，此为仲景诊法独得之妙，补《黄帝内经》《难经》之未发。趺阳脉候胃气，现在这种方法多在寸口无脉搏或者观察危重病人时运用。如两手寸口脉象十分微弱，而趺阳脉尚有一定力量时，提示病人的胃气尚存，尚有救治的可能；若趺阳脉难以触及时，揭示病人的胃气已绝，难以救治。

师曰：六气所伤，各有法度；舍有专属，病有先后。风中于前，寒中于背；湿伤于下，雾伤于上；雾客皮腠，湿流关节；极寒伤经，极热伤络；风令脉浮，寒令脉紧，又令脉急；暑则浮虚，湿则濡涩；燥短以促，火躁而数。风寒所中，先客太阳；暑气炎热，肺金则伤；湿生长夏，病入脾胃；燥气先伤，大肠合肺；壮火食气，病生于内，心与小肠，先受其害。六气合化，表里相传；脏气偏胜，或移或干。病之变证，难以殚论；能合色脉，可以万全。（11）

直释

① 师曰：老师说。

② 六气所伤：六淫病邪伤人。

③ 各有法度：各有一定规律可循。

④ 舍有专属：侵袭的部位各有不同。

⑤ 病有先后：患病的时间也不一致。

⑥ 风中于前：风为阳邪，易袭阴位，胸前为阴，风邪侵袭人体，故易中于身前。

⑦ 寒中于背：寒为阴邪，易伤阳位，背后为阳，寒邪外袭，伤于肌表，故易伤于背后。

⑧ 湿伤于下：湿为重浊之邪，其性趋下，故易伤于下。

⑨ 雾伤于上：雾为轻清之邪，其性趋上，故易伤于上。

⑩ 雾客皮腠：雾露之邪客留于肌表，连及皮表肌腠之间。

⑪ 湿流关节：湿为阴邪，易袭阴位，湿为重浊之邪，故易流注关节。

⑫ 极寒伤经：极寒之气乃阴气盛，经脉在里为阴，寒气归阴，故寒气盛伤经。

⑬ 极热伤络：极热之气乃阳气盛，络脉在外为阳，热气归阳，故热气盛伤络。

⑭ 风令脉浮：当外邪侵袭肌表时，人体气血首先趋向肌表以御外邪，故风邪伤人，脉气鼓动于外而显浮象。

⑮ 寒令脉紧，又令脉急：寒客血脉，气血凝滞，血脉拘急收引，故脉呈拘紧挛急之象。

⑯ 暑则浮虚：夏暑炎热，其性升散，暑邪侵入人体，多致腠理开泄，耗伤津液，气随津泄，阳气虚衰而外越，故脉多浮虚。

⑰ 湿则濡涩：湿邪伤人，湿困脾胃，阻遏气机，损伤阳气，从而使气机升降失常，湿邪留滞经络关节，阳气布达受阻，故脉象濡涩。

⑱ 燥短以促：燥性干涩，易伤津液，虽然阳热亢盛，迫血急行，但热灼阴津，津血受损，脉气不得伸展，脉动应指范围只局限于寸脉与关脉，尺脉常不显，故脉象短促。

⑲ 火躁而数：火邪伤人，邪热亢盛，气血运行加速，使血流薄疾，故脉象燥动而数。

⑳ 风寒所中，先客太阳：外感风寒之邪，邪中肌肤，太阳首当其冲，故风寒之邪中人，先客于身体肌表。

㉑ 暑气炎热，肺金则伤：夏暑炎热，暑乃火热所化，火热炽盛，克制肺金，可使肺金受邪而致病。

㉒ 湿生长夏，病入脾胃：长夏湿盛，湿盛困土，则伤脾胃。脾与胃以膜相连，两者通过经脉的相互络属构成表里关系。脾虚运化失常，清气不升，可影响胃的受纳与和降；胃失和降，亦可影响脾的升清与运化。所以说湿邪生成于长夏，而病入脾胃。

㉓ 燥气先伤，大肠合肺：燥气属金，其性干热。肺与大肠通过经脉的相互络属而构成表里关系。肺气失于肃降，可使大肠传导无力；大肠实热内结，腑气不通，可引起肺气宣降失常。故燥邪伤人，易伤肺与大肠。

㉔ 壮火食气，病生于内：阳热亢盛的实火，最易损伤人体的正气，这是病邪由内而生的缘故。

㉕ 心与小肠，先受其害：心与小肠通过经脉的相互络属而构成表里关系。心火炽盛，邪热下移小肠，亦可循经上炎于心，使之心与小肠首先受邪，皆受其害。

㉖ 六气合化，表里相传：六淫之气相互搏结变化，表里之间相互传变。

㉗ 脏气偏胜，或移或干：脏气偏盛，有的自移于相合之腑，有的干涉所胜之脏。

㉘ 病之变证：疾病传移变化的证候。

㉙ 难以殚论：难以尽论。

㉚ 能合色脉：临床结合色脉，以观察病情。

㉛ 可以万全：才能辨证准确。

讲析

六淫之邪侵袭人体，各有一定的规律可循，脏气偏盛，有的自移相合之腑，有的干涉所胜之脏。这是因为不同的病邪，其属性不同，故侵犯人体部位与疾病表现各有不同特征。因为疾病是一个复杂的过程，可以由多种病因素相兼为患，在疾病过程中邪正斗争的形势会不断发生变化，疾病的性质和病位亦可随疾病变化而改变。因此，病人的脉象经常是两种或两种以上相兼出现。凡是由两种或两种以上的单因素脉同时出现，构成的复合脉象，即称相兼脉，或称为复合脉。只要不是性质完全相反的脉，一般均可相兼出现。这些相兼脉的主病，往往就是各种单因素脉象主病的综合。病证千变万化，临床结合色脉的观察，才能辨证准确。

原文

问曰：上工望而知之，中工问而知之，下工脉而知之，愿闻其说。师曰：夫色合脉，色主形外，脉主应内。其色露藏，亦有内外。察色之妙，明堂阙庭；察色之法，大指推之。察明堂推而下之，察阙庭推而上之。五色应五脏，如肝色青，脾色黄，肺色白，心色赤，肾色黑，显然易晓。色之生死，在思用精，心迷意惑，难与为言。（12）

直释

①上工望而知之：医术高明的医生，望面部气色，就能知道病情之变化。

②中工问而知之：医术中等的医生，问发病情况，就能知道病变之所在。

③下工脉而知之：医术一般的医生，诊脉象变化，就能知道病变之所在。

④夫色合脉：夫，发语助词。观察人的气色和脉象。

⑤色主形外，脉主应内：气色附形于外表，脉象反映内里情况。

⑥其色露藏，亦有内外：其气色又有显露于外与隐藏于内之分。

⑦察色之妙，明堂阙庭：鼻称为明堂，眉间称为阙，前额称为庭。明堂阙庭是察色的最佳部位。

⑧ 察色之法，大指推之：察色的方法，就是用大指依次推寻。

⑨ 察明堂推而下之，察阙庭推而上之：察明堂往下依次推寻，察阙庭往上依次推寻。

⑩ 五色应五脏：五色相对应于所合的五脏。

⑪ 如肝色青，脾色黄，肺色白，心色赤，肾色黑：面色有常色和病色之分，常色又分主色和客色。所谓主色，是人生来就有的基本面色，属个体素质，一生基本不变。古人按五行理论，将人的体质分为木、火、土、金、水五种类型，即木形人肤色稍青，火形人肤色稍红，土形人肤色稍黄，金形人肤色稍白，水形人肤色稍黑。所谓客色，是因季节、气温不同而发生变化的正常面色。由于人与自然相应，随着季节、气温的变化，面色也可发生相应的变化，即春季面色稍青，夏季面色稍赤，长夏面色稍黄，秋季面色稍白，冬季面色稍黑。所谓病色，是因病而发生改变的异常面色。面部皮肤枯槁晦暗而无光泽，是脏腑精气已衰，胃气不能上荣的表现。某种面色异常明显地显露于外，则是真脏色外露的表现。青为肝之色，赤为心之色，黄为脾之色，白为肺之色，黑为肾之色。

⑫ 色之生死：但察色之荣枯。

⑬ 在思用精：必须用心精思熟虑。

⑭ 心迷意惑，难与为言：是不能与浅见薄识谈论的。

讲析

脏腑的功能活动，化生出气血津液。气血津液的运行和输布，又通过不同的脏腑功能活动完成；而脏腑的各种功能活动，又必须以气血津液作为物质基础。所以脏腑与气血津液的生理、病理有密切关系。

正常无病的面色，是面部皮肤明润含蓄。面色红黄隐隐，含蓄于皮肤之内而不特别显露，是胃气充足、精气内含而不外泄的表现，显示人体精充神旺，气血津液充足，脏腑功能正常。中国人属黄种人，其正常面色是红黄隐隐、明润含蓄，但可因体质禀赋、季节气候的不同而有所差异。

凡面色荣润光泽者，为脏腑精气未衰，属无病或病轻；凡面色晦暗枯槁者，为脏腑精气已衰，属病重。故面色的变化在一定程度上反映不同脏腑的疾病，说明五脏六腑之气外发，五脏之色可隐现于皮肤色泽之中。当脏腑有病时，则可显露出相应的气色异常，故面色的变化在一定程度上反映出不同脏腑的疾病。

色青者，病在肝与胆。假令身色青，明堂色微赤者，生；白者，死；黄白者，半死半生也。（13）

直释

①色青者，病在肝与胆：青者，木之色，在地为木，在脏为肝。胆者，肝之腑。故色青之病，位于肝与胆。

②假令身色青：病在肝与胆，其气色显露于外，故令身色青。

③明堂色微赤者，生：明堂，鼻也。鼻色微赤，木虽病，犹能生火也，故主病轻。

④白者，死：鼻色白，金克木也，故主病危。

⑤黄白者，半死半生也：鼻色黄黑，木虽受刑，而胃气尚存，故主病重，善治者亦可得愈。

讲析

肝为风木之脏，其性易动，喜舒畅条达。肝位于右胁，胆附于肝，肝与胆通过经脉的相互络属而构成表里关系。肝分泌胆汁，由胆进行贮藏；胆汁的分泌与排泄，有赖于肝的疏泄。若肝疏泄不畅，影响胆汁分泌与排泄，则出现胁肋胀痛、腹胀、呕恶、纳呆、黄疸；若胆的排泄失常，胆汁排泄不畅，影响肝的疏泄，同样引起胁肋胀痛、呕恶、纳呆、黄疸。

原文

色赤者，病在心与小肠。假令身色赤，明堂微黄者，生；黑者，死；黄黑者，半死半生也。（14）

直释

①色赤者，病在心与小肠：赤者，火之色，在地为火，在脏为心。小肠者，心之腑。故色赤之病，位于心与小肠。

②假令身色赤：病在心与小肠，其气色显露于外，故令身色赤。

③ 明堂微黄者生：鼻色微黄，火虽病，犹能生土也，故主病轻。

④ 黑者，死：鼻色黑，水克火也，故主病危。

⑤ 黄黑者，半死半生也：鼻色黄黑，火虽受刑，而胃气尚存，故主病重，善治者亦可得愈。

讲析

心位于胸腔，膈膜之上，两肺之间，偏于胸腔左侧，形似倒垂的莲蕊，外有心包护卫。心与小肠通过经脉的相互络属而构成表里关系，心阳散布于小肠，小肠才能受盛化物，吸收精微，泌别清浊，使水液入于膀胱，糟粕入于大肠。若心火炽盛，下移于小肠，影响小肠的泌别清浊，热邪熏蒸水液，小肠热盛，则尿少、尿赤、尿热、尿痛；若小肠热甚，亦可循经而上炎于心，则心烦、舌赤、口舌生疮。

原文

色黄者，病在脾与胃。假令身色黄，明堂微白者，生；青者，死；黄青者，半死半生也。（15）

直释

① 色黄者，病在脾与胃：黄者，土之色，在地为土，在脏为脾。胃者，脾之腑。故色黄之病，位于脾与胃。

② 假令身色黄：病在脾与胃，其气色显露于外，故令身色黄。

③ 明堂微白者生：鼻色微白，土虽病，犹能生金也，故主病轻。

④ 青者，死：鼻色青，木克土也，故主病危。

⑤ 黄青者，半死半生也：鼻色黄色，土虽受刑，而胃气尚存，故主病重，善治者亦可得愈。

讲析

脾与胃同居中焦，以膜相连，两者通过经脉的相互络属而构成表里关系。脾主运化水谷，胃主受纳水谷，共主饮食物的消化、吸收及其精微的输布，以营养周身。脾以升为和，喜燥恶湿，水谷之精微始得上输于肺；胃以降为和，喜润恶燥，水谷及其糟粕得以下行。脾与胃，阴阳相合，升降适宜，燥湿相济，相输相承，故饮食物的消化、吸收，才能正常进行。若脾脏有病，运化失职，湿气停聚，则食少、恶心、呕吐、脘腹胀痛；若胃腑有病，胃失和降，受纳受限，则常见呕吐。

色白者，病在肺与大肠。假令身色白，明堂色微黑者，生；赤者，死；黄赤者，半死半生也。（16）

①色白者，病在肺与大肠：白者，金之色，在地为金，在脏为肺。大肠者，肺之腑。故白之病，位于肺与大肠。

②假令身色白：病在肺与大肠，其气色显露于外，故令身色白。

③明堂色微黑者，生：鼻色微黑，金虽病，犹能生水也，故主病轻。

④赤者，死：鼻色赤，火克金也，故主病危。

⑤黄赤者，半死半生也：鼻色黄赤，金虽受刑而胃气尚存，故主病重，善治者亦可得愈。

肺居胸中，为五脏六腑之华盖，职司呼吸，外合皮毛，主一身之气，亦主通调水道。肺与大肠通过经脉的相互络属而构成表里关系。大肠为传导之腑，其功能在于转输糟粕，肺气的肃降有助于大肠传导功能的发挥；大肠的功能正常，又有助于肺气肃降。肺脏病证，不离乎气。外邪侵袭，多先犯肺。若肺气失于肃降，津液不能下达，则大便困难；若肺气虚，无力传导，大便不能固摄，则大便泄泻，或失禁；若大肠实热内结，腑气不通，可引起肺气宣降失常，则胸满，咳喘。

色黑者，病在肾与膀胱。假令身色黑，明堂色微青者生；黄者，死；黄赤者，半死半生也。（17）

① 色黑者，病在肾与膀胱：黑者，水之色，在地为水，在脏为肾。膀胱者，肾之腑。故色黑之病，位于肾与膀胱。

② 假令身色黑：病在肾与膀胱，其气色显露于外，故令身色黑。

③ 明堂色微青者，生：鼻色微青，水虽病，犹能生木也，故主病轻。

④ 黄者，死：鼻色黄，土克水也，故主病危。

⑤ 黄赤者，半死半生也：鼻色黄赤，水虽受刑，火能生土，而胃气尚存，故主病重，善治者亦可得愈。

讲析

肾脏藏精而主骨，肾又为水火之脏，真阴真阳之所居，有纳气作用，兼司二便。肾位于腰部，左右各一，肾与膀胱通过经脉的相互络属而构成表里关系。膀胱主贮藏和排泄尿液，但膀胱的开合必须依赖肾的气化作用。肾气充足，气化作用正常，固摄有权，膀胱开合有度，尿液才能正常排泄，从而维持水液的正常代谢。若肾气不足，气化失常，固摄无权，膀胱开合失度，排尿异常，则小便失禁，出现遗尿、尿频、尿急；若膀胱有病，主要表现为小便异常。

原文

阙庭脉色青而沉细，推之不移者，病在肝；青而浮大，推之随转者，病在胆。（18）

直释

① 阙庭脉色青而沉细："脉色"是并列联合词组，"脉"指脉象，"色"指肤色。阙，又名阙中、印堂，为两眉之间的部位；庭，就是天庭，即额部；两眉中间至额的部位，合称为阙庭。此指阙庭部位肤色青，而脉象沉细。

② 推之不移者：用指推之不移。

③ 病在肝：色深在里之阴分，故病在肝脏。

④ 青而浮大：阙庭部位肤色青，而脉象浮大。

⑤推之随转者：用指推之易移。

⑥病在胆：色浅在表之阳分，故病在胆腑。

讲析

肝脏与胆腑是相互络属关系，肝与胆的病变反应于面部各自分布的相对位置。结合面部色泽的变化与联属脉象，可以察知患病的微甚，推测疾病的转归及预后。

面部色泽盛衰和血液运行情况：正常面色，面部皮肤润泽，面色红黄隐隐，气血津液充足，精充神旺，五脏之气外发，五脏之色隐现于皮肤色泽之中，精气内含而不特别显露，是脏腑精气外荣的表现。当脏腑有病时，显露出相应的异常色泽，面部皮肤枯槁发暗而无光泽，是脏腑精气尚衰，胃气不能上荣的象征。甚者面色异常地显露于外，是脏腑精气已衰，病色外露或真脏色外露地表现。

面色表现可以反映脏腑精气的盛衰，判断病情轻重及预后。一般而言，面色沉滞晦暗，为病在里在脏；面色浮露，为病在表在腑。若久病、重病、阴证，则面色显露晦暗，不易治疗，预后较差；若新病、轻病、阳证，则面色红黄隐隐，易于治疗，预后较好。

原文

阙庭脉色赤而沉细，推之参差不齐者，病在心；赤而横戈，推之愈赤者，病在小肠。(19)

直释

①阙庭脉色赤而沉细：两眉中间至额的部位，肤色赤而脉象沉细。

②推之参差不齐者：用指推之脉律不齐。

③病在心：色深在里之阴分，故病在心。

④赤而横戈：戈，古代兵器，就是平头戟。阙庭部位肤色赤，而脉象如横着平头戟似的不整齐。

⑤推之愈赤者：用指越推则色越赤。

⑥病在小肠：色浅在表之阳分，故病在小肠腑。

心脏与小肠腑是相互络属关系，心与小肠的病变反应于面部各自分布的相对位置。

阙庭脉色黄，推之如水停留者，病在脾；如水急流者，病在胃。（20）

① 阙庭脉色黄：两眉之间至额的部位，肤色呈黄色。

② 推之如水停留者：用指推之似水停留。

③ 病在脾：色深在里之阴分，故病在脾脏。

④ 如水急流者：用指推之如水急流。

⑤ 病在胃：色浅在表之阳分，故病在胃腑。

脾脏与胃腑是相互络属关系，脾与胃的病变反应于面部各自分布的相对位置。

阙庭脉色青白，推之久不还者，病在肺；推之即至者，病在大肠。（21）

① 阙庭脉色青白：两眉之间至额的部位，肤色呈青白色。

② 推之久不还者：用指推之良久不还。

③ 病在肺：色深在里之阴分，故病在肺脏。

④ 推之即至者：用指推之即至。

⑤ 病在大肠：色浅在表之阳分，故病在大肠腑。

肺脏与大肠腑是相互络属关系，肺与大肠的病变反应于面部各自分布的相对位置。

阙庭脉色青黑，直下睛明，推之不变者，病在肾；推之即至者，病在膀胱。（22）

① 阙庭脉色青黑，直下睛明：睛明，指睛明穴，位于目内眦内上方眶内侧壁凹陷中。此指两眉间、额、目之部位肤色呈青黑色。

② 推之不变者：用指推其色泽未有改变。

③ 病在肾：色深在里之阴分，故病在肾脏。

④ 推之即至者：用指推之即至。

⑤ 病在膀胱：色浅在表之阳分，故病在膀胱腑。

肾脏与膀胱腑是相互络属关系，肾与膀胱的病变反应于面部各自分布的相对位置。

明堂阙庭色不见，推之色青紫者，病在中焦有积；推之明于水者，病在上焦有饮；推之黑赤参差者，病在下焦有寒热。（23）

① 明堂阙庭色不见：明堂阙庭未有异色可见。

② 推之色青紫者：用指推之肤色呈青紫色。

③ 病在中焦有积：病在中焦有癥积证。

④ 推之明于水者：用指推之肤色明晶如水。

⑤ 病在上焦有饮：病在上焦有水饮证。

⑥ 推之黑赤参差者：用指推之黑赤相杂而不均。

⑦ 病在下焦有寒热：病在下焦有寒热证。

讲析

从鼻至额色泽未见改变，但用指推之则色青紫，为中焦血瘀之癥积证；用指推之则明晶如水，为上焦停水之水饮证；用指推之则色黑赤相杂而不均，为下焦劳损之寒热证。

原文

问曰：色有内外，何以别之？师曰：一望而知者，谓之外；在明堂阙庭，推而见之者，谓之内。（24）

直释

① 色有内外：色有内外之分。

② 何以别之：如何区别呢？

③ 一望而知者，谓之外：一望便知其色，称为外。

④ 在明堂阙庭，推而见之者，谓之内：在明堂阙庭部位，以指推之而见其色，称为内。

讲析

本条为以上五条的总结，以色之表里分色之内外。内有病，有症状显现于外而察知其疾病的，需要熟练的望诊和闻诊；内有病，未有症状显现于外而察知其疾病的，需要超凡的问诊和切诊。

五色见于面部，分别见于脏腑所属的部位。鼻中央为属五脏的内部，鼻两侧为属六腑的外部。病色从外部走向内部者，为病邪从表入里；病色从内部走向外部者，为病邪从里出表。色含蓄而略显明润，属病轻；色含蓄而略显晦滞，属病重。色上行者，是浊气渐升，病情渐盛，色日增，为病情将重的现象；色下行者，是浊气渐退，病情渐衰，色日减，为病情将愈的现象。

病暴至者，先形于色，不见于脉；病久发者，先见于脉，不形于色；病入于脏，无余证者，见于脉，不形于色；病痼疾者，见于脉，不形于色也。（25）

①病暴至者，先形于色，不见于脉：突然起病，气色先有变化，脉象没有变化。

②病久发者，先见于脉，不形于色：若久病，脉象先有变化，气色没有变化。

③病入于脏，无余证者，见于脉，不形于色：病入脏，未见有他脏的证候，脉象有变化，气色没有变化。

④病痼疾者，见于脉，不形于色也：顽痼病，脉象有变化，气色没有变化。

突然起病，猝中于邪，邪尚未入脏，故先气色有变化，脉象没有变化。病久发、病入脏、顽固病，三者皆邪伏于内，其脏已受邪，故脉象有变化，气色没有变化。此所谓病有先后，色脉亦有先后也。

问曰：色有生死，何谓也？师曰：假令色黄如蟹腹者，生；如枳实者，死。有气则生，无气则死，余色仿此。（26）

①色有生死：人体五脏内蕴的精气，上华于面，彰显于皮外者为色，隐藏于皮内者为气，气色荣枯可以决定生死。

②何谓也：这是什么道理呢？

③假令色黄如蟹腹者，生：如果黄似蟹腹色，黄润而有光，为有气，故主生。

④ 如枳实者，死：如果黄呈枳实色，黄晦而青枯，为无气，故主死。

⑤ 有气则生，无气则死：有气色则会生存，无气色就会死亡。

⑥ 余色仿此：其他的气色也是这样。

讲析

观察面部气色的关键，不论青赤黄白黑，凡光明润泽的为佳兆，枯焦晦暗的为危象。但是这些气色又不能过于显露，若过于显露，五色精微之气化作色相显露于外，而不能内蓄，为真脏之气欲脱的征兆，也不是好现象。所以有生气含蓄的五色，都有一种似缟裹的外观。

原文

师曰：人秉五常有五脏，五脏发五声，宫、商、角、徵、羽是也。五声在人，各具一体。假令人本声角，变商声者，为金克木，至秋当死；变宫、徵、羽皆病，以本声不可变故也。（27）

直释

① 人秉五常有五脏：人体秉受地之木、火、土、金、水五行，以有相对应的肝、心、脾、肺、肾五脏。

② 五脏发五声：五脏发出相对应的五种声音。

③ 宫、商、角、徵、羽是也：即宫、商、角、徵、羽五种声音。

④ 五声在人：五种声音分布在人的身体。

⑤ 各具一体：各属于五脏相对应的一个脏器。

⑥ 假令人本声角：如果人体肝脏本来发出的角音。

⑦ 变商声者：变成商声。

⑧ 为金克木：角音属木，商音属金，为肺金克肝木。

⑨ 至秋当死：到秋季，肝病就会加重。

⑩ 变宫、徵、羽皆病：如果人体肝脏本来发出的角音，变成宫声、徵声、羽声，也是肝脏将要患病的征兆。

⑪ 以本声不可变故也：肝脏无病时，本来发出的角音，是不会改变的。

声音发于舌，音发则舌起曲，齿开涌吻，谓之角。角音属木，木性曲直，声出于肝，其音圆长通彻，音调劲而直。音发则舌微下，开口吐音，谓之商。商音属金，金性散落，声出于肺，其音动玲铿锵，音调轻而劲。若人声音本来为角声，变成商声，为肺金克肝木，肝病至秋令则当加重。若人声音由本来的角音变成宫声、徵声、羽声，皆为患病的声音。

原文

人本声宫，变角声者，为本木克土，至春当死；变商、徵、羽皆病。（28）

直释

① 人本声宫：人体脾脏本来发出的宫音。

② 变角声者：变成角声。

③ 为木克土：宫音属土，角音属木，为肝木克脾土。

④ 至春当死；到春季，脾病就会加重。

⑤ 变商、徵、羽皆病：如果人体脾脏本来发出的宫音变成商声、徵声、羽声，也是脾脏将要患病的征兆。

讲析

声音发于舌，音发则合口音通，谓之宫。宫音属土，土性高低，声出于脾，其音沉厚雄洪，音调大而和。音发则舌起曲，齿开涌吻，谓之角。角音属木，木性曲直，声出于肝，其音圆长通彻，音调劲而直。若人声音本来为宫声，变成角声，为肝木克脾土，脾病至春令则当加重。若人声音本来为宫声，变成商声、徵声、羽声，皆为患病的声音。

原文

人本声商，变徵声者，为火克金，至夏当死；变宫、角、羽皆病。（29）

① 人本声商：人体肺脏本来发出的商音。

② 变徵声者：变成徵声。

③ 为火克金：商音属金，徵音属火，为心火克肺金。

④ 至夏当死：到夏季，肺病就会加重。

⑤ 变宫、角、羽皆病：如果人体肺脏本来发出的商音变成宫声、角声、羽声，也是肺脏将要患病的征兆。

讲析

声音发于舌，音发则舌微下，开口吐音，谓之商。商音属金，金性散落，声出于肺，其音动玲铿锵，音调轻而劲。音发则舌微上，齿合吻开，谓之徵。徵音属火，火性燔灼，声出于心，其音抑扬平正，音调和而美。若人声音本来为商声，变成徵声，为心火克肺金，肺病至夏令则当加重。若人声音由本来为商声，变成宫声、角声、羽声，皆为患病的声音。

原文

人本声徵，变羽声者，为水克火，至冬当死；变角、宫、商皆病。（30）

直释

① 人本声徵：人体心脏本来发出的徵声。

② 变羽声者：变成羽声。

③ 为水克火：徵音属火，羽音属水，为肾水克心火。

④ 至冬当死：到冬季，心病就会加重。

⑤ 变角、宫、商皆病：如果人体心脏本来发出的徵音，变成角声、宫声、商声，也是心脏将要患病的征兆。

讲析

声音发于舌，音发则舌微上，齿合吻开，谓之徵。徵音属火，火性燔灼，声出于心，其音抑扬平正，音调和而美。音发则舌下勾，齿开吻聚，谓之羽。羽音属水，水性沃衍，声出于肾，其音细小透彻，音调沉而深。若人声音本来为徵声，变成羽声，为肾水克心火，心病至冬令则当加重。若人声音由本来为徵声，变成角声、宫声、商声，皆为患病的声音。

原文

人本声羽，变宫声者，为土克水，至长夏当死；变角、商、徵皆病。（31）

直释

① 人本声羽：人体肾脏本来发出的羽音。

② 变宫声者：变成宫声。

③ 为土克水：羽音属水，宫音属土，为脾土克肾水。

④ 至长夏当死：到长夏季节，肾病就会加重。

⑤ 变角、商、徵皆病：如果人体肾脏本来发出的羽声，变成角声、商声、徵声，也是肾脏将要患病的征兆。

讲析

声音发于舌，音发则舌下勾，齿开吻聚，谓之羽。羽音属水，水性沃衍，声出于肾，其音细小透彻，音调沉而深。音发则合口音通，谓之宫。宫音属土，土性高低，声出于脾，其音沉厚雄洪，音调大而和。若人声音本来为羽声，变成宫声，为脾克肾水，肾病至长夏季节则当加重。若人声音则本来的羽声变成角声、商声、徵声，皆为患病的声音。

原文

以上所言，皆人不病而声先病者，初变可治，变成难瘳。闻声之妙，差在毫厘，本不易晓，若病至发声则易知也。（32）

直释

① 以上所言：以上五条（第27～31条）所谈论的。

② 皆人不病而声先病者：都是人体尚无明显病症，而声音先有改变。

③ 初变可治，变成难瘳：声音初变容易治疗，声音久变则难治疗。

④ 闻声之妙：听声音之妙用。

⑤ 差在毫厘，本不易晓：谈论人体轻微的病变，是不容易查找的。

⑥ 若病至发声则易知也：若发出的声音有改变，就很容易查知了。

聆听声音是听辨人之言语气息的高低、强弱、清浊、钝锐、缓急的变化，以及辨别人之语声、鼻鼾、呻吟、惊呼等脏腑病理变化所发出的异常声响。通过声音变化可以判断正气的盛衰、邪气的性质及病情的轻重。根据人之声音的变化，不仅能诊察发音器官的病变，亦可进一步推测脏腑和整体的变化。若人之声音首先有所改变，初变较轻，容易治疗；久变较重，不易治疗。

师持脉，病人欠者，无病也；脉之呻者，病也。言迟者，风也；摇头言者，里痛也。行迟者，表强也；坐而伏者，短气也；坐而下一脚者，腰痛也；里实护腹，如怀卵物者，心痛也。（33）

① 师持脉：老师诊脉时。

② 病人欠者，无病也：欠，指呵欠。阴阳之气相引，则有呵欠。呵欠是息长而频频深吸，吸已，复呵欠，乃正常人疲倦之象。故病人打呵欠，是无病的表现。

③ 脉之呻者，病也：呻，即呻吟，病人因痛苦而发出的哼声。呻吟之谓，乃病人似叹似呼，以舒畅气郁。呻吟，不是独立的症状，凡身有所苦、痛难忍耐时，多欲呻吟，以图缓解。故老师诊脉时，病人呻吟不已，是有病的征兆。

④ 言迟者，风也：言迟，指舌发謇，语言不流畅。舌为心之苗，风痰内阻，经络拘急，言语迟涩，故说话迟钝是风邪为患。

⑤ 摇头言者，里痛也：里有所苦而难忍，则难发声，欲言则摇头以示振作，故摇头说话是里有疼痛。

⑥ 行迟者，表强也：风寒湿阻闭经络，行动不利而迟缓，故行动迟

缓是肌表拘紧不舒的体征。

⑦ 坐而伏者，短气也：气喘之人，每当劳作或行走时，则气喘更甚，仰起则胸闷不舒，气短不得息，故坐着时俯伏身体，呼吸急促。

⑧ 坐而下一脚者，腰痛也：凡腰痛者，皆不能正坐，即使坐，非伸足倚物不可，以图和缓腰部的疼痛，故坐着时伸出一只脚，是提示腰部疼痛。

⑨ 里实护腹，如怀卵物者，心痛也：里有实邪，痛而拒按，恐人触及痛处，故用手护腹以护卫，以防脘腹部疼痛加重。里有实邪，用手按护脘腹部位，象怀揣蛋类似的小心翼翼，是脘腹疼痛。

讲析

本条首言老师诊脉，而仲景行文并未举出脉象，竟言闻诊、望诊之法，以察其病情。如此种种疾病症状反映，目的是提醒医生诊病之时，四诊必须配合运用，不必拘泥于切脉之一端耳。

原文

病人长叹声，出高入卑者，病在上焦；出卑入高者，病在下焦；出入急促者，病在中焦有痛处；声唧唧而叹者，身体疼痛；问之不欲语，语先泪下者，必有忧郁；问之不语，泪下不止者，必有隐衷；问之不语，数问之而微笑者，必有隐疾。（34）

直释

① 病人长叹声：病人心情郁闷，发出一种舒泄心中苦闷的声音。

② 出高入卑者，病在上焦：若声音出高入低，则病在上焦。

③ 出卑入高者，病在下焦：若声音出低入高，则病在下焦。

④ 出入急促者，病在中焦有痛处；声唧唧而叹者，身体疼痛：若声音出入皆急促，则病在中焦，有痛处，因气血阻滞，故声音出入急促；若发出细碎呻吟的声音，为身体某一局部有疼痛之所苦。

⑤ 问之不欲语，语先泪下者，必有忧郁：被问的人不想说话，在说话前流下眼泪，必有所顾虑的事情。

⑥ 问之不语，泪下不止者，必有隐衷：被问的人不说话，眼泪流下

不止，必有不可告人的事情。

⑦ 问之不语，数问之而微笑者，必有隐疾：被问的人不说话，经反复询问只是微笑，必有难以启齿的隐疾。

讲析

本条通过闻声音与不语以察知病情。声音是在脏腑生理活动和病理变化中的反映，通过声音的异常变化，便可判断正气的盛衰、邪气的性质及病情的轻重。

通过问诊，询问病人或其陪诊者，以了解疾病的病情、发病的原因、疾病的发生和发展，以及诊治经过、病人的生活习惯、既往健康状况等，收集资料，分析综合，提出进一步检查，为明确诊断提供依据。问诊的内容包括当下的病情（如主要明显的痛苦感觉）、发病日期、发病时的初起症状和病情演变情况、发病的可能原因或诱因、发病后的各种器械检查和实验室化验等。外证固然有形可见，但痛痒之感觉，唯问而知之。再如与现病有关的旧病情况，家庭成员中有无遗传或传染性疾病，个人癖好、职业等。在女子尚须问经、带、胎、产等，这些也属问诊之列。

原文

实则谵语，虚则郑声。假令言出声卑者，为气虚；言出声高者，为气实。欲言手按胸中者，胸中满痛；欲言手按腹者，腹中满痛；欲言声不出者，咽中肿痛。（35）

直释

① 实则谵语：神志不清，言语错乱，语无伦次，语声高亢洪亮，此种热扰心神的谵语，多属实证。

② 虚则郑声：神志不清，言语重复，时断时续，语声低弱模糊，此种神志散乱的郑声，多属虚证。

③ 假令言出声卑者，为气虚：如果出言声音低，为气虚。

④ 言出声高者，为气实：出言声音高，为气实。

⑤ 欲言手按胸中者，胸中满痛：想说话需要用手按胸部，则为胸中

胀满疼痛。

⑥ 欲言手按腹者，腹中满痛：想说话需要用手按腹部，则为腹中胀满疼痛。

⑦ 欲言声不出者，咽中肿痛：想说话却发不出声音，一定为咽中肿痛。

讲析

正常语声，发声自然，音调和谐，柔和圆润，语言流畅，应答自如，言与意符，无其他病理声音，是宗气充沛、气机调畅的表现。声音的辨别要注意语声有无，语调的高低、强弱、清浊、钝锐，以及有无异常声音的变化，来判断正气的盛衰、邪气的性质及病情的轻重。

胸为心肺之所居，触按胸部可以了解心肺的病变情况。前胸高起，叩之膨膨然，其音清者，多为肺胀或气胸；若触按胸痛，叩之音实，常为饮停胸膈或痰热壅肺；胸部外伤，则见局部青紫肿胀而拒按。

腹部大体可分大腹、小腹、少腹三部分。脐以上为大腹，包括剑突的下方，为上腹部，亦称心下，即胃脘部；脐以下至耻骨毛际以上，为小腹；小腹两侧为少腹。触按肌肤疼痛或减轻，为虚证；触按肌肤硬痛拒按，为实证。轻按即痛，病位浅；重按始痛，病位深。腹部按之，指下饱满充实而有弹性，有压痛，多为实满；腹部按之，指下膨满虚软而缺乏弹性，无压痛，多属虚满。

原文

师曰：脉病人不病，名曰行尸，以无王气，卒眩仆，不识人者，短命则死；人病脉不病，名曰内虚，以少谷神，虽困无苦。（36）

直释

① 脉病人不病：脉搏出现异常的现象，人体尚未感觉到疼痛。

② 名曰行尸：行尸，喻其生气已绝，虽似常人行动，但已行动迟缓，虽生犹死。此处脉有病象而外形无病，脉气不足，形气有余，为根本内绝，脏腑已无生气，仲景称为"行尸"。

③ 以无王气：王气，即旺气，此指脏腑旺盛的生长之气。此处为因

脏腑已无旺盛的生长之气。

④ 卒眩仆，不识人者，短命则死：突然昏眩跌倒，不省人事，就会损命而夭亡。

⑤ 人病脉不病：人体已感觉到病痛，脉搏尚未出现异常病象。

⑥ 名曰内虚：外形羸瘦而脉象自和，形气不足，脉气有余，为根本仍固，不过谷气不充，仲景称为"内虚"。

⑦ 以少谷神，虽困无苦：谷神，即水谷之精气。因体内气管水谷精微之气的营养，阴阳不能合化，谷气不能自生，待到胃气复，谷气充，故虽自觉为病所困，但不足为虚，自然安矣。

讲析

脉是人体的根本，脉中胃气的多少与有无，是判断预后的依据。故人体不适，应以其脉象为凭，而不宜从其形体为凭。病证有不测之变，易致突然发病而不及救治，若能及早地察出脉的病象以图治，或可免于夭亡。

原文

师曰：脉，肥人责浮，瘦人责沉。肥人当沉，今反浮；瘦人当浮，今反沉，故责之。（37）

直释

① 脉：根据人体体质的不同，即使是正常脉象，有时脉象亦随体质而异。

② 肥人责浮：责，此处指责怪的意思，引伸为脉与证不符。肥胖的人，脉应见沉脉，脉不应该呈浮象。

③ 瘦人责沉：瘦弱的人，脉应见浮脉，脉不应该呈沉象。

④ 肥人当沉，今反浮：肥胖的人，肌肉丰厚，经脉不易显露，其脉应当沉，故现在反而出现脉浮是不应该的。

⑤ 瘦人当浮，今反沉：瘦弱的人，肌肉浅薄，经脉易于显露，其脉应当浮，故现在反而出现脉沉是不应该的。

⑥ 故责之：所以形体与脉象不符。

肥人肌肉丰厚，其脉当沉；瘦人肌肉浅薄，其脉当浮。今肥人脉反浮，瘦人脉反沉，必有邪气相干，使脉象反常，故当责之。

原文

师曰：呼吸者，脉之头也。初持脉来疾去迟，此出疾入迟，名曰内虚外实也；初持脉，来迟去疾，此出迟入疾，名曰内实外虚也。（38）

直释

①呼吸者，脉之头也：头者，先也。此处论述以呼吸察脉，呼吸在脉搏动之先，脉气来去随呼吸出入而运行，脉气的运行与呼吸息息相关。脉为周身经脉之气，会聚于两手之寸、关、尺，因息而动，故曰"呼吸者，脉之头也"。

②初持脉来疾去迟，此出疾入迟：初按脉时，脉搏来得快而去得慢，这是呼气时脉气运行快，而吸气时脉气运行慢。

③名曰内虚外实也：出主外，疾主有余，是为外实；入主内，迟主不足，是为内虚，故名曰内虚外实也。

④初持脉，来迟去疾，此出迟入疾：初按脉时，脉搏来得慢而去得快，这是呼气时脉气运行慢，而吸气时脉气运行快。

⑤名曰内实外虚也：出主外，尺主不足，是为外虚；入主内，疾主有余，是为内实，故名曰内实外虚也。

讲析

本条论述从呼吸时脉搏跳动的快慢，以测其内外虚实。

来：呼气时脉的跳动。

去：吸气时脉的跳动。

出：呼气谓之出。

入：吸气谓之入。

疾：脉搏的跳动快，脉气有余而实。

迟：脉搏的跳动慢，脉气不足而虚。

脉气有余曰疾，脉气不足曰迟，说明脉气的运行与呼吸相关，呼吸与脉搏必须调匀，脉之来去与息之出入必须保持一致。脉之来与息之出皆主外，脉之去与息之入皆为内。疾为有余而实，迟为不足而虚，故有内虚外实与内实外虚之变。

寸口卫气盛名曰高，荣气盛名曰章，高章相搏名曰纲；卫气弱名曰惵，荣气弱名曰卑，惵卑相搏，名曰损；卫气和名曰缓，荣气和名曰迟，缓迟相搏，名曰沉。（39）

① 寸口：所谓寸口，指寸关尺部位而言。卫气为阳候表，营气为阴候里，此处只言营卫之气会于寸口有健壮彰著、恐怯软弱、平和从容等脉象，有强弱与和缓之分，而没有脉的形态之别，故不言脉而只言寸口。

② 卫气盛名曰高：脉随触指有力上浮，卫气强盛，故称谓健壮。

③ 荣气盛名曰章：脉随触指有力下沉，荣气强盛，故称谓彰著。

④ 高章相搏名曰纲：健壮与彰著相互合聚，属荣卫有余，为气血充盛强健，故有总揽之称。

⑤ 卫气弱名曰惵：脉随触指无力上浮，卫气虚弱，故称谓恐怯。

⑥ 荣气弱名曰卑：脉随触指无力下沉，荣气虚弱，故称谓软弱。

⑦ 惵卑相搏名曰损：恐怯与软弱相互合聚，属荣卫不足，为气血亏耗消损，故有亏损之称。

⑧ 卫气和名曰缓：卫气舒缓而平和，谓之和缓。

⑨ 荣气和名曰迟：荣气徐缓而平和，谓之从容。

⑩ 缓迟相搏名曰沉：和缓与从容相互合聚，属荣卫谐调，为气血舒缓平和，故有和静之称。

荣卫俱盛，则筋络满急，故身筋急，体强直；荣卫俱弱，则气血俱虚，故五脏六腑俱乏气而虚疲；荣卫气和，则阴阳平秘而和静无疾。所谓纲者之总揽，损者之耗损，皆非沉者之和静之气也。

阳脉浮大而濡，阴脉浮大而濡，阴脉与阳脉同等者，名曰缓也。（40）

① 阳脉浮大而濡：阳脉，即寸脉。脉浮，言气之畅。脉大，言势之盛。脉濡，言形之和。寸脉浮大而柔软。

② 阴脉浮大而濡：阴脉，即尺脉。尺脉浮大而柔软。

③ 阴脉与阳脉同等者：尺脉与寸脉相互协调等同。

④ 名曰缓也：这种脉象，是阴中有阳、阳中有阴之象。阴脉与阳脉的形象，阴阳同等，无有偏盛，无有不调，形象长而濡，条畅而柔和，是阴阳之气和缓的确据，所以称为缓脉。

缓脉，和缓舒徐之意，非一息四至之谓。此种缓脉，是从容和缓、不疾不徐，不同于阴气偏性的一息四至的缓脉，也不同于浮大无力而按之似无的虚脉。

问曰：二月得毛浮脉，何以处言至秋当死？师曰：二月之时脉当濡弱，反得毛浮者，故知至秋死。二月肝用事，肝属木，脉应濡弱，反得毛浮者是肺脉也。肺属金，金来克木，故知至秋死。他皆仿此。（41）

① 二月得毛浮脉：二月为肝木当令，肝旺于春，其平和的本脉应该微弦濡弱，今反而在二月的时候出现毛浮的脉象。

② 何以处言至秋当死：为什么可以断言到秋天病人就会危重呢？

③ 二月之时，脉当濡弱：二月的时候，脉应呈微弦濡弱之象。

④ 反得毛浮者：反而出现毛浮的脉象，是肝木当令之时肺气旺盛的脉象。

⑤ 故知至秋死：所以知道到秋天病人就会危重。

⑥ 二月肝用事：用事，即当权执政之意。古人以五脏分属于四季，春令与肝相应，早春二月，肝木为得令之脏，其气应旺。

⑦ 肝属木：肝在五行属木。

⑧ 脉应濡弱：脉应呈微弦濡弱之象。

⑨ 反得毛浮者：反而出现毛浮的脉象。

⑩ 是肺脉也：这是旺盛的脉象，在春令肝旺之时，尚能借助生发之气，肝木受肺金影响，尚无大碍。

⑪ 肺属金：肺在五行属金。

⑫ 金来克木：肺金旺盛能克肝木。

⑬ 故知至秋死：至秋令，则肺气旺盛，肝木受克，肝无所持，生机不能维持，所以知道到秋天病人病情就会危重。

⑭ 他皆仿此：其余月份所主异常脉象的预后，可以按照这个道理类推。

讲析

此言五脏宜相生而不宜相克。举肺金肝木为例，二月肝旺之时不能自旺，反为胜肝木者的肺金而乘之，肝气惫矣，然肝木尚无大碍，因尚有旺气相扶；至秋金气旺，金乘木，木无所倚，故知至秋病当危重。

原文

师曰：立夏得洪大脉，是其本位。其人病身体苦疼重者，须发其汗。若明日身不疼不重者，不须发汗。若汗濈濈自出者，明日便解矣。何以言之？立夏脉洪大是其时脉，故使然也。四时仿此。（42）

直释

① 立夏得洪大脉：人体阳气应夏令而盛于体表，故立夏时得洪大脉，是夏令阴阳平和之脉。

② 是其本位：这是夏令本来应见的脉象。

③ 其人病身体苦疼重者：如果其人得病，身体苦疼痛沉重。

④ 须发其汗：须用发汗法治疗。

⑤ 若明日身不疼不重者：如果第二天转为身体不疼不重。

⑥ 不须发汗：则无须发汗。

⑦ 若汗濈濈自出者：濈濈，有汗出连绵不断之意。若见自动地连绵不断的汗出，是正气祛邪出表之征。

⑧ 明日便解矣：身体疼痛沉重的证候第二天便可解除。

⑨ 何以言之：为什么这样说呢？

⑩ 立夏脉洪大是其时脉：因为立夏时脉呈洪大之象，是夏令本脉。

⑪ 故使然也：所以如此。

⑫ 四时仿此：四季的脉象都可依此类推。

讲析

人体与自然界息息相关，脉象也是随着季节的变换而有春弦、夏洪、秋毛、冬石等不同，某一季节就应具有某一季节的脉象，人与自然相应，脉应四时之气而变。春弦、夏洪、秋毛、冬石，为四时阴阳平和之脉。脉应四时，即使有病，亦不会太重，容易治愈。因脉应四时乃正气充实之象，虽一时不慎，外感客邪，正气自能抗邪达表，得汗自出而解。

原文

问曰：凡病欲知何时得，何时愈，何以知之？师曰：假令夜半得病者，明日日中愈；日中得病者，夜半愈。何以言之？日中得病，夜半愈者，以阳得阴则解也；夜半得病，明日日中愈者，以阴得阳则解也。（43）

直释

① 凡病欲知何时得，何时愈：大凡诊察疾病，了解得病的时间，预知疾病痊愈的时间。

② 何以知之：怎么知道的呢？

③ 假令夜半得病者，明日日中愈：譬如，半夜得病，明天中午痊愈。

④ 日中得病者，夜半愈：中午得病，当天半夜痊愈。

⑤ 何以言之：怎么这样说呢。

⑥ 日中得病，夜半愈者，以阳得阴则解也：凡病之得，不外乎阴阳以为病；凡病之愈，亦不外乎阴阳以为和。中午得病，阳受之，病在阳，当天半夜主阴，阳不和，得阴则和，解以当天的半夜，这是阳得阴则解，

阴阳复归调和的缘故。

⑦夜半得病，明日日中愈者，以阴得阳则解也：凡病之得，不外乎阴阳以为病；凡病之愈，亦不外乎阴阳以为和。半夜得病，阴受之，病在阴，明天中午主阳，阴不和，得阳则和，解以明天中午，这是阴得阳则解，阴阳复归调和的缘故。

不论在什么情况下，阴阳总要保持平衡，人体才会健康，所以一旦有病，阴阳必然有所偏胜。本条运用阴阳学说，结合人体的生理来推测得病与病愈的时间。人与自然息息相关，人体阴阳之气随昼夜阴阳之气而相应变化，这与疾病的发生、发展及转化皆密切相关。然而，病情是复杂的，本条只是列举阴阳自和而病解之例，因此只宜领会其精神，决不能局限于具体病解之时间。

问曰：脉病欲知愈未愈者，何以别之？师曰：寸口、关上、尺中三处，大小、浮沉、迟数同等，虽有寒热不解者，此脉阴阳为和平，虽剧当愈。（44）

①脉病欲知愈未愈者：诊察疾病，要知疾病能否痊愈。

②何以别之：怎么辨别呢？

③寸口、关上、尺中三处，大小、浮沉、迟数同等：如果寸关尺三部脉象的大小、浮沉、尺数相等。

④虽有寒热不解者：虽然还有寒热未解的症状。

⑤此脉阴阳为和平：脉却显示阴阳平和之象。

⑥虽剧当愈：尽管病情较重，必当向愈。

诊察疾病，理当脉证合参，一般来说，脉证相符或阴见阳脉，预后良好；脉证不符或阳病见阴脉，预后不良。这里所谓"同等"，是匀调之意，意指寸关尺三部脉象协调一致，是阴阳平和之脉，为冲和平等之象。

师曰：寸脉下不至关，为阳绝；尺脉上不至关，为阴绝。此皆不治，决死也。若计其余命生死之期，期以月节克之也。（45）

直释

① 寸脉下不至关：寸脉之气往下行到不了关部。

② 为阳绝：绝，"尽"之意。阳绝，指阳竭或阳极。脉搏仅见寸部，而关部、尺部不见脉象，是阳气有升无降，阳不能下行交于阴；或阳气升极而降，降不至关，是为孤阳，故谓阳绝。

③ 尺脉上不至关：尺脉之气往上行到不了关脉。

④ 为阴绝：阴绝，指阴竭或阴极。脉搏仅见尺部，而关部、寸部不见脉象，是阴气有降无升，阴不能上行交于阳；或阴气降极而升，升不至关，是为独阴，故为阴绝。

⑤ 此皆不治：这些都是疾病不可救治之证。

⑥ 决死也：可以决断其预后必危。

⑦ 若计其余命生死之期：余命，指还能生存的时间。如果要预测病人生死的日期。

⑧ 期以月节克之也：期，生死之期。月，月令。节，季节。之，代词，此代阳绝、阴绝。生死之期，根据月令、季节与阳绝、阴绝发生相克的时间来预测。

讲析

寸部脉居上，属阳，候心肺，主升；尺部脉居下，属阴，候肝肾，主降；关部脉居中，主阴阳的升降出入。正常脉象寸、关、尺三部上中下脉气相通，是阴阳相交，升降出入不息之象。

阳竭阴盛的人，必待天气之助，借天气的阳长阴消，故阳竭能夏不能冬。阳气亢极的人，至春夏则阳亢无制而死，故阳极死于春夏。阴竭阳盛的人，必待天气之助，借天气的阴长阳消，故阴竭能冬不能夏。阴气亢极的人，至秋冬则纯阴无阳而死，故阴极死于秋冬。所以说，阴阳衰竭无援，或阴阳亢极无制皆死，两者意似矛盾，实际均是说明阴阳偏极者死、阴阳相合者愈的道理。

原文

脉浮者在前，其病在表；浮者在后，其病在里。假令濡而上鱼际者，宗气泄也；孤而下尺中者，精不藏也。若乍高乍卑，乍升乍坠，为难治。（46）

直释

①脉浮者在前，其病在表：脉浮者在前，寸部脉得浮，上以候上，其病必在表，为外感之证。

②浮者在后，其病在里：脉浮者在后，尺部脉得浮，下以候上，其病必在里，为内伤之证。

③假令濡而上鱼际者，宗气泄也：鱼际在手大指本节后内侧，如果脉独见于向上达到鱼际，即浮脉向上超过寸脉，乃外感之证，故言宗气泄也。

④孤而下尺中者，精不藏也：如果脉独见于向下超过尺部，即浮脉向下超过尺脉，乃内伤之证，故曰精不藏也。

⑤若乍高乍卑，乍升乍坠：乍，忽然之意。若阴阳之气错乱，故脉忽高忽低，忽升忽降。

⑥为难治：五脏之气不平已极，故为难治之证。

讲析

寸口三部六脉皆柔和舒缓，为无病之脉象；若独见一脉异于他脉，则病脉也。然独见之脉多端，试以脉浮言之，以前后分浮脉之阴阳，而定表里，乃仲景创论也。

原文

寸口脉缓而迟，缓则阳气长，其色鲜，其颜光，其声商，毛发长；迟则阴气盛，骨髓生，血满，肌肉紧薄鲜硬。阴阳相抱，荣卫俱行，刚柔相得，名曰强也。（47）

① 寸口脉缓而迟：寸口脉，此指寸、关、尺脉。缓，和缓之谓。迟，从容之谓。寸、关、尺三脉呈和缓从容之象。

② 缓则阳气长：和缓的脉象，主卫阳旺盛。

③ 其色鲜，其颜光：病人肤色鲜润，容颜光泽，为卫气充于外也。

④ 其声商，毛发长：语声清脆，毛发生长，为卫气盛于内也。

⑤ 迟则阴气盛：从容的脉象，主荣血充盈。

⑥ 骨髓生，血满：骨髓生长，血液充盈，为荣血盛于内也。

⑦ 肌肉紧薄鲜硬：肌肉丰满结实，为阴血充盈于外也。

⑧ 阴阳相抱：脉象从容和缓，阴中有阳，阳中有阴，则阴阳和调，仲景称为"阴阳相抱"。

⑨ 荣卫俱行：荣血充盈，卫阳旺盛，阴阳相济，荣行脉中，卫行脉外，仲景称"荣卫俱行"。

⑩ 刚柔相得：荣卫流畅，气血周流，仲景称"刚柔相得"。

⑪ 名曰强也：如此皮肤鲜润，荣颜光泽，语声清脆，毛生发长，骨髓盛满，气血充盈，肌丰肉实，身体健壮，而运行不息，仲景称之"强"，即强健也。

讲析

本条论述正常脉象的形态，为和缓调匀、从容不迫，是气血强盛充沛之征。气血旺盛于内则气血和调，旺盛于外则肌丰肉实，呈现一派阴阳相济的强健壮实的形态。阴之内藏的精气，为人体气之来源；阳之保卫的外部，能使肌腠固密。如是，则内外调和，邪气不能侵犯，真气独立如常，不为邪气所摇，故智慧和道德超凡的人，善于掌握阴阳。

原文

寸口脉，浮为在表，沉为在里，数为在腑，迟为在脏。假令脉迟，此为在脏也。（48）

①寸口脉：寸口部的寸、关、尺三部脉象。

②浮为在表：脉象浮，皮肤取而得之之脉也。邪气相争于表，其脉应之而浮，故脉浮主病在表。

③沉为在里：脉象沉，筋骨取而得之之脉也。邪正相争于里，其脉应之而沉，故脉沉主病在里。

④数为在腑：脉象数，一息六至之脉也。数主阳，其脉应之而数，故脉数主病在腑。

⑤迟为在脏：脉象迟，一息三至之脉也。迟主阴，其脉应之而迟，故脉迟主病在脏。

⑥假令脉迟：假如寸口部的寸、关、尺三部的脉呈迟象。

⑦此为在脏也：这就说明病的部位在脏。

讲析

本条以脉之浮沉迟数，分属于表里脏腑，是言其常。然而亦有脉数入脏、脉迟入腑，言其变者，应辨之。言其变者有二：一是伤寒中之传变，亦有脉数入脏，脉迟入腑者；二是论杂病，亦有脉数而脏热，脉迟而腑寒者。在表面看来，似乎有些矛盾，因为不管伤寒、杂病，不管脏腑表里，都有可能出现异常的脉象。这是属于变法的范围，故不能以常法来解释。

原文

寸口脉浮而紧，浮则为风，紧则为寒，风则伤卫，寒则伤荣，荣卫俱病，骨节烦疼，当发其汗也。（49）

直释

①寸口脉浮而紧：寸口部的寸关迟三部脉象浮紧，主风寒束表，卫阳被遏，荣阴郁滞，经脉不利，经气运行不畅，故脉象应指浮紧。

②浮则为风：浮者，阳脉也；风者，阳邪也。脉浮为风邪犯表，故浮则为风。

③紧则为寒：紧者，阴脉也；寒者，阴邪也。脉紧为寒邪外束，故

紧则为寒。

④风则伤卫：风为阳邪，卫为阳，各从其类而伤也。风邪袭表，则卫阳被遏。

⑤寒则伤荣：寒为阴邪，荣为阴，各从其类而伤也。寒凝经脉，则荣阴郁滞。

⑥荣卫俱病：风寒袭表，卫阳被遏，荣阴郁滞，故荣卫俱病。

⑦骨节烦疼：卫得风则热，荣得寒则痛，卫气和荣气同感邪为病，故全身骨节烦疼。

⑧当发其汗也：应当用发汗的方法治疗。

讲析

仲景对相兼脉主病的机理进行了深入分析，如寸口脉浮而紧，主外感风寒表实的机理，虽然分述风与寒、卫与荣，但不能截然划分，其意义不可割裂。

原文

寸口脉浮而数，浮为风，数为热，风为虚，虚为寒，风虚相搏，则洒淅恶寒也。（50）

直释

①寸口脉浮而数：寸口部的寸、关、尺三部脉象浮数，主表虚，风热之邪外袭皮毛，邪正相争于肌表，以致肌表热盛，故脉象应之浮数。

②浮为风：风邪外袭皮毛，邪正相争于表，脉应之而浮，故脉浮主风邪外袭皮毛。

③数为热：风热之邪袭表，风热之邪与卫阳相争，脉应之而数，故脉数主热邪外袭肌表。

④风为虚：风热袭表，卫阳郁滞，肌表热盛，腠理开，汗自泄，而使肌表虚。

⑤虚为寒：风热袭表，腠理开，汗自泄，则肌表虚，卫阳失于温煦，风热之邪导致表虚，而洒淅怕冷。

⑥风虚相搏：风热袭表，卫阳与之相争而发热，肌表自汗而失于温

煦，故风热表虚而洒淅怕冷，仲景称为"风虚相搏"。

⑦则洒淅恶寒也：风则生热，虚则生寒，风与虚相搏，使卫阳之气被风热之邪所伤，而转为虚寒也，犹如冷水泼洒在肌肤而瑟瑟发抖之状。

讲析

本条通过对寸口脉浮而数的分析，示意分析脉理的一般方法。对"浮为风，数为热，风为虚，虚为寒"，不可割裂开来理解，必须结合起来认识，所谓"风虚相搏"之义即在于此。文中分而言之，是为分析问题的需要。从中可以看出，仲景对相兼脉象的认识，是通过对其组成脉象的分析加以综合概括的。

原文

问曰：病有洒淅恶寒，而复发热者，何？师曰：阴脉不足，阳往从之；阳脉不足，阴往乘之。曰：何谓阳脉不足？师曰：假令寸口脉微，名曰阳不足，阴气上入阳中，则洒淅恶寒也；曰：何谓阴脉不足？师曰：尺脉弱，名曰阴不足，阳气下陷入阴中，则发热也。阴脉弱者，则血虚，血虚则筋急也。其脉涩者，荣气微也；其脉浮，而汗出如流珠者，卫气衰也。荣气微者，加烧针则血留不行，更发热而躁烦也。（51）

直释

①病有洒淅恶寒，而复发热者，何：有一种病证，既有瑟瑟恶寒，而又有发热的，这是什么原因呢？恶寒发热为本身生理功能失常，外感病有恶寒发热，内伤病亦有恶寒发热，不同之处在于，外感表证是无休止的恶寒发热，内伤不足是有休止的恶寒发热，这是辨证的关键。

②阴脉不足，阳往从之：从，顺行相生之意。阴脉不足，阳气就会随阴不足而向下陷入阴位。

③阳脉不足，阴往乘之：乘，逆行相克之意。阳脉不足，阴气就会乘阳不足而向上侵入阳位。

④何谓阳脉不足：什么叫阳脉不足？

⑤假令寸口脉微：譬如寸部脉呈微象。

⑥名曰阳不足，阴气上入阳中，则洒淅恶寒也：称为阳不足，阴气

向上侵入阳位，就会恶寒。

⑦ 何谓阴脉不足：什么叫阴脉不足？

⑧ 尺脉弱：尺部脉呈弱象。

⑨ 名曰阴不足，阳气下陷入阴中，则发热也：称为阴不足，阳气向下陷入阴位，就会发热。

⑩ 阴脉弱者，则血虚：尺部脉呈弱象，则为荣气不足而血亏于内。

⑪ 血虚则筋急也：营血不充而筋脉失其濡养，所以筋脉拘急。

⑫ 其脉涩者：其，指尺部脉。尺脉弱兼呈涩象。

⑬ 荣气微也：营血在体内循行的功能微弱。

⑭ 其脉浮：卫气虚衰弱而阳浮于外，故脉浮，其脉当为浮而无力。

⑮ 而汗出如流珠者：卫阳不固，开合失司，故汗出如流珠。

⑯ 卫气衰也：卫外的功能衰竭，是阳气不能固护机体的现象。

⑰ 荣气微者：关于荣气微弱者的治疗。

⑱ 加烧针则血留不行：烧针者，即温针，针其穴而复以艾灸其针柄。若荣气微者，为血不足之阴虚证，误加烧针则经脉受伤，血泣而不行。

⑲ 更发热而躁烦也：血泣而不行。因火为邪，两热相会，阳得其助，阴受其损，故更加发热而烦躁不安。

讲析

恶寒与发热，原因在于阴阳偏虚，彼此具有相互从、乘之故。阳脉不足，即寸脉微，是阳不足，阳虚而阴往乘其虚也，则洒淅恶寒；阴脉不足，即尺脉弱，是阴不足，阴虚而阳往从其虚也，则发热。仲景重申"名曰阳不足""名曰阴不足"，进一步论述营气（荣气）与卫气的关系。所谓营气，即饮食物进入胃中，经过消化，于中焦化生营气，分泌津液，渗往脉中，化为血液，外而营养四肢，内而灌注脏腑，循行于周身；所谓卫气，即水谷所化的悍气，流动迅猛滑利，首先行于四肢、分肉、皮肤之间，温养肌肉，滋润皮肤，充实腠理，同时调节汗孔的开合。营属阴而主内守，卫属阳而主卫外。

原文

寸口脉阴阳俱紧者，法当清邪中于上焦，浊邪中于下焦。清邪中上，名曰洁也；浊邪中下，名曰浑也。阴中于邪，必内栗也，表气虚微，里气不守，故使邪中于阴也；阳中于邪，必发热头痛，项强颈挛，腰痛胫酸。所谓阳中雾露之气，故曰清邪中上。浊邪中下，阴气为栗，足膝逆冷，便溺妄出。表气微虚，里气微急，三焦相溷，内外不通，上焦怫郁，脏气相熏，口烂食龂也。中焦不治，胃气上冲，脾气不转，胃中为浊，荣卫不通，血凝不流。若卫气前通者，小便赤黄，与热相搏，因热作使，游于经络，出入脏腑，热气所过，则为痈脓。若阴气前通者，阳气厥微，阴无所使，客气内入，嚏而出之，声嗢咽塞。寒厥相追，为热所拥，血凝自下，状如豚肝。阴阳俱厥，脾气孤弱，五液注下，下焦不阖，清便下重，令便数难，脐筑湫痛，命将难全。（52）

直释

①寸口脉阴阳俱紧者：寸口的寸、关、尺三部脉象，尺部脉与寸部脉呈紧象。

②法当清邪中于上焦：法当，指按理推测应当。清邪，即天之雾露之邪。按理推测，应当是雾露之邪侵伤于上焦。

③浊邪中于下焦：浊邪，即地之水湿之邪。水湿之邪侵伤于下焦。

④清邪中上，名曰洁也：清邪属阳，上焦属阳，所以雾露之邪伤于上部，称为洁。

⑤浊邪中下，名曰浑也：浊邪属阴，下焦属阴，所以水湿之邪伤于下部，称为浑。

⑥阴中于邪，必内栗也：内栗，即身不战，但心惕惕然。里阴主内，若清浊之邪伤于阴，则阴虚，而内里必然出现心惕然。

⑦表气虚微，里气不守，故使邪中于阴也：由于表气虚弱，里气又不能内守，所以致使外邪乘虚侵入于里阴。

⑧阳中于邪，必发热头痛，项强颈挛，腰痛颈酸：表阳主外，若清浊之邪伤于阳，则阳实，必然出现发热头痛，项强颈挛，腰痛胫酸。

⑨所谓阳中雾露之气：这是表阳被雾露水湿之邪所伤的表现。

⑩故曰清邪中上。浊邪中下：中，有侵伤之意。所以说雾露之邪容易侵伤上部，水湿之邪容易侵伤下部。

⑪阴气为栗，足膝逆冷，便溺妄出：阴气内盛，就会发生心中惕然而栗，足膝逆冷，大小便失禁。

⑫ 表气微虚，里气微急，三焦相溷，内外不通：邪乘表虚而外束相扰，邪乘里虚而内侵挛急，致使三焦气机紊乱，表里气机不得通达。

⑬ 上焦怫郁，脏气相熏，口烂食断也：食，同蚀。断，同龈，齿根肉。食断，即齿龈腐烂。上焦气机郁滞，邪热熏灼脏腑，使邪热与脏气向上相熏蒸，就会引发口腔溃疡和齿龈糜烂。

⑭ 中焦不治：若上焦之邪甚，则向下干于中焦；下焦之邪甚，则向上干于中焦。由是三焦功能失常，中焦因为上、下二焦之邪侵袭致成的紊乱，而失却正常功能，故仲景称之"中焦不治"。

⑮ 胃气上冲：胃居中焦，胃气本应下降，若失却正常功能，则胃气向上冲逆。

⑯ 脾气不转：脾主运化而助胃气消磨水谷，脾气不能运化转输水谷精微，致使胃中腐浊不消。

⑰ 胃中为浊：脾气不转，则胃中水谷不得消磨，故胃中为浊也。

⑱ 荣卫不通，血凝不流：中焦为营卫气血化生之源，中焦失司，荣卫之气不能通达，津血凝滞不得畅流，营卫失于通调而不能布散气血，气血凝涩而不能充分流注机体，往往使病情加重。

⑲ 若卫气前通者，小便赤黄：卫气者，阳气也，阳为热，若卫气先得通达，即阳气先通，热气得行也，则小便赤黄。

⑳ 与热相搏，因热作使：卫阳与邪热相搏，因邪热得行，而振起卫气的通行。

㉑ 游于经络，出入脏腑：游行于经络之间，出入于脏腑之内。

㉒ 热气所过，则为痈脓：凡邪热所经过的熏蒸之处，致成血凝肉腐，都有可能引发痈疡脓肿。

㉓ 若阴气前通者，阳气厥微：营血者，阴气也，阴为寒，若营气先得通达，即阴气先通，阳气不得交接，因卫阳的卫外功能渐弱，而呈现肢末轻微的厥逆。

㉔ 阴无所使：阳在外能振起在内之阴，因阳气卫外的功能渐弱，故内里之阴失去在外阳气的卫护。

㉕ 客气内入：阳气之卫外功能渐弱而不能卫外，外邪易于侵入内部。

㉖ 嚏而出之，声嗢咽塞：鼻者肺之窍，肺主声，外气内入，里气抗拒而肺气不纳，仍复打喷嚏而迫出，并声音嘶哑难出，咽喉壅塞不利。

㉗ 寒厥相追：寒邪外袭，卫阳不足，内有郁热，三者错杂壅结。

㉘ 为热所拥，血凝自下，状如豚肝：寒气厥逆，往来驰逐，又为热气所壅，不得外出，热迫荣血，寒为热壅，血凝难行，凝血从大便而下注，因而大便下血如猪肝的颜色。

㉙ 阴阳俱厥：若阴阳之气相离，上焦阳气厥，下焦阴气厥，阴阳二气不相顺接，则中焦虚衰矣。

㉚ 脾气孤弱：脾为孤脏，灌溉四旁，今脾气虚衰，不能灌溉四旁，故称脾气孤独而虚衰也。

㉛ 五液注下：脾气孤弱，难以运行，不能摄纳五脏之津液，故五脏之津液尽皆向下泄注。

㉜ 下焦不阖，清便下重：下焦又失去了制约开合的功能，故下利清谷，里急后重。

㉝ 令便数难：排便次数频繁，欲便而又不得便，阴阳之气不得施化，故大便频频而困难。

㉞ 齐筑湫痛："齐"，同"脐"。脐为生气之源，脐腹部拘急绞痛。

㉟ 命将难全：生气欲绝，病重而危，故生命就将难以保全。

讲析

本条首先论述外在病因，清邪中上、浊邪中下的脉象和症状，再重点阐述"中焦不治"，涉及"上焦怫郁""下焦不阖"之理。无论"卫气前通"，还是"阴气前通"，病势虽严重，然营卫渐通，绝非危候，所以仍有救治的余地。

原文

寸口脉阴阳俱紧者，口中气出，唇口干燥，蜷卧足冷，鼻中涕出，舌上胎滑，勿妄治也。到七日以来，其人微发热，手足温者，此为欲解；或到八日以上，反大发热者，此为难治。设使恶寒者，必欲呕也；腹内痛者，必欲利也。（53）

直释

① 寸口脉阴阳俱紧者：寸口的寸、关、尺三部脉象，尺部脉和寸部脉都呈紧象。

②口中气出：并伴见用口呼气。

③唇口干燥：唇口，乃脾之窍，胃脉挟口环唇，若邪伤脾胃，则口干唇燥。

④蜷卧足冷：脾主四肢，土气不能旁达于四末，则蜷屈躺卧，足部逆冷。

⑤鼻中涕出：太阴脾肺不交，故鼻塞流涕。

⑥舌上胎滑：脾脉连舌本，散舌下，湿邪在内，故舌上苔滑。

⑦勿妄治也：此邪干中土，病伤脾胃，非外感之邪，所以切勿盲目治疗。

⑧到七日以来，其人微发热，手足温者：到第七日以后，阳明土气自和，则病人轻度发热；太阴土气自和，则手足转为温暖。

⑨此为欲解：微发热而手足温，是正气虚弱而邪气偏衰之征，为将愈之兆。

⑩或到八日以上，反大发热者：或者到第八日以后，非土气柔和之热，乃阳气外驰，所以反而大发其热。

⑪此为难治：大发热，是正气虚弱而邪气偏盛之征，为难治之兆。

⑫设使恶寒者：胃络外络于肌表，假使寒邪束表，可能有恶寒的感觉。

⑬必欲呕也：伤于水谷之邪，若从上逆者，可能要呕吐。

⑭腹内痛者：脾气内逆于中土，则腹内疼痛。

⑮必欲利也：伤于混浊之邪，若从下出者，将要下利。

讲析

第52条与第53条皆为寸口脉阴阳俱紧，当属脉同证异之例。第52条为清邪中上、浊邪中下之证，病情较重；第53条为浊邪在中之证，病情较轻。但两条的病机演变多端，皆有欲解、难治之分。掌握这些证候要点，对于疾病的正确诊断与治疗，具有宝贵的临床实践意义。

原文

寸口脉阴阳俱紧，至于吐利，其脉独不解，紧去人安，此为欲解；若脉迟至六七日，不欲食，此为晚发，水停故也，为未解；食自可者，

为欲解。（54）

①寸口脉阴阳俱紧：寸口的寸关尺三部脉象，尺部脉和寸部脉都呈紧象。此为邪气盛的脉象。

②至于吐利：至于胃气不和、气逆于上引起的呕吐，以及脾胃阳虚、不能转输精微引起的下利，合称为吐利。

③其脉独不解：紧脉仍然不见缓解，则知邪气尚减而仍盛，里气尚未和，故脉搏仍呈紧象。

④紧去人安：若紧脉能缓解，脉象转为和缓，邪除正复，则人可安定而不再吐利。

⑤此为欲解：属正气来复，邪气消退的征象，是病证将要解除的表现。

⑥若脉迟至六七日，不欲食：如果紧脉转为迟缓之象，病至六七天仍然不能正常进食，是脾胃阳虚、不能散布水津的缘故。

⑦此为晚发：这就是后来续发的病证。

⑧水停故也：是体内有水气停蓄的缘故。

⑨为未解：属于病证未有解除的征兆。

⑩食自可者：至六七天后，中阳得振，水津四布，脾胃渐复，则自想进食。

⑪为欲解：是病证将要解除的表现。

讲析

本条的吐利，乃承第53条"欲呕""欲利"的变证而来，独不解言证变而脉独在也。说明要推测正确的预后，必须脉症合参，而辨证尤为重要。

原文

寸口脉浮而大，有热，心下反硬，属脏者，攻之不令发汗；属腑者，不令溲数，溲数则大便硬。汗多则热甚，溲数则便难。脉迟者，尚未可攻也。
（55）

①寸口脉浮而大：寸口部寸、关、尺三部脉呈浮大之象。此处不能死板地把"寸口脉浮而大"作为表脉。"心下反硬"而见"寸口脉浮而大"，可知有热结于心下部位。

②有热：主热盛壅炽于表。

③心下反硬：本不应见胃脘部硬满，却见胃脘部硬满，故称为"反"，即胃脘部反而硬满，说明病不在表而侧重于里。

④属脏者，攻之：所谓"属脏者"，即病邪偏于里，并非指五脏。证属邪热深结于里，治疗则当用清泄之法。

⑤不令发汗：不宜以"脉浮大，所谓主表"而用发汗之法。

⑥属腑者：所谓"属腑者"，即病邪偏于表，并非指六腑。证属邪热弥漫于表。

⑦不令溲数：溲数，有利小便之意。不要因为心下反硬，误认为饮结而利小便。

⑧溲数则大便硬：误用渗利之剂，使津液偏渗于膀胱，小便频繁，津液外泄，则导致大便干硬。

⑨汗多则热甚：胃肠热结，阳热炽盛，不可发汗。邪热炽盛，逼迫津液外出，则热甚汗多。

⑩溲数则便难：利小便则津液耗伤，邪热仍炽，津液偏损则粪便无以润，当然要导致大便困难。

⑪脉迟者，尚未可攻也：治疗大便困难，酌用清热通便之法，自然是适宜的。不过还须审察脉象，若脉象转为迟脉，则知营阴不足，应该慎用攻下法，故仲景云"尚未可攻也"。

本条利甚则大便硬，是言其大便有形之状也；热甚则便难，是语其大便无形之势也。同时阐述审察病情，应以脉证合参为宜，汗、下、利小便之法当否，需以适宜的脉证为准。

问曰：病有战而汗出，因得解者，何也？师曰：脉浮而紧，按之反芤，此为本虚，故当战而汗出也。其人本虚，是以发战；以脉浮紧，故当汗出而解也。若脉浮而数，按之不芤，此人本不虚，若欲自解，但汗出耳，不发战也。（56）

直释

① 病有战而汗出：病证有的先战栗颤抖而后汗出。

② 因得解者：病证随之得解。

③ 何也：这是什么原因呢？

④ 脉浮而紧，按之反芤：脉呈浮而兼紧之象，多为伤寒表实之脉，但按之反见中空之象，为正气不足，多见于伤寒表实而正气内虚之证。

⑤ 此为本虚：这是本来正气不足。

⑥ 故当战而汗出也：所以会出现一旦正胜邪祛，则其证见战栗颤抖而后汗出。

⑦ 其人本虚：病人本来正气不足。

⑧ 是以发战：是要发生战栗颤抖的原因。

⑨ 以脉浮紧：病邪外束于肌表，因而脉呈浮紧之象。

⑩ 故当汗出而解也：所以应当汗出而病解。

⑪ 若脉浮而数，按之不芤：假如脉呈浮而兼数之象，按之无中空之象，是正气不虚，正能胜邪，正气能直接祛邪出表。

⑫ 若欲自解：假使表邪不经战栗颤抖而汗出自解。

⑬ 但汗出耳：只要汗出。

⑭ 不发战也：汗出前不会发生战栗现象。

讲析

所谓战汗，多发生于外感热病进程中，在正气较虚而病势向外的时候，在汗出之前有发作性战栗的症状。这是正气虚而不甚，还能奋起祛邪，正邪抗争；但因其虚，而一时又不能胜邪，值正气奋力抗邪达表之际，陡然有战栗振颤的症状，继而汗出，病势焕然得解，使病情转入坦途。无论脉浮紧，还是脉浮数，都是正邪抗争，邪盛于表的脉象。但脉浮之象不变，说明正邪仍相争于表，脉浮主表，邪有外出趋势，正气祛邪达表，使外邪从表而出，其病必从汗解。若正气祛邪外出欲解，凡正气虚者必得战汗而解，凡正气不虚者但汗出而解。正气的虚与不虚，实为战汗与否的关键，这对于外感病的预后及护理有重要的指导意义。

原文

问曰：病有不战而汗出解者，何也？师曰：脉大而浮数，故不战而汗出解也。（57）

直释

①病有不战而汗出解者：病证有汗出前，不经战栗的现象而病解。

②脉大而浮数：脉大兼呈浮数之象，脉大是正气旺盛，脉浮数为病邪有向外宣透的趋势。

③故不战而汗出解也：所以汗出前没有战栗的现象而病解。

讲析

本条承第 56 条复述病证有不战而汗出得解者，第 56 条浮数之脉按之不芤，57 条浮数之脉兼大，互文见义，脉浮数说明邪在表而热盛，脉不芤或脉大，是正气充足，脉大是补充申述脉不芤，同属正气不虚。综上两条所述，脉浮而紧，按之反芤，当战栗而汗出；若脉浮而数，或脉大而浮数，则不战栗而汗出。可见正气充足，能够祛邪外出，所以汗出前没有战栗现象而病解。

原文

问曰：病有不战、不汗出而解者，何也？师曰：其脉自微，此以曾发汗、若吐、若下、若亡血，以内无津液，此阴阳自和，必自愈，故不战、不汗出而解也。（58）

直释

①病有不战、不汗出而解者：有的病证不战栗、不汗出，而病证自行得解。

②其脉自微：病人的脉呈现邪正俱衰的微弱之象。

③此以曾发汗：出现脉象微弱的原因是曾经发过汗。

④若吐、若汗、若亡血：说明在外感热病中，或经过催吐，或经过攻下，或曾经失过血。

⑤以内无津液：以致体内津液亏耗，使正气虚弱。

⑥此阴阳自和：等待津液得复，达到阴阳自然调和。

⑦必自愈：病证必然自行痊愈。

⑧故不战、不汗出而解也：所以不战栗不汗出而病证自愈。

讲析

本条阐述正气弱、邪气衰的病情，津液耗伤无以作汗，邪气微无须汗解，正气无力祛邪，邪气无力伤正，正与邪皆衰微而无相争之力，因此无战栗可言。唯此正邪俱衰之际，诊断的依据为其脉自微，治宜阴阳自和，阴虚者甘凉益阴以制阳，阳虚者甘温扶阳以消阴，皆促其恢复正气而助自和，阴阳自和，正复邪自祛，则其病既不战栗，也不汗出而解。必须指出："其脉自微"，提示正邪俱衰。除此脉象外，若兼其他脉象，则不属正邪俱衰之例。

鉴别

上述第56条、第57条、第58条论述病解的三种情况：

第56条"战而汗出"：正气已虚，邪尚羁表，必作战栗，始得汗出而病解，故仲景谓"病有战而汗出，因得解者"。

第57条"不战而汗出"：正气充实，有能力抗邪外出，故仲景谓"病有不战而汗出解者"。

第58条"不战、不汗出"：正气已虚，邪气衰微，正弱邪衰，故既不战栗，也不汗出，而病自愈，故仲景谓"病有不战、不汗出而解者"。

另外，第58条云"此外曾汗出、若吐、若下、若亡血，以内无津液，此阴阳自和，必自愈"，第359条又云"凡病，若发汗、若吐、若下、若亡血、亡津液，阴阳自和愈，必自愈"，两条内容一致，在正邪俱衰的情况下，强调人体自身的调节作用。但必要时，仍可借助药物的治疗作用，使阴阳之气，趋于新的相对平衡统一，病人可不战栗、不汗出而自愈。

问曰：伤寒三日，脉浮数而微，病人身凉和者，何也？师曰：此为欲解也，解以夜半。脉浮而解者，濈然汗出也；脉数而解者，必能食也；脉微而解者，必大汗出也。（59）

直释

① 伤寒三日：伤于寒邪已经三天。

② 脉浮数而微：脉呈浮数兼微之象，为邪不传而欲解也。

③ 病人身凉和者：病人身体凉和，为邪解的佐证。

④ 此为欲解也：此时病邪仍在表，尚未及里，正胜邪衰，且病体凉和，这是病情将要解除的征象。

⑤ 解以夜半：夜半属子时，即阴尽阳生之时。寒伤肌表，阳气被遏，夜半子时，阴尽阳生，阳气得天时之助，故推测将在夜半邪气解除。

⑥ 脉浮而解者，濈然汗出也：脉浮为邪在表，主濈然汗出而解者，邪从外散也。

⑦ 脉数而解者，必能食也：脉数为胃气旺盛，主能食而解者，胃气和也。

⑧ 脉微而解者，必大汗出也：脉微为邪气已衰，主大汗出而解者，邪气微也。

讲析

必须指出，"脉浮数而微"主证与病机是统一的，仲景本条行文将浮、数、微之脉分述，其意在进一步阐述病解的机理。必须将此浮、数、微三脉综合起来认识，才能正确理解原文分而言之之义，才能正确的指导临床实践。

鉴别

第 58 条"病有不战不汗出而解者"的依据是"其脉自微"，即脉象微弱，不兼浮数之象，况且在屡治之后，正弱邪衰，故不战、不汗出而病得解。

第 59 条言"脉微而解者，必大汗出也"，同时脉又兼见浮数之象，况且未经治疗，显然与脉微不同，正胜邪衰，故必大汗出而病解。

原文

脉浮而迟，面热赤而战惕者，六七日当汗出而解，反发热者，差迟。迟为无阳，不能作汗，其身必痒也。（60）

直释

①脉浮而迟：邪郁肌表，里阳素虚，阳气跃跃欲出而无力，故脉呈浮而兼迟之象。

②面热赤而战惕者：颜面发热色红而振颤发抖，为正虚邪郁，病邪怫郁肌肤间，阳气不能四达而上越，正邪相争，正气一时不能胜邪之故。

③六七日当汗出而解：表邪里虚，牵延至六七日之久。六七日为六经病经过一个病程，是正气来复之时。正气渐复，力争抗邪，本应正胜邪退，故至第六七日，当汗出而病解。

④反发热者，差迟："差"，同"瘥"，指病愈。差迟，即病愈的日期推迟。里阳素虚，值正气来复之时，正气虽得一时振奋，由于里阳不断，阳虚不能蒸动津液化汗外出，邪无出路，致邪郁重，反而发热，并推迟了病愈的日期，所以没有汗出反而颜面发热的人，病愈的时间就会推迟。

⑤迟为无阳，不能作汗：因为脉迟是阳气虚弱，故阳气不足，不能蒸动津液以作汗。

⑥其身必痒也：邪郁肌腠，阳气不足，不能蒸动津液作汗，邪气徘徊肌腠之间，怫郁而不得泄，故身痒。

讲析

本条与第324条"面色反有热色者，未欲解也，以其不能得小汗出，身必痒"意义相同。本条是邪郁肌腠，由于阳气内虚，不能化汗祛邪。脉之浮迟、证之发热，可作为诊断的依据。

原文

病六七日，手足三部脉皆至，大烦而口噤不能言，其人躁扰者，未欲解

也；若脉和，其人不烦，目重，睑内际黄者，此欲解也。（61）

①病六七日，手足三部脉皆至：病至六七天，手足之寸口、趺阳、少阴三部脉的至数协调。

②大烦而口噤不能言，其人躁扰者：但出现明显烦躁、牙关紧闭、不能说话，病人甚至躁扰不安。

③未欲解也：这是正邪交争而病邪未退的征象。

④若脉和：如果病人脉象调和如常，即手足之寸口、趺阳、少阴三部脉的至数协调。

⑤其人不烦，目重，睑内际黄者：病人不烦，虽然眼胞微肿，自觉坠重，如人熟睡后初醒时之状态，眼睑内侧部位色黄。

⑥此欲解也：这是土旺制水之象，是正气渐复的征兆。

讲析

外感疾病的过程，是正邪交争，此胜彼衰的过程。如果正不胜邪，则未欲解也；如果正胜邪却，病邪将退，则欲解也。可见，病人本身正气的强弱，在疾病过程及预后中具有重要作用。

原文

师曰：伏气之病，以意候之，今月之内，欲知伏气，假令旧有伏气，当须脉之，若脉微弱者，当喉中痛，似伤，非喉痹也。病人云：实咽中痛。虽尔，今复宜下之。（62）

直释

①伏气之病：伏气所致的病证，即邪气伏藏体内，当时不发病，过时乃发病。

②以意候之：意，意识、理论。可以根据五运六气的理论来推测伏气的发病。

③今月之内，欲之伏气：每个月份，都能预测将要发生的伏气。

④假令旧有伏气，当须脉之：脉之，此指诊察。假使以前已经感受

伏气，则应当进一步诊察。若已感伏气，当运用四诊进行诊察，以审伏气发于何经，以便对证治疗。

⑤ 若脉微弱者：若诊得脉象微弱，多为寒邪伏于少阴。

⑥ 当喉中痛，似伤，非喉痹也：喉痹，指咽喉闭塞而红肿热痛的病证。少阴属肾，其经脉循行咽喉，故伏气发作，咽喉像受伤一样疼痛，但不是喉痹证。

⑦ 实咽中痛：确实咽中疼痛，则知邪伏少阴经而为病。

⑧ 今复宜下之：既然这样，此刻仍然适宜再用清泄治疗。

讲析

本条言伏气病由内而外，不同于时行卒病由外而至也。所谓伏气，是感受时令之气，不即发病，伏藏体内，待时而发作的一种疾病。伏气潜藏，未显露于外时，不即见于病，亦不即见于脉。但由于四时之气不同，所伏之气亦不同，故发病有一定的规律性。

原文

师曰：病家人请云：病人苦发热，身体疼，病人自卧。师到，诊其脉沉而迟者，知其差也。何以知之？凡表有病者，脉当浮大，今反沉迟，故知愈也。假令病人云腹内卒痛，病人自坐，师到，脉之浮而大者，知其差也。何以知之？凡里有病者，脉当沉细，今浮大，故知愈也。（63）

直释

① 病家人请云：病家的人来请医生时说。

② 病人苦发热：病人痛苦于发热。

③ 身体疼：身体疼痛。

④ 病人自卧：病人能够自行安卧。

⑤ 师到，诊其脉沉而迟者：师，此指医生。医生到，诊得病人的脉象沉迟。

⑥ 知其差也：知道其病将要痊愈。

⑦ 何以知之：怎么知道的呢？

⑧ 凡表有病者，脉当浮大，今反沉迟：凡是肌肤有热，脉象应当浮大，现在脉象反而沉迟。

⑨ 故知愈也：浮大的脉象转为平和，提示正复邪祛的病愈机转，所以知道其病将要痊愈。

⑩ 假令病人云：假使病人说。

⑪ 腹内卒痛：腹中突然疼痛。

⑫ 病人自坐：病人却能安然端坐。

⑬ 师到，脉之浮而大者：医生到，诊得病人的脉象浮大。

⑭ 知其差也：知道其病将要痊愈。

⑮ 何以知之：怎么知道的呢？

⑯ 凡里有病者，脉当沉细，今浮大：凡是内里有病，脉象应当沉细，现在脉象反而浮大。

⑰ 故知愈也：沉细的脉象转为平和，提示里气转和的病愈机转，所以知道其病将要痊愈。

讲析

本条病家人云"苦发热，身体疼"，病人云"腹内卒痛"，是为问而知之，问以知其所苦；"病人自卧""病人自坐"，是为望而知之，望以观其形证；表病诊其脉沉而迟者，里病脉之浮而大者，是为切而知之，脉之别其表里。可见诊察疾病，对病情的观察应以四诊合参为凭。有其病，必有其脉；有其脉，必有其病。但在临床复杂的病情中，还有脉、证不符的情况。因此，不可能单凭一种诊法，想全面了解病情，必须四诊合参。运用每一种诊法所掌握到的病情，都只是疾病本质的一个方面的表现，这些方面的病情紧密联系，共同反映疾病的本质。因此，只有四诊合参，才可能对疾病做出比较全面准确的判断。有经验的医生，问病人之所苦，从病人的形态气色及脉象，全面细微地诊察病情，根据四诊合参之所得，能够对疾病做出正确的诊断。

鉴别

表病脉沉迟，里病脉浮大，其病将愈。病人发热，身体疼痛，脉象浮大，则为表邪未解，自当不能安卧。今虽病人苦发热，身体疼痛，但病人能够安卧，浮大之脉已转为相对沉迟之象，此为正气渐复，邪气已衰，正复邪祛，脉静身宁，故知愈也。病人说腹部突然疼痛，是里气不和，为里有寒邪。若寒邪未去，当腹痛仍作，痛则不能安坐，脉象应沉细。今病人安然自坐，而脉转为浮大之象，此为里气已和，故知愈也。

原文

师曰：病家人来请云：病人发热烦极。明日师到，病人向壁卧，此热已去也。设令脉不和，处言已愈。设令向壁卧，闻师到，不惊起而盼视，若三言三止，脉之咽唾者，此诈病也。设令脉自和，处言此病大重，当须服吐下药，针灸数十百处乃愈。（64）

直释

① 病家人来请云：病家的人来请医生时说。

② 病人发热烦极：病人发热，烦躁得很。

③ 明日师到：第二天医生来到病人家诊察病情。

④ 病人向壁卧，此热已去也：病人向壁静卧，为烦热已退却之兆。

⑤ 设令脉不和，处言已愈：若脉象尚有不和，仍病初愈之征，可以告诉病家，其病即将痊愈。

⑥ 设令向壁卧，闻师到，不惊起而盼视：盼视，指厌恶之意。假使病人向壁而卧，病人看到医生来到，并不惊喜起身，反有厌恶带有怒视之意，同时又不能很好地述说病情。

⑦ 若三言三止，脉之，咽唾者：说话吞吐支吾，想叙说病情却又叙说不出来。医生给诊脉时，只见病人又故意吞咽唾沫而无呻吟之声。

⑧ 此诈病也：诈病，即装病。此时应该怀疑病人有假装患病的可能。

⑨ 设令脉自和：如果再诊其脉象平和。

⑩ 处言此病大重：则可肯定是诈病无疑。正因为是假病，可以危言警告之，可以故意告诉病人此病很严重。

⑪ 当须服吐下药，针灸数十百处乃愈：当必须服催吐、泄下药，同时还须针灸很多穴位治疗，使病人畏惧服药、针灸的痛苦，而使诈病病人不敢再故弄玄虚。这是以诈治诈的方法，医生应该懂得这样情况，才不致被假病所惑。

治诈病的方法，危言恫吓，使其畏惧，固然是一种治疗手段，但最好能够探索原因，进行正面劝导，当更为有利。医生必须细致地诊察病情，只有对病人进行周密细致的全面诊察，才能透过现象看透本质。

原文

问曰：脉有灾怪，何谓也？师曰：假令人病，脉得太阳，与形证相应，因为作汤，比还送汤如食顷，病人乃大吐，若下利，腹中痛。师曰：我前来不见此证，今乃变异，是名灾怪。又问曰：何缘作此吐利？师曰：或有旧时服药，今乃发作，故为灾怪耳。（65）

直释

① 脉有灾怪：脉象有怪异之灾。灾怪，指灾害奇怪之义，不应该出现的奇怪现象，却出乎意料地出现。此指脉证与用药相符，按法服药后，反而发生病情变化，故称为灾怪。

② 假令人病：假使人生了疾病。

③ 脉得太阳，与形证相应，因为作汤：脉证相符的太阳病，对证服药，理当服药后病情减轻，甚则药到病除。

④ 比还送汤如食顷：比，有"挨着""相接"之义。还，有"再""又"之义。比还，指紧接着又。食顷，表示时间短暂，一顿饭工夫。今服药后一顿饭工夫的短暂时间。

⑤ 病人乃大吐，若下利，腹中痛：病人发生呕吐，有的又发生下利、腹痛等急剧变化。

⑥ 我前来不见此证：我初来时并没有这些症状。

⑦ 今乃变异：现在忽然发生的异常变化现象。

⑧ 何缘作此吐利：是什么原因引起如此呕吐、下利呢？

⑨ 或有旧时服药，今乃发作：或许在服药之前，服了其他的药物，现在才发生作用。

⑩ 故为灾怪耳：所以会发生灾怪现象。

讲析

本条仲景中肯地设辞示例告诫后人，患病必有所因，问诊必须要详细，不能疏忽大意。病家应细心与医生合作，病人不能有所讳隐，否则容易发生医疗事故。

发生灾怪的原因有两方面责任：一是病家未能将全部病情及治疗经过告诉给医生，或者病人有所讳隐，使得医生不能全面掌握病情；二是医生未详细了解病人过去的诊治及服药情况，疏忽大意，没有问清病人的治疗经过。前服的药物未曾发挥作用，而又进服药物，以致灾怪之变，这亦可归结为诊治的过错。所以发生灾怪之变，必有所因，问诊必须要详细，至于灾怪是否皆责之于"旧时服药，今乃发作"之过，不可拘泥。

平脉法下
第 66—142 条

问曰：脉有阴阳，何谓也？师曰：凡脉大、浮、数、动、滑，此名阳也；脉沉、涩、迟、弦、微，此名阴也。凡阴病见阳脉者生，阳病见阴脉者死。（66）

直释

①脉有阴阳：脉象有阴脉、阳脉之分。

②凡脉大、浮、数、动、滑，此名阳也：凡脉象比平脉有力，为有余，属表，属阳，主邪气有余，病邪在表，故显现阳脉。脉呈大、浮、数、动、滑之象，称阳脉。

③脉沉、涩、迟、弦、微，此名阴也：脉象比平脉无力，为不足，属里，属阴，主正气不足，病邪在里，故显现阴脉。脉呈沉、涩、迟、弦、微之象，称阴脉。

④凡阴病见阳脉者生：所谓"阴病见阳脉"，即里、虚、寒证，或太阴、少阴、厥阴病，而出现阳脉，是正能胜邪，正气旺盛，病邪转衰，正盛邪祛之象，病机向好的方面转化，病有转愈的趋向，所以谓之"生"。

⑤阳病见阴脉者死：所谓"阳病见阴脉"，即表、实、热证，或太阳、阴明、少阳病，而出现阴脉，是正不胜邪之征，邪愈深入，势必趋向恶化之途，所以谓之"死"。

讲析

本条揭示脉象有阴阳分，综合全身症状进行辨证，并决定适宜的治法与方药，具有实践指导意义。辨脉不仅是决诊生死的凭据，凡病情病势进展情况，可凭脉象的盛衰，再详参病情，可推测其病情的预后。

原文

阴阳相搏，名曰动。阳动则汗出，阴动则发热，形冷恶寒者，此三焦伤也。若数脉见于关上，上下无头尾，如豆大，厥厥动摇者，名曰动也。（67）

直释

①阴阳相搏：由于人体功能失调，脉不能贯通寸口、关上、尺中三部，只见其中的一部脉变动，或寸脉有变动，或尺脉有变动，或关脉有变动，即因虚被侵之意。

②名曰动：动脉虽然多见于关部脉，然而寸部脉与尺部脉亦可见到动脉。寸部脉与尺部脉以关部脉为界，寸部脉为阳，尺部脉为阴，关部脉为阳脉与阴脉之中也。

③阳动则汗出：寸部阳脉有变动，阳虚则阴乘，阳动则阴随，阳虚不能固外，故汗出。

④阴动则发热：尺部阴脉有变动，阴虚则阳乘，阴动则阳应，阴虚则阳气盛，故发热。

⑤形冷恶寒者：三焦为元气之别使，主行气于阳。三焦伤，阳气不通，则身冷；阳气虚微，则恶寒。

⑥此三焦伤也：既不汗出，又不发热，反而形冷恶寒，这是三焦的阳气受伤，不能外出以温分肉之故。

⑦若数脉见于关上，上下无头尾，如豆大，厥厥动摇者，名曰动也：动脉与数脉相近，属于数脉类，但数脉为寸、关、尺三部俱见，动脉仅见一部，或见于关部，或见于寸部，或见于尺部。若以关部脉为例描述动脉的特征，可见关部脉数而上下无头尾，其形态如豆大，脉形动摇，似有根而不移，惟妙惟肖地描绘了动脉的形象。

讲析

至数脉见于关部，旋转如豆，正是相搏之处，故阴阳相搏，言其因也。阳动为阳虚，故汗出；阴动为阴虚，故发热；若不汗出、不发热，而反形冷恶寒，言其证也。上下无头尾，如豆大，厥厥动摇，言其状也。

原文

脉来缓，时一止复来者，名曰结；脉来数，时一止复来者，名曰促。脉阳盛则促，阴盛则结，此皆病脉。又脉来动而中止，更来小数，中有还者反动，名曰结，阴也；脉来动而中止，不能自还，因而复动者，名曰代，阴也。得此脉者，必难治。(68)

直释

①脉来缓：脉的跳动至数缓慢。

②时一止复来者：阴阳之气不得相续，偶见无规律的歇止，歇止后又恢复原来的脉象。

③脉来数：脉的跳动至数快速。

④时一止复来者：阴阳之气不得相续，偶见无规律的歇止，歇止后又恢复原来的脉象。

⑤脉阳盛则促：促脉属阳气盛、阴气衰之脉，这种病脉多见于阳盛实热或邪实阻滞之证。阳邪亢盛，热迫血行，则脉急数；热灼阴津，则津血衰少，心气受损，致急行之血气不相接续，故脉有歇止。若由气滞、血瘀、痰饮、食积阻滞脉气接续不及，亦可产生间歇。两者均为邪气内扰、脏气失常所致，故其脉来促而有力。若因脏气衰败，阴津亏耗，真元衰惫，致气血运行不相顺接，而见脉促，其脉促而无力。

⑥阴盛则结：结脉属阴气盛、阳气衰之脉，这种病脉多因气、血、痰、食停滞，及寒邪阻遏经络，气血凝涩，脉道不利，脉气阻滞，致脉缓而时止，故脉结有力。若因气虚血弱，致脉缓而时止，则脉结而无力。

⑦又，脉来动而中止：复言之，脉的跳动而中间有歇止。

⑧更来小数：歇止的时间短，在恢复到原来的脉象之前，脉搏再来时反而脉形小而速度略快。

⑨中有还者反动：在次数上，歇止的脉搏次数补上，尚能恢复自还，

继而搏动如常。

⑩ 名曰结，阴也：称之为结脉，属于阴性类之脉。

⑪ 脉来动而中止：脉跳动中间呈有规律的歇止。

⑫ 不能自还：脉跳动歇止时间长，短时内不能恢复到正常脉象。

⑬ 因而复动者：略止始动，脉力较弱，犹如脉力有所不支，欲求替代一样，尚可恢复到原来的脉象。

⑭ 名曰代，阴也：称之为代脉，脉的跳动至数缓慢，阴阳之气不得接续，偶见有规律的歇止，歇止后又恢复原来的脉象，称为代脉，也属于阴性类之脉。

⑮ 得此脉者，必难治：见到这种脉象的病证，必定难治。

讲析

脉间歇有三种：缓而时止，止无定数，称为结脉；数而时止，止无定数，称为促脉；缓而时止，止有定数，称为代脉。结、促、代皆动而中止，但结、促还能自还，无常数，为病脉；代不能自还，有常数，为危脉，不可不辨。

原文

脉阴阳俱促，当病血，为实；阴阳俱结，当亡血，为虚。假令促上寸口者，当吐血或衄；下尺中者，当下血；若乍促乍结，为难治。（69）

直释

① 脉阴阳俱促：脉象尺部、寸部俱见促脉，为阳盛热结血瘀之候。

② 当病血，为实：邪气盛。

③ 阴阳俱结：脉象尺部、寸部俱见结脉，为阴盛血涩气阻之候。

④ 当亡血，为虚：正气夺。

⑤ 假令促上寸口者，当吐血或衄：如果促脉出现寸部脉之上，则为吐血或者衄血。

⑥ 下尺中者，当下血：如果促脉出现尺部脉之下，则为下血。

⑦ 若乍促乍结，为难治：若脉象忽然见促脉，又忽然见结脉，为难治证。

本条承第 68 条，复申促脉、结脉应病之候。假令促脉上溢寸口者，为上焦阳盛，血溢上行为病，则吐血、衄血；若促脉下复尺中者，为下焦阳盛，血溢下行为病，当主二便下血；若脉见乍促乍结者，为阴阳气血紊乱，而神气失守，脏气不能至经之候，病入脏者，为难治。

原文

脉数者，久数不止，止则邪结，正气不能复，却结于脏，故邪气浮之，与皮毛相得。脉数者，不可下，下之必烦，利不止。（70）

直释

①脉数者：所谓脉数，脉来急促，一息五六至，折合每分钟 90 次以上。数脉是热证的主脉，邪热亢盛，气血运行加速，则脉数而有力，为实热；亦可见于虚证，久病阴虚，虚热内生，则脉数而无力，为虚热。本条冠首"脉数者"，另有深意，说明本条脉象与一般的脉数主病不同，引出下文。

②久数不止：久数之脉不见停止，里阴之邪尚未结聚。

③止则邪结：久数之脉一见停止，里阴之邪已经结聚。

④正气不能复，却结于脏：正气不能恢复，则邪气却结于脏。

⑤故邪气浮之：阴寒内盛，逼阳气外越上浮。

⑥与皮毛相得：邪气浮于皮毛之部，故脉数而无力。

⑦脉数者，不可下：脉数无力，不可使用下法。

⑧下之必烦，利不止：使用下法，阴邪愈旺，阳气外越上浮，则必然心烦，并见下利不止。

讲析

本条"却结于脏，故邪气浮之"，说明邪气结于脏，逼阳气外越。阴寒内盛，将阳气格越于外，阳虚阴盛，出现虚火外越之象，必有格阳之候。所谓"格"者，指阴阳格拒之势。阴寒下盛，逼使阳气浮游于上，阴盛逼阳，出现虚火上浮之象，必有戴阳之候。所谓"戴"者，指承载之意。

问曰：脉有阳结、阴结者，何以别之？师曰：其脉浮而数，能食，不大便者，此为实，名曰阳结也，期十七日当剧；其脉沉而迟，不能食，身体重，大便反硬，名曰阴结也，期十四日当剧。（71）

直释

① 脉有阳结、阴结者：本条冠首不曰"病有"，而曰"脉有"，可见阴阳二气所禀各有偏盛。阳气偏盛，无阴和之，腑气结而阳气独盛，致大便不通，称为阳结；阴气偏盛，无阳和之，脏气结而阴气独盛，致大便不通，称为阴结。

② 其脉浮而数：阳结的病机为阳热内盛，故病人的脉象应之而浮数。

③ 能食：阳盛能消谷，故能食。

④ 不大便者：阳热壅滞，腑气闭结，阴不足以济阳，故大便不通。

⑤ 此为实，名曰阳结也：这是实证，名叫阳结。

⑥ 期十七日当剧：阳结"期十七日当剧"，根据六经的传经日期，是经行三传而值少阴主气之期。阳结属阳热证，得少阴之阴气济之可解。若病不解，可知阳结太甚，故病将加剧。因为阳结属火，病为阳亢之证，至十七日当传少阴，少阴属阴属水，若水能制火，阴阳和调，其病乃愈；今阳结太甚，阴反被灼，水不济火，阴不胜阳，而阳独亢，故其病增剧。

⑦ 其脉沉而迟：阴结的病机为阴寒内结，故病人的脉象应之而沉迟。

⑧ 不能食，身体重：阴盛则中阳失运，故不能食而身体重。

⑨ 大便反硬：阴汗内结，阳不足以化阴，故大便反而硬结。

⑩ 期十四日当剧：阴结"期十四日当剧"，根据六经的传经日期，是经行二传而值阳明主气之期。阴结属阴寒证，得阳明之阳气济之可解。若病不得解，可知阴结太甚，故病将加剧。阴结属水，病为阴凝之证，至十四日当传阳明，阳明阳旺，若阴得阳解，其病乃愈；今阴结太甚，阳反被制，阳不胜阴，而阴独盛，故其病增剧。

讲析

阳结与阴结之脉证，由阴阳之气偏盛而结，都有大便秘结之证，但其病机有阳热与阴寒之别，脉象有浮数与沉迟之异，证候有能食与不能食之殊，其治法则自当不同。病当愈则愈，其证自解；当愈不愈，其病则剧。至于"十七日""十四日"之谓，皆系推理之辞，当领会其精神实质，不必为日数所拘。证候的愈期，绝不会如此固定。临床上应根据具体脉证、疾病趋势及正气强弱来分析判断，日数不必拟定，更不必因其"三传""二传"之说的不同而滋生疑窦。必须根据临床的具体情况进行分析，才能对病愈、病剧做出比较准确的预测。

`原文`

脉蔼蔼如车盖者，名曰阳结也。（72）

`直释`

①脉蔼蔼如车盖者：蔼蔼，指树木繁茂之意。如车盖，即如车之篷盖一样。"脉蔼蔼如车盖"，形象地描述了阳结脉。阳热壅滞，而致脏气闭结，呈现阳热实证之象。

②名曰阳结也：由于脉象于浮数中有壅上强盛之象，故称为阳结。

`讲析`

本条纯属辨脉，借助实物的形态形容脉象，用具体、生动的形象比喻描述了脉象的特征。脉象浮数中有壅上强盛之象，如车之篷盖一样，绘声绘色，形神活现，开后世脉学之先河，启后世脉学之门径。此脉象之描述，是实践经验的总结，果能认真揣摩，再通过一定时间的临床实践，不但心中明了，而且指下辨识亦可清楚。

`原文`

脉累累如循长竿者，名曰阴结也。（73）

`直释`

①脉累累如循长竿者：累累，指连续成串之意。如循长竿，即如摸着竹竿一样。"脉累累如循长竿"，形象地描述了阴结脉。阴寒内结，而致阳不化阴，呈现阴寒实证之象。

② 名曰阴结也：由于脉象于沉迟中显连续强直之象，故称为阴结。

原文

脉瞥瞥如羹上肥者，阳气微也。（74）

直释

① 脉瞥瞥如羹上肥者：瞥瞥，指轻漂浮现之意。如羹上肥，即如漂浮在肉汤上的油脂一样。"脉瞥瞥如羹上肥"，形象地描述了阳气衰微的脉象虚浮，如同肉汤上漂浮的油脂，泛浮表面。

② 阳气微也：这是因为阳气微弱所致。

原文

脉萦萦如蜘蛛丝者，阴气衰也。（75）

直释

① 脉萦萦如蜘蛛丝者：萦萦，指旋绕之意。如蜘蛛丝，指柔弱而极细。"脉萦萦如蜘蛛丝"，形象地描述了阴气衰弱的脉象柔弱而极细，如旋绕的蜘蛛丝一样柔弱细软。

② 阴气衰也：这是因为阴气衰弱所致。

原文

脉绵绵如泄漆之绝者，亡其血也（76）

直释

① 脉绵绵如泄漆之绝者：绵绵，指连绵柔软之意。如泄漆之绝，如同倾倒油漆终了之状。"脉绵绵如泄漆之绝"，形象地描述了血液大虚的脉象绵软。因为亡血则营血亏虚，脉道不充，故脉象如同倾倒油漆将倒尽之状，前大后小而连绵柔软无力。

② 亡其血也：这是因为血液大虚所致。

问曰：脉有残贼，何谓也？师曰：脉有弦、紧、浮、滑、沉、涩，此六脉，名曰残贼，能为诸脉作病也。（77）

直释

①脉有残贼，何谓也：人体正气受客邪伤残贼害的脉象，这是什么意思呢？

②脉有弦、紧、浮、滑、沉、涩：受客邪伤害，呈弦脉，主气机逆乱；呈紧脉，主阴邪为患；呈浮脉，主病邪在表；呈滑脉，主痰火壅实；呈沉脉，主病邪在里；呈涩脉，主血脉不利。

③此六脉，名曰残贼：这六种受客邪伤害所出现的脉象，概括了表里、寒热、虚实之疾，名叫残贼脉。

④能为诸脉作病也：残贼脉统辖其他各相兼脉为患，能合其他各种脉象兴起病端。

讲析

本条揭示辨脉纲领。不同脉象是不同病变的反映，然而脉象繁多，为便于临床掌握，故以纲脉统主。后世对纲脉颇有发挥，今通以浮、沉、迟、数、虚、实六脉为纲，其要旨在于掌握表里、寒热、虚实的辨证。

原文

问曰：脉有相乘，有纵有横，有逆有顺，何谓也？师曰：水行乘火，金行乘木，名曰纵；火行乘水，木行乘金，名曰横；水行乘金，火行乘木，名曰逆，金行乘水，木行乘火，名曰顺也。（78）

直释

①脉有相乘：五行中的任何一行，对其所胜的另一行，呈恃强凌弱而乘虚侵袭之势，出现超过正常限度的相互资生助长和相互克制之意。

② 有纵有横，有逆有顺：凡脉乘其所胜，称"纵"；凡脉乘其所不胜，称"横"；凡脉子行乘母，称"逆"；凡脉母行乘子，称"顺"。

③ 水行乘火：夏令不现心脉之微洪，反现冬令肾脉之沉象，沉脉见于夏令，就是乘其所胜，即肾水乘心火。

④ 金行乘木：春令不现肝脉之微弦，反现秋令肺脉之浮象，浮脉见于春令，就是乘其所胜，即肺金乘肝木。

⑤ 名曰纵：相克得太过，超过正常制约克制的程度，乘已所胜，放纵自如，叫作"纵"。

⑥ 火行乘水：冬令不现肾脉之微沉，反现夏令心脉之洪象，洪脉见于冬令，就是乘其所不胜，即心火乘肾水。

⑦ 木行乘金：秋令不现肺脉之微浮，反现春令肝脉之弦象，弦象见于秋令，就是乘其所不胜，即肝木乘肺金。

⑧ 名曰横：乘已所不胜，横行无忌，叫作"横"。这是相克的反向，又叫"反克"。

⑨ 水行乘金：秋令不现肺脉之微浮，反现冬令肾脉之沉象，沉象见于秋令，就是子盗母气而肾水乘肺金。

⑩ 火行乘木：春令不现肝脉之微弦，反现夏令心脉之洪象，洪象见于春令，就是子盗母气，即心火乘肝木。

⑪ 名曰逆：子行乘母，子盗母气，克母者，为母所不胜，叫做逆。

⑫ 金行乘水：冬令不现肾脉之微沉，反现秋令肺脉之浮象，浮象见于冬令，就是母病及子，即肺金乘肾水。

⑬ 木行乘火：夏令不现心脉之微洪，反现春令肝脉之弦象，弦象见于夏令，就是母病及子，即肝木乘心火。

⑭ 名曰顺也：母行乘子，母病及子，母克者，为母所胜，叫作顺。

讲析

脉应五脏，五脏各禀五行之气，故脉亦应五行。肝属木，应于春，其脉弦；心属火，应于夏，其脉洪；脾属土，应于长夏，气脉缓；肺属金，应于秋，其脉浮；肾属水，应于冬，其脉沉。四时各现本脏之脉，谓之平脉。若五脏有所克贼，则至其时而不应其脉，或非其时而现其脉，这就是"脉有相乘"，言血气不和而为病也。有纵，有横，有逆，有顺。相乘得当，则为纵，为顺；相乘不当，则为横，为逆，皆为病脉。横、逆为病危重，纵、顺犹无大害也。四时五脏之脉，贵得和平，若太过或不及，则易导致疾病的发生。

原文

问曰：濡弱何以反适十一头？师曰：五脏六腑相乘，故令十一。（79）

直释

① 濡弱何以反适十一头：头，量词，代表脏腑。十一头，合为十一脏腑，指五脏六腑。脉濡弱为什么反而适合于五脏六腑的变化？

② 五脏六腑相乘：胃为水谷之海，是营养六腑的泉源。凡饮食入口，都储留在胃，以滋养五脏之气。五脏六腑相互资生助长，相互制约克制，故五脏六腑的脉气皆赖胃气以敷布。

③ 故令十一：胃气为五脏六腑之本，生化之源。五脏六腑皆禀气于胃，俱赖胃气以滋生。胃气秉于五脏六腑之间，故五脏六腑皆有胃气，以其脉显露濡弱为有胃气之兆。脉濡弱，是脉有胃气所表现的柔和之象。五脏六腑之气相互贯通，故其脉均以显露濡弱之象为有胃气，即濡弱脉适合五脏六腑脉气的变化。

讲析

平脉和缓从容，自当有胃气，为无病之脉。平脉是有胃气之脉，自然也含濡弱之象。因此，平脉并见缓而迟与濡弱的特征，概括其辨识要点是：不浮不沉，不大不小，不长不短，虚实和调，不疾不徐，至数分明，从容和缓，柔和有力。于此可见，"迟缓"与"濡弱"皆胃土之脉。然平脉与有胃气之脉是有区别的：平脉必有胃气，但有胃气之脉并非都是平脉。一般病脉也有胃气。因此脉呈濡弱之象，不仅显现于平脉，还显现于一般的病脉，说明虽病而尚有胃气，预后良好。

鉴别

本条所论脉濡弱，是指脉气的柔和之象，是对脉有胃气的描述。脉濡弱与濡脉、弱脉截然不同。浮小而细软的濡脉，与沉而细柔的弱脉，两者皆属病脉。濡脉与弱脉虽均显细而柔软之象，但按之无力。脉有胃气所表现的濡弱，以和缓均匀、柔和有力为特征。

脉阴阳俱弦，无寒热，为病饮。在浮部，饮在皮肤；在中部，饮在经络；在沉部，饮在肌肉。若寸口弦，饮在上焦；关上弦，饮在中焦；尺中弦，饮在下焦。（80）

直释

① 脉阴阳俱弦，无寒热：浮为阳，沉为阴，中者胃气也。仲景曰："脉偏弦者，饮也。"说明脉弦为病饮之脉，然病饮之脉阴阳俱弦，与太阳伤寒之脉阴阳俱紧相似；阳明病脉亦有弦紧者，发热不恶寒；少阳病脉弦细，而往来寒热。故诊得弦脉，必审其无恶寒发热之三阳证，始可诊为病饮也。

② 为病饮：病饮，乃津液的病变，可以直接由各种病因侵扰而导致，亦可以间接由脏腑功能失常而形成。

③ 在浮部，饮在皮肤：当汗出偶遇风邪，肺失宣发肃降，则津液不能外输于皮毛和下输于膀胱，汗孔骤闭，汗出未尽，向内不能回归到脏腑，向外又不能排泄于皮肤，因而余汗停滞在玄府，逗留在皮肤，故诊脉时浮取见弦脉，知饮邪在皮肤。

④ 在中部，饮在经络：病机同前，余汗停滞逗留在经络，故诊脉时中取见弦脉，知饮邪在经络。

⑤ 在沉部，饮在肌肉：病机同前，余汗停滞逗留在肌腠，故诊脉时沉取见弦脉，知饮邪在肌肉。

⑥ 若寸口弦，饮在上焦：肺主宣降通调。如果寸脉弦，说明上焦之气不化，当责之于肺。肺失宣降，肺气壅滞，不能通调水道，水液凝聚而为饮，故饮邪在上焦。

⑦ 关上弦，饮在中焦：脾主运化转输，脾在运化水谷精微的同时，还把人体所需要的水液输布到周身各处。如果关脉弦，说明中焦之气不化，当责之于脾。脾运失健，水湿不化，不能升清降浊，水液凝聚为饮，故饮邪在中焦。

⑧ 尺中弦，饮在下焦：肾主温化蒸腾，调节人体体内水液下达于肾，再通过肾的气化作用，使清者上归于肺而布散周身，浊者下输膀胱而排出体外，从而维持人体正常的水液运行。如果尺脉弦，说明下焦之气不化，

当责之于肾。肾阳亏虚，气不化水，水无主而妄行，水液停聚而为饮邪，故饮邪在下焦。

本条浮、中、沉候经络脏腑之表里，寸、关、尺候身体上、中、下之三焦也。所谓三部，就是寸、关、尺；所谓九候，就是在三部中各有浮、中、沉三候。在表者，汗而发之；在中者，温而散之；在内者，利而渗之；在上焦，则吐之；在中焦，则导之；在下焦，则利之。

原文

脉弦而紧者，名曰革也。弦者，状如弓弦，按之不移也；脉紧者，如转索无常也。（81）

直释

① 脉弦而紧者：脉象的外形似新张弓弦而劲急有力，按之则外坚中空，如按鼓皮之状，故名为革脉。

② 弦者，状如弓弦，按之不移也：弦脉是以脉象挺然、管硬有形为特点。脉象特征为端直以长，劲急不移，状如弓弦，按如琴弦，切脉有应指挺直和劲急感。

③ 脉紧者，如转索无常也：紧脉是以脉势强盛，弹指有力为特点。脉象特征为紧张有力，如牵绳转索，按之左右弹指，指感比弦脉更加绷急有力。

讲析

本条言脉弦与紧相合，而成革脉。弦者，状如弦之张于弓端，直而不移；紧者，如合绳者之转索，愈转愈紧。弦紧相合，硬而劲直，接之如鼓皮，故名曰革，乃外急中空之象。

鉴别

临床上弦脉的程度随病情而变化。平人脉弦，轻虚以滑，端直以长；病轻者如按琴弦；病重者如张弓弦。若见脉象如循刀刃，有锐利坚劲的指感，为无胃气的真脏脉。

脉弦而大，弦则为减，大则为芤，减则为寒，芤则为虚，寒虚相搏，此名为革，妇人则半产漏下，男子则亡血失精。（82）

直释

① 脉弦而大：这种弦脉按之力减，大脉按之中空。

② 弦则为减：弦脉本象端直而长，如按琴弦。革脉之弦，初按似弦，重按减弱，故称"弦则为减"。

③ 大则为芤：大脉本象脉体宽大，无汹涌之势。革脉之大，轻取脉大，重按中空，故称"大则为芤"。

④ 减则为寒：阳气衰减，脉体失之柔和，故称"减则为寒"。

⑤ 芤则为虚：精血亏虚，脉体失于充盈，故称"芤则为虚"。

⑥ 寒虚相搏，此名为革：由于弦、大两种脉象相互结合，形成轻取弦大，按之减弱中空的脉象，名为革脉。

⑦ 妇人则半产漏下，男子则亡血失精：革脉是精血亏损，精气不藏，正气不固，气无所恋，而浮越于外的表现，皆系严重虚损之候。妇女见到革脉，多为半产、漏下；男子见到革脉，多为亡血、失精。

讲析

《伤寒论·辨脉法》第10条："脉弦而大，弦则为减，大则为芤，减则为寒，芤则为虚，寒虚相搏，此名为革，妇人则半产漏下，男子则亡血失精。"

《金匮要略·血痹虚劳病脉证并治》第12条："脉弦而大，弦则为减，大则为芤，减则为寒，芤则为虚，寒虚相搏，此名为革，妇人则半产漏下，男子则亡血失精。"

《金匮要略·惊悸吐衄下血胸满瘀血病脉证并治》第8条："寸口脉弦而大，弦则为减，大则为芤，减则为寒，芤则为虚，寒虚相搏，此名曰革，妇人则半产漏下，男子则亡血。"

《金匮要略·妇人杂病脉证并治》第11条："寸口脉弦而大，弦则为减，大则为芤，减则为寒，芤则为虚，寒虚相搏，此名曰革，妇人则半产漏下，旋覆花汤主之。"

上述四条，本书第 82 条之文，与《伤寒论·辨脉法》第 10 条、《金匮要略·血痹虚劳病脉证并治》第 12 条相同。《金匮要略·惊悸吐衄下血胸满瘀血病脉证并治》第 8 条条首加"寸口"二字，条尾删去"失精"二字。《金匮要略·妇人杂病脉证并治》第 11 条条首加"寸口"二字，条尾删去"男子则亡血失精"七字，加"旋覆花汤主之"六字。诸条相同处，皆叙说革脉。本书第 82 条之文与《伤寒论·辨脉法》第 10 条，皆述半产漏下、亡血失精。而《金匮要略》所述各有侧重：一着重"失精"，一着重"亡血"，一着重"半产漏下"，仲景反复提出革脉，虽同一革脉，其反映的病因及表现的症状有所不同，因此施治亦有所分别。

鉴别

革脉是一种脉弦而大、中空外坚、如按鼓皮的脉象，实际上与浮大中空、如按葱管的芤脉相似，但较芤脉稍硬为异。

原文

问曰：曾为人所难，紧脉从何而来？师曰：假令亡汗，若吐，以肺里寒，故令脉紧也；假令咳者，坐饮冷水，故令脉紧也；假令下利，以胃虚冷，故令脉紧也。（83）

直释

①曾为人所难：曾经被别人提出的问题所难住。

②紧脉从何而来：紧脉是怎么产生的？

③假令亡汗，若吐，以肺里寒，故令脉紧也：如果大汗出，为阳气衰也；若呕吐，为胸阳衰也。两者皆使胸肺虚寒，所以出现紧脉。

④假令咳者，坐饮冷水，故令脉紧也：如果咳嗽、静坐，又饮冷伤肺，所以脉紧。

⑤假令下利，以胃虚冷，故令脉紧也：如果下利，胃肠虚寒，所以脉紧。

讲析

本条一问三答，连用三个"假令"，以揭示紧脉虚寒之因有三途，所举诸证均属虚寒之列。一般寒证之脉紧常见，容易辨识；而虚寒证之脉紧，多不为人所辨识。必须指出，脉紧的不一定有大汗、呕吐、下利的症状，大汗、呕吐、咳嗽、下利的不一定都会出现紧脉，应该脉证合参，才能辨证准确。

原文

寸口脉浮而紧，医反下之，此为大逆。浮则无血，紧则为寒，寒气相搏，则为肠鸣。医乃不知，而反饮冷水，令汗不出，水得寒气，冷必相搏，其人即饿。（84）

直释

①寸口脉浮而紧：客邪袭于表，故寸、关、尺三部脉象浮紧。

②医反下之：邪束肌表，法当汗之，医者不详究病因而反用下法。

③此为大逆：误攻其里，寒邪因里虚得以深入，这是较大的诊疗错误。

④浮则无血：无血，指血虚。脉浮为血虚之兆，营血不足于内，脉似有余而实则不足，营血不足，阴不恋阳，阳气虚浮于外，故脉浮主无血之征。

⑤紧则为寒：脉紧为中寒之象，寒邪乘虚束于表，阴寒之邪乘血虚而袭入，故脉紧主寒之象。

⑥寒气相搏：阴寒之气在肠间相搏。

⑦则为肠鸣：阴寒之气乘虚内客胃肠，胃肠气机阻滞，寒气相搏于肠间，引起肠间共鸣。

⑧医乃不知：医者仍然不明其理，不知此属虚寒。

⑨而反饮冷水：而反施用饮冷水的疗法，以寒治寒，亦属误治。

⑩令汗不出：使之汗液不出。

⑪水得寒气：饮入的冷水与体内阴寒之气相遇。

⑫冷必相搏，其人即饿：饿，音、义同"噎"，有"气逆噎塞"之义。其证似哕，但哕有声，较重；饿，无声，较轻。此处冷水与里寒相互搏激，致使气失升降，浊气上逆，其人气闭食阻，致使气逆噎塞，称为"饿"。治宜和胃降逆，方不致误。

寸、关、尺三部脉浮紧，为寒邪束表，法当发汗而解，医反下之，攻其正气，致寒邪乘虚入里，此为误治之大错。脉紧为营虚无血，脉紧为寒，寒气相搏，逐于肠间，则为肠鸣。医乃不知，见外不解，而反饮冷水，令汗不出，水得寒气，两冷相搏，胃气乃滞，反逆激冲，其人之胃因胃虚伤冷而挛缩，即"𫗦"之谓。

原文

寸口脉微，尺脉紧，其人虚损多汗，知阴常在，绝不见阳也。(85)

直释

①寸口脉微，尺脉紧：寸脉属阳，寸脉微为阳气衰微；尺脉属阴，尺脉紧为寒邪尚偏盛。

②其人虚损多汗：阳虚阴盛，则阳不摄阴，而虚损多汗。

③知阴常在，绝不见阳也：阴，指阴寒之邪。阳，有人体阳气之意。阴寒之邪至盛，而阳气即将衰竭。

讲析

寸脉微，阳气衰；尺脉紧，阴气盛。虚损多汗，卫败而营不敛，脉证见此，是纯阴而无阳也。

原文

寸口脉浮而大，浮为风虚，大为气强，风气相搏，必成瘾疹，身体为痒，痒者名泄风，久久为痂癞。(86)

直释

①寸口脉浮而大：寸、关、尺三部脉象浮大。

②浮为风虚：脉浮为风邪乘袭肌表之虚。

③大为气强：脉大为邪气强盛。

④ 风气相搏：表虚与风气相搏。

⑤ 必成瘾疹：血热外发，尚未透发，郁于皮腠，隐而不显，则为瘾疹之象。

⑥ 身体为痒：风性疏泄，风邪泄之不透，与营血郁热相搏，则使身体发痒。

⑦ 痒者名泄风：营郁血燥，不充于肌腠，风邪尚未透发外邪，郁而为痒，称为泄风。

⑧ 久久为痂癞：风邪从皮肤肌腠入于经脉，风邪郁久留而不去，营热蒸腐，则结为痂癞。其发病缓慢，并非由瘾疹迁延而来。风邪久郁不去，会使皮肤溃烂，而结成痂癞。

泄风证：瘾疹身痒之疾。

痂癞：皮肤溃烂结痂之患，即"疠风"，今称之为"麻风病"。痂癞之初确有先瘾疹之兆，当与泄风相鉴别。魏晋时期，皇甫谧所著《针灸甲乙经·序》载仲景为侍中王仲宣诊病，预测时年二十余岁的王仲宣："君有病，四十当眉落，眉落半年而死。"据此记载，王仲宣可能患的是麻风病。这说明早在东汉末年，对麻风病已能做出早期诊断，并能预测其病情预后的严重性。

寸口脉浮而大，浮为虚，大为实，在尺为关，在寸为格，关则不得小便，格则吐逆。（87）

① 寸口脉浮而大：寸、关、尺三部脉象浮大。

② 浮为虚，大为实：借助脉象阐述病机，脉浮因正气虚，脉大因邪气实。

③ 在尺为关：尺，指尺部脉。关，指关闭。无论阴气太盛，还是阳气太盛，凡是关闭阴气于下焦者，皆谓之"关"，故尺部脉浮大主关证。

④ 在寸为格：寸，指寸部脉。格，指格拒。无论阳气太盛，还是阴

107

气太盛，凡是格拒阳气于上焦者，皆谓之"格"，故寸部脉浮大主格证。

⑤关则不得小便：邪气关闭于下焦，里气不得通，关闭之阴不得阳热之化，则尺脉浮大为不得小便。

⑥格则吐逆：邪气格拒于上焦，使食不得入，格拒之阳不得阴液之资，则寸脉浮大为吐逆。

讲析

本条借助脉象，以阐述关格之正虚邪实的病机和主证。尺部脉候下焦属阴，尺脉浮大是正虚邪实于下焦，阴邪于下不得阳气蒸化，邪气闭阻下焦，气化不通，故尺脉浮大主不得小便，因此称为"关"；寸部脉候上焦属阳，寸脉浮大，是正虚邪实于上焦，阳邪于上而不得阴液之资，邪气格拒上焦，食不得入，故寸脉浮大主吐逆，因此称为"格"。

原文

寸口脉微而涩，微者卫气不行，涩者营气不逮。营卫不能相将，三焦无所仰，身体痹不仁；营气不足则烦疼，口难言；卫气虚者，则恶寒数欠。三焦不归其部，上焦不归者，噫而酢吞；中焦不归者，不能消谷引食；下焦不归者，则遗溲。（88）

直释

①寸口脉微而涩：寸、关、尺三部脉微涩。

②微者卫气不行，涩者营气不逮：脉象微是卫气虚衰，不能卫外而运行失度；脉象涩是营气不足，不能内守而运行滞涩。

③营卫不能相将：营血卫气的运行不能相互资助，上下功能不能相随。

④三焦无所仰，身体痹不仁：三焦失去依赖，身体麻痹而不知痛痒。

⑤营气不足则烦疼，口难言：营为血，营气不足，筋脉失养，则身体烦疼；心气亏虚，则口难言语。

⑥卫气虚者，则恶寒数欠：卫为阳，卫阳虚弱，失于温煦，则洒淅恶寒；卫主气，卫气虚衰，则频频呵欠。

⑦ 三焦不归其部：三焦所属的脏腑，不能各司其职。

⑧ 上焦不归者，噫而酢吞：酢，古与"醋"通用。上焦将饮食精微宣发布散到全身各部，以温煦皮肤，润泽毛发，充实形体。上焦失职，水谷精气不得宣发敷布，谷气郁遏中焦，则呃逆吞酸。

⑨ 中焦不归者，不能消谷引食：中焦受纳的谷食之气，经泌别糟粕、蒸化津液的消化，把饮食的精华部分向上注于肺脉，饮食精微和津液相合，化生血液，奉养全身，是维持生命的宝贵物质。中焦失职，受纳运化水谷受限，故不能消谷引食。

⑩ 下焦不归者，则遗溲：下焦泌别由胃传下的水谷，使渣滓别行回肠，由后阴排出；水液渗入膀胱，由前阴排出。所以水谷同时纳于胃腑，经过胃的腐熟消化，通过小肠泌别清浊，糟粕归入大肠，水液渗注膀胱。下焦失职，清浊不别，失于约束，则大小便失禁。

讲析

本条上焦主生化、蒸腾，似雾露弥漫，灌溉全身；中焦主消化水谷，吸收精微，通过脾的转输，以营养全身，象沤渍食物，使之变化；下焦主排泄，象沟渎把糟粕、水液送出体外。所以三焦是水谷运化、输布的道路，是人体气化活动的终始。卫气根于下焦，开发于上焦，与营气俱出于中焦，营卫气血游行出入于三焦，三焦得营卫之资，而各司其职。今营卫俱虚，运行失常，不得相助，则三焦必然失去依靠，故身体麻痹而无感觉，或身体烦痛、口难言语，或恶寒而频频呵欠，或呃逆吞酸，或不能消谷进食，或大小便失禁。

原文

寸口脉微而涩，微者卫气衰，涩者营气不足，卫气衰则面色黄，营气不足则面色青。营为根，卫为叶，营卫俱微，则根叶枯槁而寒栗，咳逆唾腥，吐涎沫也。（89）

直释

① 寸口脉微而涩：寸、关、尺三部脉微涩。

② 微者卫气衰，涩者营气不足：脉象微是卫气虚衰，不能卫外而运

行失度；脉象涩是营血不充，不能内守而运行滞涩。

③卫气衰则面色黄：卫气根于下焦，开发于上焦，与营气俱出于中焦。卫生于胃，卫气虚衰，则土虚卫衰，而面色萎黄。

④营气不足则面色青：营藏于肝，营血不足，则木枯营衰，而面色发青。

⑤营为根，卫为叶：营好比是根本，营为血而濡之；卫好比是枝叶，卫为气而煦之。故营卫的荣枯关系到气血的盛衰。

⑥营卫俱微，则根叶枯槁：营卫之气都衰微不足，则谓之根、叶皆枯槁。

⑦而寒栗，咳逆唾腥，吐涎沫也：脾胃居中土，为化生之源。营卫衰微，则化源不足，中土虚衰，土微不能生金，变生肺气虚寒、营卫不足之候。卫不能卫于外，则恶寒颤抖、咳嗽气逆；营不能营于中，则唾痰腥臭、泛吐涎沫。所谓营卫皆虚，不能合肺与充皮毛，故肺为之病。寒栗者，卫表虚也；咳逆者，肺气虚也；唾腥者，肺之味也；吐涎沫者，肺之液也。

讲析

第88条之"寸口脉微而涩，微者卫气不行，涩者营气不逮"，89条之"寸口脉微而涩，微者卫气衰，涩者营气不足"，均从营卫俱虚立论，但88条侧重言三焦失调，第89条侧重言气血不荣。

原文

寸口脉微而缓，微者卫气疏，疏则其肤空；缓者胃气实，实则谷消而水化也。谷入于胃，脉道乃行；水入于经，其血乃成。荣盛则其肤必疏，三焦失经，名曰血崩。（90）

直释

①寸口脉微而缓：寸、关、尺三部脉微缓。

②微者卫气疏，疏则其肤空：卫气功能正常，会使肌肤舒展、滑润而富有弹力，皮肤调和柔润，腠理充实致密；若卫气失常，脉象微而卫气不固，卫失固护，则皮肤疏松而空虚。

③缓者胃气实，实则谷消而水化也：脉象缓主胃气充实，胃气充实才能发挥腐熟消化水谷的功能。

④谷入于胃，脉道乃行：水谷得胃气腐熟消化，血脉才能流通畅行。

⑤水入于经，其血乃成：水，此指津液。津液输入经脉，才能化生营血。

⑥荣盛则其肤必疏：卫气虚弱，外失于固密，肌肤失于温煦，因此营气虽盛而卫气不固，以致皮肤疏松。

⑦三焦失经：三焦功能不相协调，失去正常功能。

⑧名曰血崩：气血相依，气为血之帅，血为气之母。若失之统摄，气不摄血，以致下注为血崩。

讲析

寸口脉微缓，主卫气疏而营血盛。卫气疏，则不能卫于肤表，故其肤空；缓为胃之本脉，故为胃气实，实则消谷引食，故谷消而水化。谷入而消，则淫精于脉，脉道乃行；水入而化，则水精四布，其血乃成。营血借中焦水谷之气而生，水谷之气盛，则营血亦盛。营血独盛而不与卫谐，则其肤必疏；营卫不相调，则三焦无所养，则不能为阴之固守而崩堕，称为血崩。

原文

寸口脉弱而缓，弱者阳气不足，缓者胃气有余。噫而吞酸，食卒不下，气填于膈上也。（91）

直释

①寸口脉弱而缓：寸、关、尺三部脉弱缓。

②弱者阳气不足：脉象弱，主胃阳之气不足，腐熟消化水谷的功能下降。

③缓者胃气有余：脉象缓，主胃中食积气滞。

④噫而吞酸：浊气上逆，壅满而不降，故呃逆吞酸。

⑤食卒不下：食后，饮食停积胃中而不下降。

⑥气填于膈上也：浊气壅满填塞于膈上，使胸膈满闷。

本条阳气不足，又胃气有余，实为胃肠阳气不足，胃中有未消之谷物，阐述了虚中夹实的脉证之象。

寸口脉弱而迟，弱者卫气微，迟者营中寒。营为血，血寒则发热；卫为气，气微者心内饥，饥而虚满，不能食也。（92）

① 寸口脉弱而迟：寸、关、尺三部脉弱而迟。

② 弱者卫气微：脉象弱为卫气不足，卫气虚失于卫外之职。

③ 迟者营中寒：营中寒，指营行脉中，而寒邪客于脉中而言。脉象迟，为寒邪乘卫虚而入客于脉道的营血中。

④ 营为血，血寒则发热：营就是血，营血俱行脉中，寒邪客于脉中，则血亦寒；卫气尚能奋力与寒邪搏击于外，故发热。

⑤ 卫为气，气微者心内饥：卫就是气，卫气不足，则胃中自觉饥饿。

⑥ 饥而虚满，不能食也：中虚失运，卫阳衰微不能化食，以致气滞胀满，称为虚满。虽觉胃中空虚而似饥，但终因虚满而不能食。

卫为阳，营为阴，脉弱，卫气微，阳气不足；脉迟，营中寒，脉中客邪，营客寒邪，搏而发热；阳气内微，心内虽饥，饥而虚满不能食。

寸口脉弱而涩，尺中浮大，无外证者，为病属内伤。（93）

① 寸口脉弱而涩：寸口脉，指寸部脉。弱脉，极软而沉细，主阳气

虚衰或气血俱衰，阳气虚则脉搏无力，阴血虚则脉道不充，多见于久病虚弱之体。涩脉，形细而行迟，往来艰涩不畅，脉律与脉力不匀，应指如轻刀刮竹，主精血衰少，津液耗伤。

②尺中浮大：尺中脉，指尺部脉。浮脉，轻按即得，举之有余，按之不足，里证亦可见之；久病体虚，阳气虚衰，甚者虚阳外越，皆可见之。大脉，呈脉形大而无力，为正虚之象。

③无外证者，为病属内伤：未有外感证，此属内伤证。

讲析

寸脉弱涩，为上焦营卫气血俱虚；尺脉宜沉小而反浮大，为下焦正气不藏，审其无外感表证，乃属内伤证也。

原文

寸口脉弱而涩，尺中濡弱者，男子病失精，女子病赤白带下。（94）

直释

①寸口脉弱而涩：寸口脉，指寸部脉。弱脉，极软而沉细，主阳气虚衰或气血俱衰，阳气虚则脉搏无力，阴血虚则脉道不充，多见于久病虚弱之体。涩脉，形细而行迟，往来艰涩不畅，脉律与脉力不匀，应指如轻刀刮竹，主精血衰少，津液耗伤。

②尺中濡弱者：尺中，指尺部脉。濡脉，浮而细软，应指乏力，如絮浮水，轻手即得，重按不显，又称软脉，主诸虚，凡久病精血亏损，阴虚不能敛阳，皆得之。弱脉，多见于久病虚弱之体。

③男子病失精，女子病赤白带下：寸脉弱涩为上焦营卫气血俱虚，尺脉宜沉小而反濡弱，为下焦精血衰少而欲脱，故此属男子失精的脉象，亦属女子赤白带下的脉象。

讲析

第93条之"寸口脉弱而涩，尺中浮大"，为言内伤初病；第94条"寸口脉弱而涩，尺中濡弱者"，为言内伤久病，故寸脉同而尺脉异也。

寸口脉洪数，按之弦急者，当发瘾疹。假令脉浮数，按之反平者，为外毒，宜清之；脉数大，按之弦直者，为内毒，宜升之，令其外出也。误攻则内陷，内陷则死。（95）

①寸口脉洪数，按之弦急者：寸、关、尺三部脉象洪数，阳热盛于表也；脉象按之弦急，寒邪邪伏于里也。

②当发瘾疹：寒邪伏于营血，郁而为热，发于肌腠，则为瘾疹。

③假令脉浮数，按之反平者，为外毒，宜清之：如果脉象浮数，脉象按之反平，为毒已外发，适宜清解之剂治疗，以散其余邪。

④脉数大，按之弦直者，为内毒，宜升之，令其外出也：若脉象数大，按之弦直，为内毒犹盛，适宜轻升之剂治疗，以使毒邪外出。

⑤误攻则内陷，内陷则死：若以为热实，误服攻下之剂，毒邪内陷，内陷入脏则危重。

瘾疹是一种以风团时隐时现为主要症状的瘙痒性过敏性皮肤病，即西医学的荨麻疹。由于人体禀赋不同，对某些物质过敏所致，可因食物、药物、生物制品、病灶感染、肠寄生虫而发作，或因精神因素、外界寒冷刺激等因素诱发。其临床症状可发生在身体任何部位，可突然发生局限性鲜红色或苍白色风团，发无定处，忽起忽退，来去迅速，瘙痒不堪，消退后不留痕迹。如发生在眼睑、口唇、阴部等组织疏松部位，则有该处浮肿、边缘不清的现象。病程长短不一，急性者1周左右即可痊愈；慢性者可反复发作数月，甚至数年。

寸口脉洪数，按之急滑者，当发痈脓。发热者，暴出；无热者，久久必至也。（96）

①寸口脉洪数，按之急滑者，当发痈脓：寸、关、尺三部脉象洪数，按之急滑，热邪郁结于经络之间，留而不去，蓄聚而成痈脓。

②发热者，暴出：若发热者，毒欲成脓，成脓较快。

③无热者，久久必至也：若无热者，毒势犹深，成脓较慢。

寸口脉象洪数，按之急滑，应当发生痈脓。若发热，成痈脓将快；若无热，成痈脓将慢。

寸口脉浮滑，按之弦急者，当发内痈。咳嗽胸中痛，为肺痈，当吐脓血；腹中掣痛，为肠痈，当便脓血。（97）

①寸口脉浮滑，按之弦急者：寸、关、尺三部脉浮取见滑象，按之脉呈弦急之象。

②当发内痈：生于脏腑间或胸腹腔内的脓肿，统称为内痈。说明有热盛续发酿脓之势，痰热内盛，热灼营血，为发痈疡之候。

③咳嗽胸中痛：因邪热蕴肺，蒸液成痰，壅阻肺络，则咳嗽；由于胸居上焦，内藏心肺，所以胸痛多为心肺病变。

④当吐脓血：痰热与血瘀壅阻肺络，久蕴酿热，肺损络伤，肉腐血败化脓，脓疡溃破外泄，吐出腥臭脓痰或脓血痰。

⑤腹中掣痛：腹中抽掣牵扯而痛，由一处而连及他处。典型的腹痛过程为起始于上腹或脐周的走窜不定的隐痛，经过数小时至一昼夜左右，转移到右下腹天枢穴附近，疼痛由隐约不定转变为固定部位的持续性胀痛。

⑥当便脓血：常因湿热积滞交阻于肠，脉络受损，气血瘀滞而化为脓血，故大便中夹有脓血黏液，称为便脓血。

肺痈的治疗应以清热散结、解毒排脓为主，在未成脓前应予大剂清肺消痈之品，以力求消散；已成脓者当解毒排脓，按照有脓必排的要求，根据病程的不同阶段，采取相应治法；痈脓溃后，仍当重视排脓解毒，不宜早投补敛，以免留邪，若有虚象，酌情兼顾。若迁延转为慢性，病程在3个月以上者，经内科治疗脓腔仍在，纤维组织大量增生，腔壁上皮化和支气管扩张者，可至外科行手术处理。

肠痈，即急性阑尾炎及其合并症，转移性右下腹疼痛是本病症状特点，是急性阑尾炎或继发性穿孔的主要体征。大部分急性阑尾炎以中医为主，用中西医结合的方法治疗。中西医结合治疗的程序是，首先确定非手术或手术，在非手术适应证中再行辨证施治。初期（瘀滞期）治宜行气祛瘀，通腑泄热；中期（蕴热酿脓期）治宜通腑泄热，解毒透脓；毒热期治宜扶正祛邪，扶阳救逆与通腑排脓解毒并用。急性阑尾炎合并全腹腹膜炎或中毒性休克者，一般宜手术治疗。

原文

寸口脉大而涩，时一弦，无寒热，此为浸淫疮所致也；若加细数者，为难治。（98）

直释

①寸口脉大而涩，时一弦：寸、关、尺三部脉大涩，有时还出现弦象。

②无寒热：乃客寒热之邪，血瘀气滞，导致血络痹阻，故未有发热恶寒的症状。

③此为浸淫疮所致也：浸淫疮相当于西医学的湿疹，指皮损形态各异，以瘙痒糜烂、渗出、结痂为主证，其特征为多形性皮损，呈弥漫性分布，常对称发作，剧烈瘙痒，反复发作，且有演变性的倾向。

④若加细数者，为难治：如果脉再现细数之象，乃正虚邪盛之候，故为难治。

浸淫疮是一种皮肤病，初起多发瘙痒、渗出，逐渐浸渍蔓延成片，所过之处不愈，相近之处又发。

原文

跌阳脉紧而浮，浮为气，紧为寒，浮为腹满，紧为绞痛，浮紧相搏，肠鸣而转，转即气动，膈气乃下；少阴脉不出，其阴肿大而虚也。（99）

直释

①跌阳脉紧而浮：跌阳以候脾胃，跌阳部的脉呈紧且浮之象。

②浮为气，紧为寒：脉浮为胃气虚弱，脉紧为脾土客寒。

③浮为腹满，紧为绞痛：胃气虚弱则胃脘胀满，脾土客寒则脘腹绞痛。

④浮紧相搏，肠鸣而转：胃气之虚与脾家之寒相互搏击，寒凝气滞，则肠间辘辘有声而运转。

⑤转即气动，膈气乃下：肠间运转，壅滞之气得以运行，胸膈间的壅滞之气得以下行，所以有肠鸣腹满而痛的症状。

⑥少阴脉不出：少阴以候肾气，若太溪部少阴脉伏匿不现，则肾气虚，肾阳不行，虚寒之气下行。

⑦其阴肿大而虚也：虚寒之气积结于下焦，聚蓄于前阴部，不得发泄，以致前阴部肿大。但前阴部阴寒之气聚，而内无有形之物，故称虚也。

讲析

跌阳脉紧而浮，浮为胃气虚，紧为脾土寒，胃虚则满，脾寒则痛，虚与寒相搏，肠鸣而转，转则膈中之气因而下泄。若少阴脉伏匿不现，虚寒之气注于下焦，结于少阴，而聚于阴器，不得发泄，使前阴肿大，而内无实物。

原文

跌阳脉微而紧，紧则为寒，微则为虚，微紧相搏，则为短气。（100）

直释

① 跌阳脉微而紧：跌阳脉候脾胃之疾，若脉呈微而紧之象，提示脾胃虚寒。

② 紧则为寒，微则为虚：脉呈紧象，主脾胃受寒；脉呈微象，主脾胃气虚。

③ 微紧相搏：微紧搏击，中虚受寒，则脾胃虚寒可知。

④ 则为短气：脾胃虚寒，土不生金，肺气即虚，气虚受寒，故呼吸短促。

讲析

跌阳脉微而紧，脉紧为脾气之寒，脉微为胃气之虚，脉象微与紧相击，虚而且寒，浊阴凝阻，清气不升，则为短气。

原文

跌阳脉大而紧者，当即下利，为难治。（101）

直释

① 跌阳脉大而紧者：跌阳部脉呈大而紧之象，脉大为病进，脉紧为邪盛。

② 当即下利：乃虚寒下利，正虚邪实之象。

③ 为难治：下利，正虚邪实，攻补两难，故不易治愈。

讲析

跌阳脉紧，为寒邪伤胃，故下利。下利，脉大，为邪盛，故难治。

原文

跌阳脉浮，浮则为虚，浮虚相搏，故令气𫫇，言胃气虚竭也。此为医咎，

118

责虚取实，守空迫血，脉滑则为哕；脉浮，鼻中燥者，必衄也。（102）

直释

①跌阳脉浮：跌阳以候脾胃，跌阳脉浮，显然为浮而无力，是胃气虚浮于外的脉象。

②浮则为虚，浮虚相搏：脉浮是胃气虚，胃阳虚浮于外，跌阳脉浮与胃气虚并见，称为"浮虚相搏"。

③故令气饐：胃气以下为顺，胃虚则胃中不和，升降失调，浊气上逆，所以气逆噎塞。

④言胃气虚竭也：说明胃气已虚到极点。

⑤此为医咎：这是医生误治的过错。

⑥责虚取实：当责虚而取其实，取"实者下之"之意，即误用治实证的方法来治疗虚证。

⑦守空迫血：守空，指里阴不足，营血空虚之意。迫血，指劫汗之意。营血亏耗，迫汗妄行。

⑧脉滑则为哕：错误的下、汗治法，导致胃气虚弱，不能散布水津，水饮结于中州，浊气不降而逆上加重，聚而忽沉，使之脉滑，浊气上逆加重，故作哕。

⑨脉浮，鼻中燥者，必衄也：跌阳脉浮，且鼻腔干燥，是阳络受伤，血不循经，则出现衄血。

讲析

跌阳脉浮，证属胃虚，误施下、汗之法，皆属逆治，为饐、为哕、为衄，均为误治的后果，说明脉证并治的重要性。

鉴别

饐与哕皆因误下、误汗之治，致胸中虚，气逆而作，则为饐，重则为哕。以跌阳脉候之，浮则为饐，滑则为哕。又，无声为饐，有声为哕。

原文

跌阳脉迟而缓，胃气如经也。跌阳脉浮而数，浮则伤胃，数则动脾，此非本病，医特下之所为也。荣卫内陷，其数先微，脉反但浮，其人必大便硬，气噫不除。何以言之？本以数脉动脾，其数先微，故知脾气不治，大便必硬，气噫不除。今脉反浮，其数改微，邪气独留，心中则饥，邪热不杀谷，潮热发渴，数脉当迟缓，病者则饥。数脉不时，则生恶疮也（趺阳脉迟缓为无病，误下之令脉转浮数，元气伤必浮数改微）。（103）

直释

①趺阳脉迟而缓，胃气如经也：经，常也，即胃气和调。趺阳脉候脾胃之气，趺阳部的脉象迟而缓，指脉气从容和缓，是胃气和调的正常脉象。

②趺阳脉浮而数，浮则伤胃，数则动脾：趺阳部的脉象浮而数，多是因误下伤伐脾胃的脉象。误下导致胃气受伤，脉应之而浮，故此处脉浮是胃气受伤之征。误下导致脾气被扰，脉应之而数，故此处脉数是脾气受伐之兆。

③此非本病，医特下之所为也：这不是脾胃本来的病变，此种脉象多由医生误用下法造成。

④营卫内陷：营卫因误下受到伤伐而亏虚。

⑤其数先微，脉反但浮：脾气受到伤伐的数脉转变为微脉，数脉转微，本应呈沉象，却反现浮象。

⑥其人必大便硬，气噫不除：气噫，指噫气，即嗳气。病人误下伤脾，脾气虚弱，脾失运化转输之权，不能为胃肠行其津液，水谷之气不得运化转输，则大便硬结，呃逆嗳气。

⑦本以数脉动脾，其数先微，故知脾气不治：本来趺阳脉数是脾气受到伤伐，而数脉先转微象，因此知道脾失运化转输之职。

⑧大便必硬，气噫不除：所以大便必然硬结，嗳气仍在。

⑨今脉反浮，其数改微：趺阳脉本应为沉象，假使脉反现浮象，只是数脉转为微象。

⑩邪气独留，心中则饥：这是胃中邪热独盛，所以胃中感到饥饿。

⑪邪热不杀谷，潮热发渴：杀，是消化的意思。邪热不能腐熟消化水谷，则虽饥不能食，胃中燥热，则伴见潮热、口渴。

⑫数脉当迟缓，病者则饥：误下后，若邪退，趺阳脉由浮数转为浮而迟缓，病人知饥能食，则是脾胃功能恢复正常的征象，其病将愈。

⑬ 数脉不时，则生恶疮也：误下后，邪热经久不退，趺阳脉浮数持续不变，为邪热留滞之兆。脾主四肢，邪热郁蒸于四肢肌腠之间，热蒸内腐，就要发生恶疮。

第 102 条言趺阳脉浮主"胃气虚竭"，第 103 条言趺阳脉浮主胃中"邪气独留"，说明凭脉辨证应当以脉证合参为原则，一种病证可以见多种脉象，一种脉象亦可以见于多种病证，故不可为脉象主病所拘泥。第 103 条重点掌握趺阳脉的正常脉象与异常脉象，随时了解脉证变化，在临床实践中具有重要意义。

趺阳脉浮而涩，少阴脉如经者，其病在脾，法当下利。何以知之？若脉浮大者，气实血虚也。今趺阳脉浮而涩，故知脾气不足，胃气虚也。以少阴脉弦而沉才见，此为调脉，故称如经也；若反滑而数者，故知当屎脓也。（104）

① 趺阳脉浮而涩：趺阳部的脉象迟而缓，乃胃气之常脉也；若趺阳部的脉象浮而涩，乃脾不能为胃行其津液。

② 少阴脉如经者：经，常也，指正常之意。少阴脉正常，则知少阴无病。

③ 其病在脾，法当下利：趺阳脉浮为胃气衰，趺阳脉涩为脾气衰，两衰相搏，病变在脾，中虚失运，津液偏渗于大肠，按理应当下利。

④ 若脉浮大者，气实血虚也：假如趺阳脉象浮而大，当为阳明之气实，而少阴之血虚。

⑤ 今趺阳脉浮而涩，故知脾气不足，胃气虚也：现趺阳部脉象不浮大而浮涩，故知脾气转输之不足，以致胃气之虚弱，与少阴无关。

⑥ 以少阴脉弦而沉才见，此为调脉，故称如经也：调脉，指气血和调的脉象。至于少阴脉呈沉弦之象，这是气血和调的脉象，故称为少阴脉的正常脉象。

⑦ 若反滑而数者，故知当屎脓也：如果少阴脉反现滑数之象，是下焦客热，火热内伤阴络，就会下利脓血。

讲析

跌阳脉候中焦脾胃之气，少阴脉候下焦肾气，因此，诊察这两个部位的脉象，就可以测知脾肾下利的病变。

原文

跌阳脉浮而芤，浮者卫气虚，芤者营气伤，其身体瘦，肌肉甲错，浮芤相搏，宗气微衰，四属断绝（举之浮毛，按之全无，谓之浮芤相搏）。（105）

直释

① 跌阳脉浮而芤：跌阳部的脉象浮而芤。

② 浮者卫气虚，芤者营气伤：脉浮为卫气亏虚，脉芤为营血耗损。

③ 其身体瘦，肌肉甲错：营卫虚损，不能熏肤、充身、泽毛，则身体消瘦；肌肤干燥皱裂成鳞状，摸之碍手而不润泽，谓之"肌肉甲错"。

④ 浮芤相搏：浮脉与芤脉相互搏击，营卫俱虚，谓之"浮芤相搏"。

⑤ 宗气微衰：宗气乃由脾胃所化生的水谷之气与呼吸所吸入的大自然之清气相结合，积于胸中而成。宗气乃营卫之根本，若营卫两虚，则宗气衰微也。

⑥ 四属断绝：四属，指皮、肉、脂、髓之意；断绝，指失去营养之意。如是则无以营养皮、肉、脂、髓，失其所秉也。

讲析

营卫本水谷之精气所化，其精者为营，浊者为卫，卫为气，营为血。营卫气血之运行赖乎心肺，其生化则源于脾胃，故营卫气血的盛衰，既可独取寸口以候之，又可诊察跌阳脉以候之。

原文

寸口脉浮而大，浮为气实，大为血虚，血虚为无阴，孤阳独下阴部者，小便当赤而难，胞中当虚。今反小便利而大汗出，法应卫家当微，今反更实，津液四射，营竭血尽，干烦而不眠，血薄肉消而成黑液。医复以毒药攻其胃，此为重虚，客阳去有期，必下如污泥而死。（106）

① 寸口脉浮而大：寸、关、尺三部脉象浮大，即脉浮取有力，按之大而无力之象。

② 浮为气实，大为血虚：脉浮而有力为气实，脉大而无力为血虚。

③ 血虚为无阴，孤阳独下阴部者：下，指"乘""袭入"之意。血虚甚则亡阴，阴亡则阳邪独盛而乘袭阴部。

④ 小便当赤而难：膀胱虚衰，孤阳之邪独盛，下乘阴部，则小便赤涩。

⑤ 胞中当虚，今反小便利而大汗出：膀胱虚衰，今又卫表虚微，孤阳之邪不下乘阴中，则小便通利；孤阳袭表而卫不固，则汗出不止。

⑥ 法应卫家当微：按理来说这是卫表虚衰的缘故。

⑦ 今反更实：卫阳表虚，邪阳内入，无阴以化，故反更实。

⑧ 津液四射，营竭血尽：津液亏乏，营血待尽耗竭。

⑨ 干烦而不眠：邪干涉于胃，则心烦，不得安睡。

⑩ 血薄肉消而成黑液：营血亏耗，肌肉消瘦，邪热灼伤阴络，渗出的瘀血而成黑液。

⑪ 医复以毒药攻其胃，此为重虚：医不知此，误为胃实，复以峻药攻之，使虚者更虚。

⑫ 客阳去有期，必下如污泥而死：胃阳之去可期，必是在便下似污泥之时，则为危候。

寸口脉浮大，谓脉浮取有力，按之大而无力之象。所谓脉浮，显现部位浅表，轻取即得，重按则减。当外邪侵袭肌表时，人体气血趋向于表以御邪，故脉气鼓动于外，脉显浮象；若邪气实而正不虚时，则脉浮有力。所谓脉大，脉体宽阔，但脉来无汹涌之势，无力则为正虚。故脉浮为气实而脉体外急，脉大为血虚而脉体中空，乃革脉之象也。

问曰：翕奄沉，名曰滑，何谓也？师曰：沉为纯阴，翕为正阳，阴阳和合，故令脉滑，关尺自平。（107）

直释

①翕奄沉，名曰滑：翕，聚也；奄，忽也。脉体忽然而聚，忽然而沉，柔软而流利，如转珠之状，名称滑脉。

②沉为纯阴：纯阴指少阴，少阴为先天之始，脉忽然沉，为少阴纯阴之象。

③翕为正阳：正阳指阳明，阳明为后天之源，脉忽然聚，为阳明正阳之象。

④阴阳和合，故令脉滑：少阴之阴与阳明之阳相互和合，所以形成脉体柔软流利的滑脉。

⑤关尺自平：关部脉候后天阳明之气，尺部脉候先天少阴之气，先后天之气和合，则关脉与尺脉匀调，这是滑脉的平和之象，是气血旺盛的表现，属平脉。

讲析

翕，聚也；奄，忽也。翕奄沉者，脉体聚而忽沉，为滑脉。沉为纯阴，少阴也；翕为正阳，阳明也。阳明之阳，少阴之阴，两相结合，故令脉滑。关尺自平者，关脉属阳明，尺脉属少阴，阴阳和合而脉滑，故关尺自平。

原文

趺阳脉微沉，食饮自平，少阴脉微滑，滑者紧之浮名也，此为阴实，其人必股内汗出，阴下湿也。（108）

直释

①趺阳脉微沉，食饮自平：趺阳部的脉微而不显滑象，谓阳部见阴脉，胃中阳气不足，阴气稍盛，尚无大害，故饮食尚可。

② 少阴脉微滑：少阴部的脉微滑而不显沉象，谓阴部见阳脉，则阳偏胜而阴不足也。

③ 滑者紧之浮名也，此为阴实：这里的滑脉，是浮紧之象而无呈沉象，是少阴邪实之征。

④ 其人必股内汗出，阴下湿也：阳热乘阴，熏发津液泄达于外，故病人必然大腿内侧汗出而前阴部潮湿。

讲析

切脉时，无阳和之气者，为脉紧；搏而浮，有鼓动之象者，为脉滑。股内、阴下俱属少阴，阳热乘阴，故腿内侧汗出及前阴部潮湿。

原文

趺阳脉浮而滑，浮为阳，滑为实，阳实相搏，其脉数疾，卫气失度。浮滑之脉变为数疾，发热汗出者，不治。（109）

直释

① 趺阳脉浮而滑：趺阳部的脉呈浮而滑之象，为阳热亢盛的脉象。

② 浮为阳，滑为实：脉浮为阳热盛于外，脉滑为邪热实于里。

③ 阳实相搏：盛于表的邪热与实于里的邪热相互搏击。

④ 其脉数疾：表里热实，搏结太过，脉象由浮滑发展，转为数疾。

⑤ 卫气失度：卫气运行急速而失去循行常度。

⑥ 浮滑之脉变为数疾：趺阳脉由浮滑而转为数疾。

⑦ 发热汗出者：并见发热而汗出不解，此是邪热而不为汗衰，表现为高热不退，汗出不止。

讲析

本条趺阳脉由浮滑转为数疾，浮为阳热在外，滑为热实在里，阳实相搏，则脉流薄疾，卫气失其行阴、行阳之常度，则浮滑而更加数疾，度数不循其常。发热，阳气盛也；汗出，阴液亡也。孤阳无阴，故为不治。

跌阳脉滑而紧，滑者胃气实，紧者脾气强，持实击强，痛还自伤，以手把刃，坐作疮也。（110）

直释

① 跌阳脉滑而紧：跌阳为候脾胃之脉，滑而紧主胃实脾强之疾，脉滑与脉紧皆为邪气有余之脉。

② 滑者胃气实，紧者脾气强：跌阳脉滑，主胃中有宿食实邪；跌阳脉紧，主脾中之邪气强盛。胃实脾强，是脾胃邪实之候。

③ 持实击强：脾胃俱受邪气干扰，胃之邪实与脾之邪强相互搏击。

④ 痛还自伤：脾胃之邪各恃其强，相互搏击，互相侵犯，难免脾胃自相伤害。

⑤ 以手把刃，坐作疮也：疮，通"创"，指脏腑自己造成创伤。好比自己用手握住锋利的刀刃，造成创伤。

讲析

跌阳者，胃脉也。土气柔和，脉当迟缓，今脉反滑紧。滑为阳，主胃气实；紧为阴，主脾气强。持胃气之实，击脾气之强，两实相持，两强相击，太刚则折，所以痛还自伤，犹自相伤害。

原文

跌阳脉沉而数，沉为实，数消谷；紧者，病难治。（111）

直释

① 跌阳脉沉而数：跌阳脉呈沉数之象。

② 沉为实，数消谷：跌阳脉沉数，主脾胃实热，所以消谷引食。此为脾胃阳热过盛所致，其证属阳，较易治疗。

③ 紧者，病难治：跌阳脉沉紧，为脾胃客寒至盛，中阳受伐，其证属阴，治疗较难。

本条文义当属相对举例而言，以跌阳脉沉数与沉紧相较，讲解脾胃寒热的辨证及预后。跌阳之胃脉沉而数，脉沉主里，脉数主热，脉沉数为里实热，能消谷，凡胃病得此脉者，皆易治疗；若跌阳之脉沉紧，为里寒，则为胃气被残伤，故难治。

原文

跌阳脉伏而涩，伏则吐逆，水谷不化；涩则食不得入，名曰关格。（112）

直释

①跌阳脉伏而涩：跌阳乃脾胃之脉，不见迟缓平和之象，而反见伏涩。

②伏则吐逆，水谷不化：跌阳脉伏是胃气壅实的脉象，胃气沉伏不宣，中焦壅塞，故呕吐上逆，水谷不得消化。

③涩则食不得入，名曰关格：跌阳脉涩是脾气失运的脉象，脾气涩滞不布，脏气内结，邪气上拒，故食不得入，名叫关格。

讲析

关格一证，有不得尿而头无汗者，有吐逆而食不得入者，有不得小便而吐逆者。可见上、中、下三焦有一证见，即为关格，不必悉具。

鉴别

第87条寸口脉浮而大，第112条跌阳脉伏而涩，两者皆有吐逆证，但第87条言"不得小便"，第112条言"食不得入"，两者当互文见义，所以皆称作"关格"。

原文

师曰：病人脉微而涩者，此为医所病也，大发其汗，又数大下之，其人亡血，病当恶寒，后乃发热，无休止时。夏月盛热，欲著复衣；冬月盛寒，欲裸其身。所以然者，阳微则恶寒，阴弱则发热。此医发其汗，使阳气微，又大下之，令阴气弱。五月之时，阳气在表，胃中虚冷，以阳气内微，不能胜冷，故欲著复衣；十一月之时，阳气在里，胃中烦热，以阴气内弱，不能胜热，故欲裸其身。又，阴脉迟涩，故知亡血也。（113）

① 病人脉微而涩者：病人脉微为阳气虚衰，脉涩为阴血不足。

② 此为医所病也：这是医生误汗、误下，劫伤阳气、阴血所造成的病变。

③ 大发其汗，又数大下之：发汗太过，误汗伤阳，使阳气微；多次攻下，误下伤阴，使阴气弱。

④ 其人亡血：汗血同源，无论误汗伤阳，还是误下伤阴，都可导致阴血耗伤亏虚的转归。

⑤ 病当恶寒，后乃发热，无休止时：不应汗而误发其汗则伤阳，阳气衰微，则阳不能胜阴，故病当恶寒；不应下而误攻其里则伤阴，阴血不足，则阴不能胜阳，故后又发热，没有休止的时候。

⑥ 夏月盛热，欲著复衣：盛夏酷热，人体阳气应之而趋于体表，阴气在内，阳虚的人一经误汗，里阳更微，不能胜胃中虚冷，故酷暑却想多穿衣服。

⑦ 冬月盛寒，欲裸其身：隆冬严寒，人体阳气应之内蓄，阳气在里，阴虚之人一经误下，里阴更弱，不能胜胃中烦热，故严寒却想裸露身体。

⑧ 所以然者：所以会有这种情况。

⑨ 阳微则恶寒，阴弱则发热：阳气虚微，阴气陷入阳中，则恶寒；阴血虚弱，阳气陷入阴中，则发热。

⑩ 此医发其汗，使阳气微，又大下之，令阴气弱：这是医生误用汗法，而使阳气虚微；又误用下法，导致阴血虚弱。

⑪ 五月之时，阳气在表，胃中虚冷，以阳气内微，不能胜冷，故欲著复衣：五月时节一阴生，阳在外而阴在内，阳气在表，胃中虚冷。因为阳气内虚，不能胜冷，所以炎热时节想多穿衣服。

⑫ 十一月之时，阳气在里，胃中烦热，以阴气内弱，不能胜热，故欲裸其身：十一月时节一阳生，阴在外而阳在内，阳气在里，胃中烦热。因为阴血内弱，不能胜热，所以严寒时节想裸露身体。

⑬ 又，阴脉迟涩，故知亡血也：又据尺部脉呈迟涩之象，所以知道阴血亏虚。

本条"又阴脉迟涩，故知亡血也"，尺脉候阴，阴脉迟涩主阴血不足，脉迟为阴极，脉涩为亡血，汗为血液，若发之、下之，则伤其阳与阴，阴血亦随之以亡。故强调误汗、误下所致的阴阳两伤而亡血的转归，要以尺脉迟涩为凭。

原文

少阴脉弱而涩，弱者微烦，涩者厥逆。（114）

直释

① 少阴脉弱而涩：少阴脉属足少阴肾经，在足少阴经太溪处候之，以候心肾之气及精血之盛衰。其脉弱涩，是精血亏虚、脉道不充之象。

② 弱者微烦：脉弱为虚损不足之象，阴虚生内热，所以烦，虽烦亦微也，故属虚烦。

③ 涩者厥逆：脉涩为血少，脉道涩滞而不滑利，致阴阳之气不相顺接，四肢失于温养，故手足厥而逆冷。

讲析

少阴候心肾，上心火，下肾水，主神机出入。脉弱，下水不上交于火，火独盛而微烦；脉涩，上火不下济于水，水偏胜，故手足厥而逆冷。

原文

趺阳脉不出，脾不上下，身冷肤硬。（115）

直释

① 趺阳脉不出：脉搏是气血在脉道中运行搏动，趺阳脉不出，谓脉沉微似无，不是脉道已绝，而是一时脉象的伏匿不现。

② 脾不上下：脾为阴土，胃为阳土，同居中州，互为表里，脾气主升，胃气主降，脾胃和合，升清降浊，以磨消水谷。中土虚衰，脾胃失却升降之权，故称脾胃之气不能上下之行以行使其升降之职。

③ 身冷肤硬：中焦受纳运化失司，气血失却生化之源，脉道空虚，鼓动无力，气血不能全身周流，以致气不煦、血不濡。卫气不温煦肌肤，则身冷；营血不濡润肌肤，则肤硬。

讲析

脾体阴而用阳，属阴土，脾气以上行为顺；胃体阳而用阴，属阳土，胃气以下行为顺。脾胃强壮，则清气上升而浊气下降；若脾胃虚衰，则失其升降之权，脾胃之气不能顺其常规而相为上下，仲景称"脾不上下"。

原文

少阴脉不至，肾气微，少精血，奔气促迫，上入胸膈，宗气反聚，血结心下，阳气退下，热归阴股，与阴相动，令身不仁，此为尸厥，当刺期门、巨阙。（116）

直释

① 少阴脉不至：少阴为气血生始之源，脉摸不到搏动，乃肾之真气微而精血少，故少阴太溪穴脉搏动处摸不到搏动。

② 肾气微，少精血：心主血，肾藏精，少阴脉主心肾，若摸不到搏动，则为肾气虚微，精血不足。

③ 奔气促迫，上入胸膈：心肾亏虚，则心肾不交，心火不能下温于肾水，肾水不能上济于心火，由是阴阳气血逆乱，则下焦冲逆之气被急促逼迫，上冲入于胸膈。

④ 宗气反聚，血结心下：血结，指血行逆乱而壅滞不行，非指血液凝结。心下，此处概指胃脘所属部位，不专指胃脘。宗气反而聚积不行，血行逆乱，而壅滞于胃脘所属部位。

⑤ 阳气退下，热归阴股：阴，指阴下，即前阴部。股，指股内，即大腿内侧。阳气不得上行而反下陷，随着阳气的下陷，下趋的阳热归聚于阴股部位。

⑥ 与阴相动，令身不仁：下陷之阳热不得上行，而反退归于阴股，阳入于阴与阴相动。此不当下而下之，上下之气血不相顺接，使身体失去知觉。

⑦ 此为尸厥：宗气聚而不行，气血壅滞逆乱，厥气上逆，阳气下陷，上下阴阳乖错，阳热归聚于阴股，与逆上之阴气相争，形成阴阳之气对峙，则阴阳之气不相顺接，发为尸厥。厥逆而昏不识人，身体失去知觉，其状如尸，但脉搏跳动尚存，故名为尸厥。

⑧ 刺期门、巨阙：其救急之法，当刺期门穴以运转气机，刺巨阙穴以调和气血，气顺血行，以奏通窍醒神、复脉除厥之功。

讲析

《史记·扁鹊仓公列传》之虢太子病尸厥，即指此证。张仲景以刺期门穴与巨阙穴，治少阴之尸厥。可见古人对急症的治疗，亦有独到之处。"尸厥"之名，始自《素问·缪刺论》，邪气客入手足少阴、手足太阴、足阳明的络脉，假使这五脉络的脉气衰竭，全身脉搏仍在跳动，但形体失去知觉，象死尸一样，这种病证称为尸厥。

原文

妊娠，脉弦数而细，少腹痛，手心热，此为热结胞中，不先其时治之，必有产难。（117）

直释

① 妊娠：择其氤氲之候，男女交媾，双方精卵结合，始成胎孕，称为妊娠。

② 脉弦数而细：妊娠脉象，脉来滑利，尺脉按之不绝。受孕后，阴血下注，养护胎元，尺脉主肾，胞脉系于肾，当胞宫盈余，气血旺盛，则尺脉必旺，有按之不绝之象，同时因孕妇的血液较常人明显加快，所以脉搏应指有滑利感。今妊娠脉象弦数而细，为虚热兼痛之象。

③ 少腹痛，手心热：少腹痛乃足厥阴肝经所过之处疼痛，手心热为阴虚内热蒸熏于外所致。

④ 此为热结胞中：此为妇女妊娠热结胞中之脉证。

⑤ 不先其时治之，必有产难：应予及早治之，免致产难之危也。

胞中，亦称胞宫，位于小腹正中，居膀胱后，直肠前，下口连接阴道，在未孕的情况时状似倒置的梨形，是女子排出月经和孕育、分娩胎儿的器官。因其具有藏而不泻、泻而不藏的双重功能，称为奇恒之府。因其功能藏精似脏，其形态中空似腑，能藏能泻，月经期和分娩期具有腑的"泻而不藏"功能，经后期和妊娠期则具有脏的"藏而不泻"功能。胞宫的功能主要受肝肾主宰，又隶于冲任。月经的产生是天癸作用的结果，所谓天癸，男女皆有，是促使人体生长发育和生殖的一种阴精。天癸来源于先天肾气，靠后天水谷精气的滋养，逐渐趋于成熟旺盛，此后又随着肾的虚衰而竭止。天癸的成熟和功能的发挥，必须在肾气盛的特定条件下才能实现。天癸可促使任脉所司的精血津液逐渐充沛旺盛，与冲脉相资以下行而为月经，并有受孕能力。因此，天癸不仅是月经的物质基础，而且是促使月经来潮的一种动力。

原文

产后脉洪数，按之弦急，此为浊未下；若浊已下，而脉如故者，此为魂脱，为难治。（118）

直释

①产后脉洪数，按之弦急：产后耗血，脉当濡弱，若产后脉洪数，按之弦急，为正气实，邪气盛。

②此为浊未下：本条"浊"，含有"恶露"之义。恶露乃属瘀浊败血之物，妊娠分娩后本应自然排出体外，如果污浊停留不下，或下亦很少，称为"恶露不下"，仲景称之为"浊未下"。

③若浊已下：产后恶露，在正常情况下，一般在二十天内应完全排尽，若超过这段时间，仍然淋漓不断流血，并身有所苦者，称为"恶露不绝"，亦称"恶露不尽"，或"恶露不止"，仲景称之为"浊已下"。

④而脉如故者：若恶露不绝，迁延日久，常至血虚液耗而发生其他病变，若脉仍然呈洪数、按之弦急之象，为正气夺，邪气实。此脉既见于"浊未下"，又见于"浊已下"，此为同脉异证。

⑤ 此为魂脱，为难治：魂藏于肝，为知觉之属，依于形体而存在。若形神脱离，仲景称为"魂脱"。补之则脉实，泻之则形虚，故为难治。

讲析

所谓"浊"，指液体晦浊不清，含有恶露之义。妊娠新产之后，宫腔内残留的瘀浊败血由阴道排出，称为恶露。正常的恶露，在产后 4 天以内，呈红色；以后由于血量减少，渐变为淡红色；经过 10～12 天之后，其色更淡，呈黄白色或白色。恶露由红到白可持续 3 周左右，但红色最长为 10～14 天。如超过这个日期，或有恶臭，应考虑有无病变，及时诊治。产后恶露不下，或下亦甚少，若全身情况良好，无腰腹胀痛等痛苦，可以不必治疗。

鉴别

新产后，由于分娩时的产创或出血，损耗阴液，出现阴血骤虚而阳气易浮的生理状态，临床体征为产后数日内常有轻微的发热、畏寒、自汗、便秘。

产后三周左右时间内，有恶露从阴道排出，即宫腔内残留的余血浊液，颜色由暗红逐渐转淡，量也逐渐减少，无特殊气味。

在子宫缩复的过程中，出现少腹痛，通常称宫缩痛。一般在产后第一天宫底平脐，以后每天下降一横指，10～14 天可降入盆腔，6 周内完全恢复正常大小。

产后 50 天左右，除了有哺乳功能，身体已恢复常态。妊娠产后流血不多不少，稍有血条血块，初则血色深红，逐渐血色浅淡，持续 3 周左右排尽，而无其他症状者，为产后之常也。

原文

诸脉浮数，当发热而洒渐恶寒，若有痛处，饮食如常者，蓄积有脓也。（119）

直释

① 诸脉浮数：诸脉，概寸、关、尺三部脉而言。脉浮为风，脉数为热。
② 当发热而洒渐恶寒：风热相搏，应当发热，肌腠象被喷洒冷水般恶寒。

③ 若有痛处：身体有固定的疼痛处。

④ 饮食如常者：邪逆于肉理，不涉于胃也，故饮食正常。

⑤ 蓄积有脓也：这是痈疡酿脓的脉证，但局部疼痛红肿为外疡所独有。

讲析

外感表证与痈疡酿脓有脉象浮数、发热恶寒等脉证相似之处，但外感表证多伴有头项强痛、身体疼痛、骨节疼痛；若发觉身体局部有红肿疼痛之处，饮食正常，这是痈疡初发之候，应当考虑是否有痈疡，不可误认是表证。

原文

问曰：人恐怖者，其脉何状？师曰：脉形如循丝累累然，其面白脱色也。（120）

直释

① 人恐怖者，其脉何状：人恐惧惊怕，其脉象如何呢？

② 脉形如循丝累累然：惊怕则气随神乱，故脉形如指循经，细而联贯，疲惫无力。

③ 其面白脱色也：恐惧则血随气下，脉道空虚，血不上荣，故面色苍白无泽。

讲析

心藏神，主血脉，其华在面。若血气不足，神气虚弱，则易受恐怖。

原文

问曰：人不饮，其脉何类？师曰：脉自涩，唇口干燥也。（121）

直释

① 人不饮，其脉何类：人不饮水，其脉证如何呢？

② 脉自涩：人的津液由平时饮食而得到补给，以充填脉道，供养机

体的各组织器官需要。若人不饮水，则津液的来源缺乏，血脉乏津，脉道不充，则脉自显涩象。

③唇口干燥也：肌肤、唇口失其津液滋润，不得润泽，故唇口为之干燥。

讲析

胃虚不饮，肺无以布，脾无以输，肺道不充，津液不行，故脉涩而唇口干燥。但须指出，唇口干燥亦有因气候以及地理条件等而引起的，并不一定都属于"不饮"所致。

原文

问曰：人愧者，其脉何类？师曰：脉浮，而面色乍白乍赤也。（122）

直释

①人愧者，其脉何类：人在羞愧时，其脉证如何呢？

②脉浮：羞愧之情，神色荡然不定，神气外浮而气血紊乱，因而脉应之而现浮荡之象。

③而面色乍白乍赤也：乍，指忽然之间。气血逆下，则面无血荣，而忽然变白；气血逆上，则血荣于面，而忽然变赤。但这只是暂时现象，并非病态，一待神定而气血和调，即可恢复正常。

讲析

情志失调，必然影响气血的正常运行，而对脉象发生影响。因此，诊脉时要病人保持安静状态，心情舒畅，才能排除情志变化对脉象的干扰，以便诊有病之脉。

鉴别

第120条之"人恐怖者"，与第122条之"人愧者"，揭示了人的精神状态对脉象有明显影响。许多神志症状由气的反常引起：暴怒则气上逆，欢喜则气舒缓，悲哀则气消沉，恐惧则气下却，遇寒则气收敛，受热则气外泄，受惊则气混乱，过劳则气耗散，思虑则气郁结。

寸口诸微亡阳，诸濡亡血，诸弱发热，诸紧为寒。诸乘寒者，则为厥，郁冒不仁，以胃无谷气，脾涩不通，口急不能言，战而栗也。(123)

直释

① 寸口诸微亡阳：寸口诸，概寸、关、尺三部脉而言也。脉微为阳虚脉搏无力，久病见之为正气衰败，新病见之为阳气将脱。

② 诸濡亡血：寸、关、尺三部脉濡，为血虚脉道不充，故久病阴血亏损，或脾虚化源不足所致。

③ 诸弱发热：寸、关、尺三部脉弱，为阴阳气血俱衰，久病虚弱之体多见之。

④ 诸紧为寒：寸、关、尺三部脉紧，为脉道紧张拘急，多见于寒证、痛证、宿食内阻。

⑤ 诸乘寒者：凡气虚血少，阴阳俱虚，而受寒邪侵袭，为寒邪乘之也。

⑥ 则为厥：寒邪乘虚，抑伏阳气，不得宣发，遂成厥也。

⑦ 郁冒不仁：气血虚弱而不上行于头，则郁冒；气血虚弱而不能荣于外，则肢体无知觉。

⑧ 以胃无谷气，脾涩不通：胃气虚弱，则谷气不充；脾虚失运，则涩滞不通。

⑨ 口急不能言，战而栗也：气血不能自生，必借胃中谷精而生，所以胃之谷精不能上输于脾，则使脾气涩滞不通，不能上归于心，则口唇拘急而不能言语；不能外出于肺，则肺卫不温，身发战栗也。

讲析

寸口之脉微、濡、弱、紧，为病不一，然不外乎气血寒热而已。故诸微为亡阳，诸濡为亡血；阴虚则热，故诸弱为发热；阳虚则寒，故诸紧为寒。诸为寒邪所乘者，则手足逆冷而厥。厥者，气血为寒所乘，虚而不通于四肢也；郁冒者，虚而不行于上也；不仁者，虚而不通于外也。气血不能自生，必借助胃腑谷精而生，若胃无谷气，不能上输于脾，则脾涩不通，不能内归于心，而口唇拘急，不能言语；若不能外出于肺，而生战栗也。

至于厥证，《黄帝内经》有专篇论述。《素问·厥论》记载有寒厥、热厥、巨阳之厥、阳明之厥、少阳之厥、太阴之厥、少阴之厥、厥阴之厥，《素问·生气通天论》记载有煎厥、薄厥，《素问·缪刺论》记载有尸厥，张仲景又有寒厥、热厥、薄厥；蛔厥、痰厥、水厥、气厥的论述。无论何种厥证，也无论其成因有何不同，都以阴阳失调为病机，仲景谓"凡厥者，阴阳气不相顺接，便为厥。厥者，手足逆冷者是也"。

原文

师曰：发热则脉躁，恶寒则脉静，脉随证转者，为病疟。（124）

直释

① 发热则脉躁：疟疾的发热，虽然用寒冰或冷水，不能使之退热，因病邪在阳分，则发热而脉搏躁急。

② 恶寒则脉静：疟疾的寒冷，虽然用热汤或近火，不能使之温暖，因病邪在阴分，则发冷而脉搏沉静。

③ 脉随证转者：疟疾在人体，当邪气所在处，是阴阳虚实更替而作，故脉象随着病情转变，阴阳更胜，则脉随证转也。

④ 为病疟：这种病情，称为疟疾。

讲析

第 797 条"疟病其脉弦数者，热多寒少，其脉弦迟者，寒多热少"，表明弦脉是疟病的主脉。但因体质有阴阳强弱之偏，感邪有轻重兼夹之异，其脉往往出现相乘脉象。脉弦而数者，多为热偏盛；脉弦而迟者，多为寒偏盛。

原文

师曰：伤寒，咳逆上气，其脉散者，死，谓其形损故也。（125）

① 伤寒，咳逆上气：感受寒邪，发生咳逆，而气壅于膈上不得下行。

② 其脉散者：病人的脉象来去不显，而轻飘浮散、散漫若无，故称为散脉。

③ 死：外感风邪犯肺，咳逆上气，一般并非死候。本条之所以断为死候，完全取决于"脉散"与"形损"四字。

④ 谓其形损故也：这是形体损伤的缘故。

讲析

肺为娇脏而主气，喜肃降而收敛，今伤寒咳逆上气，其脉应当弦紧，而不应见散脉。散脉似杨花无定踪，即轻飘浮散、散漫若无，这种脉象多见于元气离散，脏腑之气将绝。今伤寒咳逆上气见散脉，为肺气上脱之征。肺气上脱，不能熏肤充身，则上焦失于开发，致皮毛枯槁，大肉陷下等形体损伤症状。形损则气无所归，故谓此"脉散"而"形损"是真脏告竭之死候。

原文

师曰：脉乍大乍小，乍静乍乱，见人惊恐者，为祟，发于胆气竭故也。（126）

直释

① 脉乍大乍小，乍静乍乱：神气失守，则脉象反常，即脉象忽然大，忽然小，忽然平静，忽然紊乱。

② 见人惊恐者：若受到意外刺激而产生胆怯的畏惧心理。

③ 为祟：病邪乘虚作梗，称为祟。

④ 发于胆气竭故也：这是胆气耗竭的缘故。

讲析

胆汁是肝的精气所化生，肝之余气泄于胆，聚而成清净的精液，故胆有"主决断"的功能。胆是贮藏精汁之腑，贮藏和排泄胆汁，以助饮食的消化，与胃肠贮藏和转输浊物不同，故藏精汁于胆腑也。

师曰：人脉皆无病，暴发重病，不省人事者，为厉鬼，治之祝由，能言者可治，不言者死。（127）

直释

① 人脉皆无病：人的脉象没有患病的迹象。

② 暴发重病，不省人事者：突然发生危重证情，昏不知人，不省人事。

③ 为厉鬼，治之祝由：这是由于强烈的精神刺激所致，只好用祝由之术进行治疗。

④ 能言者可治：若病人能言语，邪未伤脏，神识尚在，通过治疗，并开导其战胜疾病的必胜信心，是可以使病情好转，乃至治愈。

⑤ 不言者死。若病人不能言语，神识不清，邪已入脏，形神离绝，预后多危。

讲析

本条由强烈的精神刺激之邪致病，人的脉象没有患病的迹象，因某种刺激因素突然诱发病证，昏不知人，不省人事，在针药无从可施的紧急关头，只好用祝由之术进行开导，并预测其预后，根据其"可言"与"不言"判断其吉危。

原文

师曰：脉浮而洪，身汗如油，喘而不休，水浆不下，形体不仁，乍静乍乱，此为命绝也。又未知何脏先受其灾，若汗出发润，喘不休者，此为肺先绝也；阳反独留，形体如烟熏，直视摇头者，此为心绝也；唇吻反青，四肢掣习者，此为肝绝也；环口黧黑，油汗发黄者，此为脾绝也；溲便遗失，狂言，目反直视者，此为肾绝也。又未知何脏阴阳前绝，若阳气前绝，阴气后竭者，其人死，身色必青；阴气前绝，阳气后竭者，其人死，身色必赤，腋下温，心下热也。（128）

①脉浮而洪，身汗如油：脉象浮洪，气上涌沸而无根也；身体汗出如油，为津脱也。

②喘而不休，水浆不下：喘促不休，为气脱也；人以胃气为本，汤水不下，胃气败也。

③形体不仁：形体以卫营为主，形体不知痛痒，为营卫不充而气血竭也。

④乍静乍乱：神情忽然安静，忽然烦扰。

⑤此为命绝也：这是生命将要危亡的征兆。

⑥又未知何脏先受其灾：但还不能判断是哪一脏器先危亡。

⑦若汗出发润，喘不休者：肺主皮毛，毛窍开发而阴液泄，则津脱，故汗出、头发湿润；气不归元而真气上耗，则气脱，故喘促无有休止。

⑧此为肺先绝也：这是亡气之象，故称肺脏首先危亡。

⑨阳反独留，形体如烟熏：心主血而藏神，心主火而属阳，阳热反而独盛，阳亢火炽，火势炎炎，不复下交，阳热独盛，使之形体肤色如烟熏。

⑩直视摇头者：心脉上系于目，目系营血竭，则眼珠转动不灵活，而固视一处；火势上炎，精明乱也，故阵阵摇头。

⑪此为心绝也：这是亡血之象，故称心脏首先危亡。

⑫唇吻反青：唇吻，指口唇，为脾之窍。青为肝之色，肝之真脏色，见于所胜之脾位，则口唇反而青紫。

⑬四肢掣习者：掣习，指小鸟学习振奋飞腾之状。肝主筋，水不涵木，筋急风动于所胜之邪，则手足颤摇、搐搦，而四肢时时引缩。

⑭此为肝绝也：这是精血俱亡之象，故称肝脏首先危亡。

⑮环口黧黑：脾主口唇而色黄，黧黑乃肾之色。肾水反侮脾土，则环绕口唇周围呈现黄黑色，为脾土欲侮之兆。

⑯油汗发黄者：油汗者，为柔软而腻的冷汗，是脾之真液；色黄者，为脾之真色。真液泄而真色现，乃脾之精气外泄，而真脏色外现之谓。

⑰此为脾绝也：这是土败之色，故称脾脏首先危亡。

⑱溲便遗失：肾主二便，司开阖，与膀胱互为表里。肾气伤，不能制约二阴，则大小便自遗。

⑲ 狂言：肾藏志，志为气之帅。肾不藏志，则言语狂乱。

⑳ 目反直视者：肾气耗竭，则目系失养，所以肾之精气不能上荣于目系，则眼神反而直视。

㉑ 此为肾绝也：这是肾脏亏竭之象，故称肾脏首先危亡。

㉒ 又未知何脏阴阳前绝：还不能判断是哪一脏的阴阳先绝。

㉓ 若阳气前绝，阴气后竭者，其人死，身色必青：阳主热而色赤，阴主寒而色青。若阳气先绝，阴气后竭，绝证见于阴，则阴未离乎体，病人死后，尸体肤色必然青紫。

㉔ 阴气前绝，阳气后竭者，其人死，身色必赤，腋下温，心下热也：阴主寒而色青，阳主热而色赤。若阴气先绝，阳气后竭，绝证见于阳，则阳未离乎体，病人死后，尸体肤色必然红赤，伴见腋下及心下见温热之候。

　　脉浮洪、身汗如黄、喘而不休并见，为元气脱亡之兆；水浆不下，乃胃气败绝之征；形体不仁，乍静乍乱为荣卫离散、神气浮越，一派阴阳离决之象。说明正气已脱，胃气已尽，荣卫俱绝，邪气独盛，故谓之命绝也。同时也说明，脉浮洪一般并非死候之脉，此之所以说是命绝脉象，是指身汗如油、喘而不休、水浆不下、形体不仁、乍青乍乱并见。由此推之，其脉浮洪，必现浮洪涌盛而散漫无根之象。有关生死的诊断，必须脉证互参，综合整个病情，进行详细分析，才能得出正确的诊断，否则是不够准确的。仲景依据五脏特点，指出五脏死候。按五脏绝证，有因贼邪胜克而死，有本脏之邪亢极而死，有子气过逆，母气告竭而死，有脏腑之气俱绝而死，不可概论。

奇经八脉，不系十二经，别有自行道路。其为病总于阴阳，其治法属十二经。假令督脉为病，脊背强，隐隐痛，脉当微浮而急，按之涩，治属太阳。（129）

　　① 奇经八脉，不系十二经：奇经八脉不属于十二经，是十二经脉之

外的八条经脉，即督、任、冲、带、阳跷、阴跷、阳维、阴维。

②别有自行道路：此八脉有自行的循行路线，别道奇行，而不受十二经脉的约束，除督脉属肾贯心外，和内在的脏腑不直接发生络属关系，相互之间也没有表里关系，没有手经和足经的区别，某些经也没有阴经和阳经的联系。

③其为病总于阴阳：由于奇经八脉纵横交叉于十二经之间，十二经气血满溢时，则流注于奇经八脉而蓄之；十二经气血衰减时，奇经八脉之气血可流入十二经而补之。因此，奇经八脉与十二经脉是相互沟通的，循行路线也是相互交会的。除督、任二脉外，其他六脉都没有独立穴位。故奇经八脉为病，总离不开阴阳属性。

④其治法属十二经：其治疗方法，依据脉证之辨，可参考十二经脉为病的治疗方法。

⑤假令督脉为病：督脉循行于身后正中线，假如督脉为病。

⑥脊背强，隐隐痛，脉当微浮而急，按之涩：有脊背强，隐隐痛，脉微浮而急，按之涩的脉证，为外中风寒而营虚之候。

⑦治属太阳：其治法可参考足太阳病的治疗。

讲析

督，有"总督"之意。督脉行于背，背为阳，督脉为阳脉之海，是说督脉对全身阳经之气有统管总督的作用。督脉循行于脊里，入络于脑，与脑和脊髓有密切的联系。督脉起于胞中而属肾，与肾脏也有密切的联系。

原文

任脉为病，其内结痛疝瘕，脉当沉而结，治属太阴。（130）

直释

①任脉为病：任脉循行于身前正中线，任脉为病。

②其内结痛疝瘕，脉当沉而结：有内结疼痛、疝、瘕、脉沉结的脉证，故为阴血瘀结在里之候。

③治属太阴：其治法可参考足太阴病的治疗。

任，有"担任""妊养"之意。任脉为阴脉之海，有统任诸阴脉的功能，其脉起于胞中，与月事及生育相关。女子到了七岁，肾气开始充盛；到十四岁时，天癸发育成熟，月经按时而行，所以能够生育。妇女的生理特征是气有余、血不足，其原因是每月均有月经排出，冲任之脉的血气不能营养口唇，所以妇女不生胡须。任主胞胎，冲任二脉起于胞中，只有冲任二脉之气旺盛而通调时，其血方能下注胞中，或泻出为月经，或养胚胎而妊娠。若冲任二脉虚衰而不通畅，其血不下注胞宫，则经绝而无子。而冲任之通盛，必须借助天癸的促进；天癸的产生，全赖肾中精气的旺盛。天癸促使冲任的气血旺盛与畅通，二脉的气血下注胞宫，女子才有月经和具备怀孕的能力。

原文

冲脉为病，气上逆而里急，脉当浮虚而数，治属太阴。（131）

直释

① 冲脉为病：冲脉循行于腹部第一侧线，冲脉为病。

② 气上逆而里急，脉当浮虚而数：有气逆里急、脉浮而数的脉证。

③ 治属太阴：其治法可参考足太阴病的治疗。

讲析

冲，有"要冲""通道"之意。冲脉上至于头，下至于足，贯串全身，通受十二经之气血，上渗诸阳，下渗三阴。故冲脉能容纳和调节十二经脉、五脏六腑的气血，以濡养全身经络；与任脉同主胞宫孕育胎儿，滋养肾之精气，以荣发充须和形成天癸。

原文

带脉为病，苦腹痛，腰间冷痛，脉当沉而细，治属少阴。（132）

直释

① 带脉为病：带脉横行于腰部，围腰一周，带脉为病。

② 苦腹痛，腰间冷痛，脉当沉而细：有腹痛、腰痛、脉沉细的脉证。

③ 治属少阴：其治法可参考足少阴病的治疗。

讲析

带脉环绕腰部循行一周，犹如束带，总束纵行诸脉，使之不得妄行。所以足三阴经和足三阳经都受其约束，故对女子的月事、带下及对男子固肾养精的调节均起维护作用。

原文

阳跷为病，中于侧，气行于外，脉当弦急，按之缓，治属少阳。（133）

直释

① 阳跷为病：阳跷脉行于下肢外侧，阳跷为病。

② 中于侧，气行于外，脉当弦急，按之缓：有中于侧，气行于外，脉弦急，按之缓的脉证。

③ 治属少阳：其治法可参考足少阳病的治疗。

讲析

跷，捷也。阴阳跷主一身之动静，是人行走之机要，动足之所由，说明跷脉有主司下肢运动的功能，卫气运行于全身，和阴阳跷脉之功能是分不开的。白天阳气盛，卫气行于阳，则阳跷盛，阴出于阳，则两目张开而不寐，说明阳跷脉有司眼睑张开的功能。

原文

阴跷为病，中于侧，气行于内，脉当浮缓，按之微急而弦，治属厥阴。（134）

① 阴跷为病：阴跷脉行于下肢内侧，阴跷为病。

② 中于侧，气行于内，脉当浮缓，按之微急而弦：有中于侧，气行于内，脉浮缓，按之微急而弦的脉证。

③ 治属厥阴：其治法可参考足厥阴的治疗。

讲析

入夜阴气盛，卫气行于阴则阴跷盛，阴入于阳，则两目闭合而欲睡，说明阴跷脉有司眼睑闭合的功能。

原文

阳维与诸阳会，其为病在脉外，发寒热，脉当浮而虚，治属气分。（135）

直释

① 阳维与诸阳会：阳维者，维络诸阳，循行于肩背，起于诸阳所会之处。阳维脉与诸阳经脉交会，称为阳维与诸阳会。

② 其为病在脉外：它的发病在脉道之外。

③ 发寒热：阳维受邪为病在表，故有表证的恶寒发热。

④ 脉当浮而虚：脉象浮为表，脉象虚为卫阳无力。

⑤ 治属气分：其治法可参考气分病的治疗，即多用泄卫透汗之法。

讲析

维，有"维系""维络"之意。阳维脉有维系、联络全身阳经的作用。阳维蓄存阳经流溢之气血，阴维蓄存阴经流溢之气血，阳维与阴维两脉网络于全身，起着蓄存十二经环流灌溉中溢于经外的气血的作用。阴维与阳维两脉相互交会，使气血灌注全身得以平衡，而维持正常生命活动。

阴维与诸阴交，其为病在脉中，心中痛，手心热，脉当弦而涩，治属血分。（136）

①阴维与诸阴交：阴维者，维络诸阴，循行于胸腹部，起于诸阴所会之处。阴维脉与诸阴经脉交会，称为阴维与诸阴交。

②其为病在脉中：它的发病在脉道之里。

③心中痛，手心热：心中绞痛，手心烦热。

④脉当弦而涩：脉呈弦涩之象。

⑤治属血分：其治法可参考血分病的治疗，恐耗血动血，直须凉血散血。

阳维维于阳，阴维维于阴，为气血之别使，不拘一经也。（137）

①阳维维于阳：阳维脉起始于各阳经的会合之处，以维系、网络全身诸阳经脉。阳维主一身之表，蓄存阳经流溢之气血。

②阴维维于阴：阴维脉起始于各阴经的会合之处，以维系、网络全身诸阴经脉。阴维主一身之里，蓄存阴经流溢之气血。

③为气血之别使：阳维脉、阴维脉是十二正经以外的经脉，连接着联络全身的经脉，调节着阴阳两组经脉，为气血别处蓄存的地方。

④不拘一经也：阴维、阳维两脉网络于全身，起着蓄存十二正经环流灌溉溢于经外的气血，不拘束于某一正经的气血也。

阴维脉与阳维脉，若不能自相维系，将产生失意而不痛快，全身疲乏无力，以致动作不由自主。因为阳维之脉，维络于阳，和三阳经有着密切的联系，"苦寒热"实质上包括了在三阳经的表证。三阳经病都有寒热症状，太阳经形寒发热，阳明经先寒后热，少阳经往来寒热，都与阳维脉有联系，所以说阳维为病苦寒热。阴维之脉，维络于阴，阴为营而主里，营属血而主心也，故其受邪为病苦心痛。

原文

奇经八脉之为病，由各经受邪，久久移传，或劳伤所致，非暴发也。（138）

直释

① 奇经八脉之为病：奇经八脉有病。

② 由各经受邪：由于十二经脉受邪。

③ 久久移传，或劳伤所致：时间长了，病邪移传致奇经八脉，或者劳伤奇经八脉所致。

④ 非暴发也：并非突然发生的病。

讲析

十二经脉可以通行气血，并通过气血的不断往复运行，来营养身体的内部和外部，濡润筋骨，通利关节，是机体的内部和外邪进行有机联系的主干。奇经八脉不属于十二经脉，彼此之间都和十二经脉有所不同，只是储藏十二经多余的气血，十二经气血盛时则溢入于奇经而蓄之，十二经气血衰时奇经之气血可流于十二经脉而补之，因此奇经八脉与十二经脉是相互沟通的，循行路线也是相互交会的。

奇经八脉中，有阳脉之海的督脉，有阴脉之海的任脉；有称为"血海"，为五脏六腑十二经脉之海的冲脉；有总束诸经，使气血正常运行的带脉；有主持营卫运行，保持身体矫健动静的阳跷、阴跷二脉；有维系阳经的阳维脉，有维系阴经之阴维脉。

奇经八脉具有维护全身营卫气血、脏腑经络各种功能活动正常的作用。当这些正常功能活动出现变动而发病时，取奇经八脉交会穴进行治疗，是有理论根据的。十二经脉的经气，除了在循行部位上与奇经八脉有所交会外，最重要的为中脘、章门、阳陵泉、绝骨、膈俞、大杼、大渊、膻中八个穴位，是奇经八脉经气之所在，是手足阴阳经脉的重要腧穴。十二经脉的经气通过此八穴与奇经八脉的经气相通，故此八穴主治范围包括全身。

问曰：八脉内伤，何以别之？师曰：督脉伤，柔柔不欲伸，不能久立，立则隐隐而胀；任脉伤，小便多，其色白浊；冲脉伤，时咳不休，有声无物，劳则气喘；带脉伤，回身一周冷；阳跷伤，则身左不仁；阴跷伤，则身右不仁；阳维伤，则畏寒甚，皮常湿；阴维伤，则畏热甚，皮常枯。（139）

直释

①八脉内伤，何以别之：奇经八脉损伤，如何区分呢？

②督脉伤，柔柔不欲伸，不能久立，立则隐隐而胀：督脉统管诸阳脉，而行于人体之背脊。督脉损伤，则脊柱强直而不得屈伸，久立有隐隐发胀的不适感。

③任脉上，小便多，其色白浊：任脉统管诸阴脉，而行于人体之腹里。任脉损伤，则小便多而白浊。

④冲脉伤，时咳不休，有声无物，劳则气喘：冲脉为经脉之海，起于关元，沿腹直上，至胸中而散。冲脉受伤，则干咳不休，有声无物，稍一劳作就气喘。

⑤带脉伤，回身一周冷：带脉如人束带之状，起于季胁，绕身一周，总束诸经，不使妄行。带脉损伤，腰部一周有如坐在水中的畏寒感。

⑥阳跷伤，则身左不仁：阴跷伤，则身右不仁：跷脉起于足跟，是人行走之机要，动足之所由，故取矫捷超越之义以名之。阳跷损伤，则左侧半身瘫痪不遂；阴跷损伤，则右侧半身瘫痪不遂。

⑦阳维伤，则畏寒甚，皮常湿：阳维脉损伤，卫阳虚，则恶寒；阳虚阴盛，故皮肤时常湿润。

⑧阴维伤，则畏热甚，皮常枯：阴维脉损伤，营阴虚，则畏热；阴虚阳盛，故皮肤经常枯燥。

讲析

督脉伤，则脊柱强直，不欲屈伸，久立则隐隐而胀；任脉伤，则小便多而白浊；冲脉伤，干咳不休，劳作则气喘；带脉伤，腰部一周有冷觉；阳跷伤，身之左侧半身不遂；阴跷伤，身之右侧半身不遂；阳维伤，则恶寒甚，皮肤时常湿润；阴维伤，则恶热甚，皮肤经常枯燥。

原文

问曰：八脉内伤，其脉何似？师曰：督脉伤，尺脉大而涩；任脉伤，关脉大而涩；冲脉伤，寸脉短而涩；带脉伤，脉沉迟而结；阳跷伤，脉时大时弦；阴跷伤，脉时细时弦；阳维伤，脉时缓时弦；阴维伤，脉时紧时涩。（140）

直释

①八脉内伤，其脉何似：奇经八脉损伤，其脉象如何呢？

②督脉伤，尺脉大而涩：督脉并于脊里而行背之中央，统督诸阳经，为阳脉之海。督脉损伤，则寸口脉象大而涩。

③任脉伤，关脉大而涩：任脉为阴脉之海，有统任诸阴脉的功能，其脉起于胞中，与育子和妇女月事有关。任脉损伤，则寸口脉象大而涩。

④冲脉伤，寸脉短而涩：冲脉，又名血海，为十二经脉之海，主持血气濡养全身经络作用，与任脉同主胞宫，滋养肾气以成天癸，使之孕子育胎。冲脉损伤，则寸口脉短而涩。

⑤带脉伤，脉沉迟而结：带脉环绕腰部循行一周，总束诸脉维护调节肾气，使之不得妄行。带脉损伤，则寸口脉沉迟而结。

⑥阳跷伤，脉时大时弦；阴跷伤，脉时细时弦：阴阳跷脉，主一身之动静，动者为阳，静者为阴，卫气运行于全身和阴阳跷脉之功能是分不开的。昼日阳气盛，卫气行于阳，则阳跷盛，阳跷盛则司正常活动，目张而不寐；入夜阴气盛，卫气行于阴，则阴跷盛，阴跷盛则司正常睡眠，目闭而欲睡。可见阴阳跷脉与人的正常活动有密切关系。阳跷脉损伤，则寸口脉象有时大，有时弦；阴跷脉损伤，则口寸脉象有时细，有时弦。

⑦阳维伤，脉时缓时弦；阴维伤，脉时紧时涩：阴阳维脉维络于周身，蓄存十二经环流灌溉中溢于经外的气血，阳维蓄存阳经流溢的气血，阴经蓄存阴经流溢的气血，阴阳维脉相互交会，使气血灌注周身，得以平衡，而维持正常的生命活动。阳维脉损伤，则寸口脉象有时缓，有时弦；阴维脉损伤，则寸口脉象有时紧，有时涩。

讲析

本条阐述奇经八脉损伤后，反映于寸口部位有 10 种脉象。条文中的"尺脉""关脉""寸脉""脉"皆为互词，均可通用，都指寸口部位的脉象而言。

脉大：脉体宽大，脉来无汹涌之势。脉大可见于健康人，和缓、从容。寸口三部皆大，为体魄健壮之征；若脉大无力，则为正虚。

脉涩：脉形细而行迟，往来艰涩不畅，脉律与脉力不匀，应指如轻刀刮竹，涩而无力，为虚证，如精血衰少，津液耗伤，不能濡养经脉，致血行不畅。

脉短：脉动应指不足本位，只出现在寸部或关部，尺部不显，气虚无力鼓动血行，故脉短无力。

脉沉：脉搏显现的部位较深，轻取不应，重按始得。若脏腑虚弱，正气不足，阳虚气陷不能升举，则脉沉无力。脉沉，并一定是病，可见于正常人。肥胖者肌肉丰厚，脉管深沉，故脉沉；冬季气血收藏，脉象亦偏沉。此外，有的人两手六部脉象都沉细，但无病候，称为六阴脉，亦属于正常生理现象。

脉迟：一息脉来不足四至，即一分钟不满 60 次。迟而无力为虚寒，阳气虚弱失于温运所致。此外，运动员或经常体力锻炼的人，在静息状态下，脉来迟而缓和；正常人入睡后，脉率亦可见迟，都属生理性迟脉。

脉结：指脉率比较缓慢而有不规则的歇止，节律不齐，迟滞中时见一止而复来。气虚血弱，致脉来迟而中止，则脉结而无力。

脉弦：端直以长，如按琴弦，切脉应指有挺直和劲急感。临床上脉弦的程度随病情而变化。平人脉弦则轻虚以滑，端直以长；病轻者如按琴弦，病重者如张如弦；若脉弦如循刀刃，指感锐利坚劲，为无胃气的真脏脉。除病理性脉弦外，春令平人脉象微弦，是由于初春阳气主浮而天气犹寒，脉道稍带敛束，故脉如琴弦之端直而挺然，此为春季平脉。健康人中年之后，脉多兼弦；老年人脉象多弦硬，为精血衰减的征象，脉水少而不软也。年四十而阴气自半，随年龄增长，精血亏虚，脉失濡润，脉象失其柔和之性而变弦，是属于生理退化的一种征象。

脉细：脉细如线，应指明显，初脉指感脉道狭小，细直而软，按之不绝，多主气血两虚，诸虚劳损。

脉缓：脉搏一息四至，来去怠缓，即每分钟 60～70 次，可见于正常人，是脉有胃气的表现，称为平缓脉。若脉势纵缓，怠缓无力，多由气血不足，血脉失充，鼓动无力所致。

脉紧：脉形紧急，如牵绳转索，按之左右弹指，指感比弦脉更加绷急有力。其成因为寒邪阻碍阳气，致脉道紧张拘急。

综上，奇经八脉损伤，反映于寸、关、尺三部的脉象虽多，不外脉象大而涩，或兼弦紧罢了，所谓残贼能为诸脉作病也。

原文

问曰：其治奈何？师曰：督脉伤，当补髓；任脉伤，当补精；冲脉伤，当补气；带脉伤，当补肾；阳跷伤，则益胆；阴跷伤，则补肝；阳维伤，则调卫；阴维伤，则养荣。（141）

直释

① 其治奈何：奇经八脉损伤的治法如何？

② 督脉伤，当补髓：督脉循行于身后正中线脊柱中央，督脉损伤，当补益骨髓。

③ 任脉伤，当补精：任脉循行于身前中正线，沿胸腹中线上行，与妊养有关，任脉损伤，当补益精血。

④ 冲脉伤，当补气：冲脉循行于腹部第一侧线，为经血之海，冲脉损伤，当补益气血。

⑤ 带脉伤，当补肾：带脉横行于腰部，围绕腰腹一周，有总束诸脉的作用，带脉损伤，当补益肾气。

⑥ 阳跷伤，则益胆：阳跷脉行于下肢外侧，阳跷脉损伤，当补益胆腑。

⑦ 阴跷伤，则补肝：阴跷脉行于下肢内侧，阴跷脉损伤，当补益肝脏。

⑧ 阳维伤，则调卫：阳维脉行于下肢外侧，阳维与诸阳会，行身之表，阳维脉损伤，当调理卫阳。

⑨ 阴维伤，则养荣：阴维脉行于下肢内侧，阴维与诸阴会，行身之里，阴维脉损伤，当滋养营血。

奇经八脉与十二经脉相互沟通，循行线路相互交会。其中督脉、任脉各有本脉所辖之腧穴，此二脉与十二经脉合称为十四经。其余冲、带、阳跷、阴跷、阳维、阴维六脉，均无本经脉所辖之腧穴，其穴皆在十二经脉所辖穴中。

原文

问曰：其处方奈何？师曰：相体虚实，察病轻重，采取方法，权衡用之，则无失也。（142）

直释

① 其处方奈何：治疗疾病总的法则如何。

② 相体虚实，察病轻重：要审视病体的虚实，观察病情的轻重。

③ 采取方法：采取适当的治疗法则。

④ 权衡用之：秤锤称为"权"，秤杆谓之"衡"，"权衡"为衡器的通称。以衡器的"权"和"衡"的平衡，比喻事物在动态中维持相对平衡的状态。此处为辨证与施治相互适应，就是衡器的秤锤与秤杆相应。

⑤ 则无失也：不可有所差失。

讲析

确立治疗疾病总的法则，是在整体观念和辨证论治指导下，对疾病的现状进行周密分析，作出指导具体的治法、处方、用药。疾病变化极为复杂，证候表现多种多样，病势的轻重缓急各不相同，表里、寒热、虚实、阴阳亦有错杂。因此，总的治疗原则为：因时、因地、因人制宜，扶正祛邪，调整气血，调整脏腑，调整阴阳，治病求本。

伤寒例

第143—212条

原文

四时、八节、二十四气、七十二候决病法：

立春正月节斗指艮，雨水正月中斗指寅；

惊蛰二月节斗指甲，春分二月中斗指卯；

清明三月节斗指乙，谷雨三月中斗指辰；

立夏四月节斗指巽，小满四月中斗指巳；

芒种五月节斗指丙，夏至五月中斗指午；

小暑六月节斗指丁，大暑六月中斗指未；

立秋七月节斗指坤，处暑七月中斗指申；

白露八月节斗指庚，秋分八月中斗指酉；

寒露九月节斗指辛，霜降九月中斗指戌；

立冬十月节斗指乾，小雪十月中斗指亥；

大雪十一月节斗指壬，冬至十一月中斗指子；

小寒十二月节斗指癸，大寒十二月中斗指丑。

二十四气，节有十二，中气有十二，五日为一候，气亦同，合有七十二候，决病生死，此须洞解之也。（143）

直释

①四时：即春、夏、秋、冬。四时各有特点，一般认为：春为阳之始，其气温和，其令主生，自下而上，万物皆蠢动，所以名"春"；夏为阳之极，其气炎暑，其令主长，自长而荣，万物繁茂，所以名"夏"；秋为阴之始，其气清凉，其令主收，自上而下，万物收敛，所以名"秋"；冬为阴之极，其气冰冽，其令主藏，自下而闭，万物尽藏，为节气之终，

所以名"冬"。

②八节：即四立、二分、二至。所谓立，是建立的意思，谓一季之气建立于此。四立，指立春、立夏、立秋、立冬。所谓分，乃"半"的意思，谓阴阳之气中分于此。二分，指春分、秋分。所谓至，"极"的意思，谓阴阳消长之极。二至，指夏至、冬至。夏至则阳极阴生，冬至则阴极阳生。气"来"，叫至，气至之时，其气单纯。气"分"，叫分，气分之时，其气有所不同。

③二十四气：农历月初，为节气；农历月中，为中气。二十四气，包括以四立为主的十二节气，与以二分、二至为主的十二中气。

④七十二候：五日为一候，一气为三候，二十四气进一步划分为七十二候。

⑤决病法：气候的变化，以决定生病的规律。

⑥立春正月节斗指艮：立春是二十四节气中的第一个节气，即正月的节气，表示季节转换，严冬已尽，春季开始，万物复苏，生机勃勃，进入春天。此时北斗七星的斗柄指向艮方。

⑦雨水正月中斗指寅：雨水是二十四节气中的第二个节气，即正月的中气，表示气候逐渐回暖，冰雪融化，雨水逐渐增多，空气湿度增大，但冷空气活动依然频繁。此时北斗七星的斗柄指向寅方。

⑧惊蛰二月节斗指甲：惊蛰是二十四节气中的第三个节气，即二月的节气，自这天起，天气转暖，春雷震响，蛰伏在泥土里的冬眠生物苏醒过来，开始活动，越冬的虫卵也开始孵化。此时北斗七星的斗柄指向甲方。

⑨春分二月中斗指卯：春分是二十四节气中的第四个节气，即二月的中气，这一天，太阳直射赤道，南、北两半球昼夜时间相等。这是春季90天的中分点，即立春是春天的开始，立夏是春天的结束。从这一天起，阳光位置便向北移，北半球昼长夜短。此时北斗七星的斗柄指向卯方。

⑩清明三月节斗指乙：清明是二十四节气中的第五个节气，即三月的节气，气候清爽温暖，天气清澈明亮，草木始发新芽，万物开始生长。此时北斗七星的斗柄指向乙方。

⑪谷雨三月中斗指辰：谷雨是二十四节气的第六个节气，即三月的中气，五谷生于雨水，雨水滋润大地，这时农民已在田里插秧，需要大量的雨水来湿润泥土，禾苗有足够的雨水才能苗壮成长。此时北斗七星的斗

柄指向辰方。

⑫立夏四月节斗指巽：立夏是二十四节气中的第七个节气，即四月的节气，表示夏季开始，万物生长茂盛，气温升高，炎热的天气将要来临，雷雨增多，农来生产进入繁忙季节。此时北斗七星的斗柄指向巽方。

⑬小满四月中斗指巳：小满是二十四节气的第八个节气，即四月的中气，从小满开始，夏收作物（如大麦、冬小麦）结果，籽粒饱满，尚未成熟。此时北斗七星的斗柄指向巳方。

⑭芒种五月节斗指丙：芒种是二十四节气中的第九个节气，即五月的节气，适合播种有芒的谷类作物（如晚谷、稷），过此节气再种有芒作物，就不成熟了。此时北斗七星的斗柄指向丙方。

⑮夏至五月中斗指午：夏至是二十四节气中的第十个节气，即五月的中气，这一天，太阳直射北回归线，太阳直射地面的位置到达一年中的最北端，北半球的白昼最长，黑夜最短。从这一天起，进入炎热季节，是北半球夏季的开始，阳光直射位置逐渐向南移动，北半球白昼一天比一天缩短，黑夜一天比一天加长，此时北斗七星的斗柄指向午方。

⑯小暑六月节斗指丁：小暑是二十四节气中的第十一个节气，即六月的节气，是一个反应气温变化的节气，时值初伏前后，是说炎热的夏天到了，但还没有到最热的时候。此时北斗七星的斗柄指向丁方。

⑰大暑六月中斗指未：大暑是二十四节气中的第十二个节气，即六月的中气，天气酷热，时值二伏前后，是一年之中天气最热的时候。此时北斗七星的斗柄指向未方。

⑱立秋七月节斗指坤：立秋是二十四节气中的第十三个节气，即七月的天气，秋季开始，万物结果，气温渐降，天高气爽。此时北斗七星的斗柄指向坤方。

⑲处暑七月中斗指申：处暑是二十四节气中的第十四个节气，即七月的中气，暑天终止，温度下降，气候逐渐变凉，炎热的夏天即将过去，凉爽的秋天即将到来。此时北斗七星的斗柄指向申方。

⑳白露八月节斗指庚：白露是二十四节气中的第十五个节气，即八月的节气，天气转凉，地面上的阴气渐渐加重，清晨地面水气的结露一天比一天增厚，万物进入冬眠状态。此时北斗七星的斗柄指向庚方。

㉑秋分八月中斗指酉：秋分是二十四节气中的第十六个节气，即八月的中气，这一天，太阳直射赤道，南、北两半球昼夜时间相等。这是秋

季90天的中分点，即立秋是秋天的开始，立冬是秋天的结束。从这一天起，阳光直射位置便向南移，北半球昼短夜长。此时北斗七星的斗柄指向西方。

㉒寒露九月节斗指辛：寒露是二十四节气中的第十七个节气，即九月的节气，天气渐冷，气温下降，野外的洁白晶莹的露水凝结为霜形，凉爽向寒冷转化。此时北斗七星的斗柄指向辛方。

㉓霜降九月中斗指戌：霜降是二十四节气中的第十八个节气，即九月的中气，也是秋季里最后一个节气，天气更冷，液态的露水转成固态的霜雪，将是冬季的开始。虽然仍处在秋天，但已是野外草木枯黄的暮秋、残秋、晚秋，阳气潜藏，阴气盛极，草木凋零，蛰虫伏藏。此时北斗七星的斗柄指向戌方。

㉔立冬十月节斗指乾：立冬是二十四节气中的第十九个节气，即十月的节气，也是冬季里的第一个节气，冬季开始，田间收割结束，水始冰，地始冻，北风呼啸，雪花飘舞。此时北斗七星的斗柄指向乾方。

㉕小雪十月中斗指亥：小雪是二十四节气中的第二十个节气，即十月的中气，气温下降，降水在空中凝结成雪花，黄河流域开始降雪，南方降雪还需要晚二个节气，北方已进入封冻季节，天气还没有冷到极点，雪下得不是太大。此时北斗七星的斗柄指向亥方。

㉖大雪十一月节斗指壬：大雪是二十四节气中的第二十一个节气，即十一月的节气，下雪次数增多，雪量增大，天气更加寒冷，瑞雪纷飞，黄河流域渐有积雪，北方进入冰封雪飘的严冬。此时北斗七星的斗柄指向壬方。

㉗冬至十一月中斗指子：冬至是二十四节气中的第二十二个节气，即十一月的中气，这一天，太阳直射南回归线，太阳直射地面的位置到达一年中的最南端，北半球的白昼最短，黑夜最长。从这一天起，进入数九隆冬，是北半球冬季的开始，阳光直射位置逐渐向北移动，北半球白昼一天比一天加长，黑夜一天比一天缩短。此时北斗七星的斗柄指向子方。

㉘小寒十二月节斗指癸：小寒是二十四节气中的第二十三个节气，即十二月的节气。此时北斗七星的斗柄指向癸方。

㉙大寒十二月中斗指丑：大寒是二十四节气中的最后一个节气，也是冬季的最后一个节气，即十二月的中气，一年之中最冷的季节，天气寒

冷已到极点，这时风猛、雪大、冰厚、气温低。此时北斗七星的斗柄指向丑方。

㉚ 二十四气：一年二十四气，包括以四立为主的十二节气，与以二分、二至为主的十二中气。节气在斗柄上的方位，以天干中的甲、乙、丙、丁、庚、辛、壬、癸，与艮、巽、坤、乾四卦命名，分主东、南、西、北、东北、东南、西南、西北。因戊、己的方位在中，所以未用。中气在斗柄上的方位，以十二地支子、丑、寅、卯、辰、巳、午、未、申、酉、戌、亥命名，方位与节气同。

㉛ 节有十二：节气有立春、惊蛰、清明、立夏、芒种、小暑、立秋、白露、寒露、立冬、大雪、小寒，统称十二节气，一气分为三候，合为36候。

㉜ 中气有十二：中气有雨水、春分、谷雨、小满、夏至、大暑、处暑、秋分、霜降、小雪、冬至、大寒，统称十二中气，一气分为三候，合为三十六候。

㉝ 五日为一候：五天为一候，一节气为三候，一年十二节气为三十六候。

㉞ 气亦同：中气与节气相同，五天为一候，一中气为三候，一年十二中气为三十六候。

㉟ 合有七十二候：二十四气的进一步划分，节气有三十六候，中气有三十六候，一年合有七十二候。同一气中有着程度不等的三种变化，更有利于掌握气候变化的程度。

㊱ 决病生死，此须洞解之也：以决病之安危吉凶，这须深入研究。

讲析

本条以斗历推算节气的变化，四时各有主气，感受主气而发病的，称为"四时正气为病"，由于反常气候而致成疾病流行，称为"时行疫气为病"。这是依据气候变化特点，来推测气候变化的规律。

原文

《阴阳大论》云：春气温和，夏气暑热，秋气清凉，冬气冰冽，此则四时正气之序也。冬时严寒，万类深藏，君子固密，则不伤于寒；触冒之者，则名伤寒耳。其伤于四时之气，皆能为病，以伤寒为病者，以其最盛杀厉之气也。

中而即病者，名曰伤寒；不即病者，寒毒藏于肌肤，至春变为温病，至夏变为暑病。暑病者，热极重于温也。是以辛苦之人，春夏多温热病者，皆由冬时触寒所致，非时行之气也。

凡时行者，春时应暖而反大寒，夏时应热而反大凉，秋时应凉而反大热，冬时应寒而反大温，此非其时而有其气，是以一岁之中，长幼之病多相似者，此则时行之气也。夫欲候知四时正气为病，及时行疫气之法，皆当按斗历占之。

九月霜降节后，宜渐寒，向冬大寒，至正月雨水节后宜解也。所以谓之雨水者，以冰雪解而为雨水故也。至惊蛰二月节后，气渐和暖，向夏大热，至秋便凉。从霜降以后，至春分以前，凡有触冒霜露，体中寒即病者，谓之伤寒也。九月、十月寒气尚微，为病则轻；十一月、十二月寒冽已严，为病则重；正月、二月寒渐将解，为病亦轻。此以冬时不调，适有伤寒之人，即为病也。

其冬有非节之暖者，名曰冬温。冬温之毒与伤寒大异，冬温复有先后，更相重沓，亦有轻重，为治不同，证如后章。从立春节后，其中无暴大寒，又不冰雪，而有人壮热为病者，此属春时阳气发其冬时伏寒，亦为温病。

从春分以后，至秋分节前，天有暴寒者，皆为时行寒疫也。三月、四月或有暴寒，其时阳气尚弱，为寒所折，病热犹轻；五月、六月阳气已盛，为寒所折，病热则重；七月、八月阳气已衰，为寒所折，病热亦微。其病与温相似，但治有殊耳。

十五日得一气，于四时之中，一时有六气，四六名为二十四气。然气候亦有应至仍不至，或有未应至而至者，或有至而太过者，皆成病气也。但天地动静，阴阳鼓击者，各正一气耳。

是以彼春之暖，为夏之暑；彼秋之忿，为冬之怒。是故冬至之后，一阳爻升，一阴爻降也；夏至之后，一阳气下，一阴气上也。斯则冬、夏二至，阴阳合也；春、秋二分，阴阳离也。阴阳交易，人变病焉。此君子春夏养阳，秋冬养阴，顺天地之刚柔也。

小人触冒，必婴暴疹。须知毒烈之气，留在何经，必发何病，详而取之。是以春伤于风，夏必飧泄；夏伤于暑，秋必病疟；秋伤于湿，冬必咳嗽；冬伤于寒，春必病温。此必然之道，可不审明之。

伤寒之病，逐日浅深，以施方治。今世人伤寒，或始不早治，或治不对病，或日数久淹，困乃告医，医人又不依次第而治之，则不中病。皆宜临时消息制方，无不效也。（144）

直释

①《阴阳大论》云：《阴阳大论》为汉以前的医学典籍之一，今佚。本条为已佚的《阴阳大论》部分原文，即第144条、第145条，共888字，为古代最长的一篇中医经典著作。

②春气温和，夏气暑热，秋气清凉，冬气冰冽，此则四时正气之序也：冰冽，指严寒之意。正气，指四时正常的气候。春为阳之始，其气候温和，其令主生；夏为阳之极，其气候炎热，其令生长；秋为阴之始，其气候凉爽，其令主收；冬为阴之极，其气候寒冷，其令主藏。春夏属阳，主生长；秋冬属阴，主收藏。这是一年四季气候变化的正常规律。古人从自然界寒暑递交、阴阳消长的现象中，认识到人体生长收藏的生理动态，必须随着气候的转变而调节适应，才不至于受到六淫之邪的影响而发生疾病。

③冬时严寒，万类深藏：春夏秋冬的四季温热凉寒，本来是正常的气候变化，但触冒之后，皆能为病。以冬季为例，冬三月阳气潜藏，气候凛冽寒冷，一切生物皆自动收藏伏匿。

④君子固密，则不伤于寒：君子，指注意摄生的人。固密，有保护周密之意。注意养生的人御寒周密，不使阳气外泄，不为寒邪所伤。

⑤触冒之者，则名伤寒耳：触冒，感触冒犯的意思。所谓寒邪，纯是杀厉之气聚成也，一旦感触冒犯严寒之气，就要患伤寒病。

⑥其伤于四时之气，皆能为病：若不善摄生，触犯四季的正常气候，都可以致病，不独冬时之有伤害也。

⑦以伤寒为病者，以其最盛杀厉之气也：其中以伤于寒邪最为厉害，因为寒邪是最严厉的肃杀之气，是最厉害的致病因素。只有适应每个季节正常气候或反常气候的变化，才不致被外邪侵袭而致病。

⑧中而即病者，名曰伤寒：冬季触冒寒邪，伤及营卫，邪客肌肤，即时发病，称为伤寒。

⑨不即病者，寒毒藏于肌肤，至春变为温病，至夏变为暑病：毒，厉害的意思。冬季触冒寒邪，伤及营卫，邪客肌肤，不即时发病，寒毒内

侵，留而不去，卫阳之气不得外宣，以致寒毒郁结，伏藏于人体的肌腠皮肤之间，至春季风邪引动，内外合邪，变为温病；也有春季未再受邪气侵袭，没有发为温病，至夏季因感受炎暑之气，而变为暑病。

⑩ 暑病者，热极重于温也：仲景言"变"字，示意性质改变，不得仍作"寒"论。由于伏邪较久，再感新邪郁蒸，两热相搏，暑病较温病的邪热更为严重。

⑪ 是以辛苦之人，春夏多温热病者，皆由冬时触寒所致，非时行之气也：所以辛苦劳役之人，冬寒劳作，涉水履冰，触冒霜威，杀其阳气，当时虽未即病，而寒邪早已潜伏于肌肤，到春夏季与温热之邪相搏，而发为温热病。这都是冬季感受寒邪，而不是时行之邪所致的病证，故有异于时行之气为患的疾病。

⑫ 凡时行者：时行之气为病，与四时正气为病不同：四时正气为病，症状常因人而异；时行之气为病，都是由非其时而有其气的反常气候所致。

⑬ 春时应暖而反大寒：凡是感受时行之气为病，春季气候应该温暖反而很寒冷。

⑭ 夏时应热而反大凉：夏季气候应该炎热反而很凉爽。

⑮ 秋时应凉而反大热：秋季气候应该凉爽反而很炎热。

⑯ 冬时应寒而反大温：冬季气候应该寒冷反而很温暖。

⑰ 此非其时而有其气：这种不是这个季节应该有的却出现的反常气候，人体不能适应，容易触冒为病。

⑱ 是以一岁之中，长幼之病多相似者，此则时行之气也：若是在同一时令内，许多人同时得相同的病，老幼得病的症状相似，这就是时行之邪所致的病证。这是对流行性、传染性疾病特点的具体描述。

⑲ 夫欲候知四时正气为病，及时行疫气之法：节气划分是对气候变化特点的概括。四时各有主气，在四时气候正常情况下，感受其主气而发病，称为四时正气为病；由于四时气候反常而发病，称为时行疫气为病。四时正气，四时之常气也；时行疫气，流行之疫气也。要正确地区分四时正气为病与时行疫气为病。

⑳ 皆当按斗历占之：占，此指预测并进行判断之意。古人是根据斗历的定向来推测四季节气的变化规律。所谓斗历，"斗"指星宿中的北斗，"历"指历法。斗历是古人根据北斗七星斗柄所指方位的变化，来确定季

节和节气变化的一种方法。斗柄东指，知是春季；斗柄南指，知是夏季；斗柄西指，知是秋季；斗柄北指，知是冬季。随着斗柄所转指的方向，而测知季节的递变，称之为斗历。

㉑ 九月霜降节后，宜渐寒，向冬大寒：农历九月霜降节以后，秋季气候逐渐凉爽，露结为霜，其节气称之为霜降，到了冬季气候更加寒冷。

㉒ 至正月雨水节后宜解也：一直到第二年正月雨水节以后，寒冷气候逐渐解除。

㉓ 所以谓之雨水者，以冰雪解而为雨水故也：之所以称为雨水节，是因为冰雪融化而为雨水的缘故。

㉔ 至惊蛰二月节后，气渐和暖：到二月惊蛰以后，气候渐趋暖和，冬眠的生物开始苏醒。

㉕ 向夏大热，至秋便凉：到了夏季气候尤为炎热，到了秋季便又开始凉爽。举这几个节气为例，说明季节演变有着一定的客观规律。

㉖ 从霜降以后至春分以前，凡有触冒霜露，体中寒即病者，谓之伤寒也：从农历九月霜降节以后，到第二年农历二月春分节以前，这一段时间内，凡是触冒霜雪雨露，身体感受寒邪而即时发病者，称之为伤寒。触冒霜雪雨露而致病者，不外伤寒与冬温两种：伤寒是感受冬季当令之寒而即时为病，属于四时正气为病；冬温是感受冬季非时之暖而不即时为病，属于时行之气为病。由于病邪有微甚之别，于是病情也有轻重之异。

㉗ 九月、十月寒气尚微，为病则轻：九月、十月寒冷气候还很轻微，发病比较轻浅。

㉘ 十一月、十二月寒冽已严，为病则重：十一月、十二月气候寒冷，发病也就严重。

㉙ 正月、二月寒渐将解，为病亦轻：正月、二月寒冷气候将要解除，发病又较轻浅。

㉚ 此以冬时不调，适有伤寒之人，即为病也：这是因为冬季调摄不当，又感受寒邪，即时发病，称为伤寒病。

㉛ 其冬有非节之暖者，名为冬温：冬季感受非时之暖而患病，称为冬温。

㉜ 冬温之毒与伤寒大异：冬温的病邪与伤寒的病邪有很大差异，温与寒的性质截然不同，而初期的临床表现大致相似，很难区分，医者常因辨别不清而造成严重后果。仲景之所以指出"冬温之毒与伤寒大异"，这

是从无数次惨痛失败教训中得出来的总结。

㉝ 冬温复有先后，更相重沓：重沓，指重复之意。冬温固然与伤寒不同，其病情变化也随着时间先后、感邪微甚，发病有早有迟，更有相互重复。

㉞ 亦有轻重：病势也有轻重的不同。

㉟ 为治不同：随着病情的不同而对其治疗也不同。

㊱ 证如后章：其证候将在以后篇章叙述。

㊲ 从立春节后：从立春节以后这一段时间，阳气开始升发，气候由寒冷逐渐转向暖和。

㊳ 其中无暴大寒：其中没有突发的严寒。

㊴ 又不冰雪：也没有结冰和下雪。

㊵ 而有人壮热为病者，此属春时阳气发其冬时伏寒：这一段时间内，有人得高热病，这不是即时发病的伤寒，而是冬季感受寒邪，没有即时发病，伏藏体内，至次年春天阳气升发之际，激发冬季伏藏的寒邪而发病。

㊶ 变为温病：改变了寒邪的本质，变为温病。后世所称的新感外邪，其实质是触发冬令伏邪而致的伏气温病。

㊷ 从春分以后，至秋分节前：大抵在春分节以后，至秋分节以前，这一段温暖季节里发生的非时寒冷所引起的流行性热病，为时行寒疫。

㊸ 天有暴寒者：气候应该温暖炎热而突发凉爽寒冷。

㊹ 皆为时行寒疫也：为暴寒骤然侵袭所形成的热病，皆称时行寒疫，属于时行之气为病。其病情轻重取决于当时阳气的盛弱，同样为寒邪所伤害，阳气盛则病热重，阳气弱则病热轻。

㊺ 三月、四月或有暴寒，其时阳气尚弱，为寒所折，病热犹轻：折，伤害的意思；为寒所折，即被寒邪所伤害。三月、四月间突然寒冷，阳气微弱，受寒邪伤害而发生的热病，发热轻微。

㊻ 五月、六月阳气已盛，为寒所折，病热则重：五月、六月间阳气旺盛，受寒邪伤害而发生的热病，发热严重。

㊼ 七月、八月阳气已衰，为寒所折，病热亦微：七月、八月间阳气衰退，受寒邪伤害而发生的热病，发热较轻。

㊽ 其病与温相似：故五月、六月的气候较三月、四月与七月、八月为炎热，所以发病也较严重。寒疫的轻重与霜降至春分间所患伤寒的轻重

相似，只不过寒疫是非时之气为病，而伤寒是当令之气为病罢了。寒疫病虽属热病，但其发病季节与发热症状，皆与温病相似。

㊾ 但治有殊耳：但其病因不同，寒疫病为非冬时由暴寒所侵，温病则为冬时触寒至春时而发，因而治法亦有区别。

㊿ 十五日得一气：大气的运行，五日谓之候，三候谓之气，节气的变化大约十五日变换一次。

(51) 于四时之中，一时有六气：在一年的四季中，每季气候发生六次变化。

(52) 四六名为二十四气：每年气候发生二十四次变化，称为二十四气。掌握二十四气的变化规律，不但有助于诊治疾病，而且也有利于健身防病。

(53) 然气候亦有应至仍不至：一年二十四节气固然有明显的季节性，但节气变化规律也存在着变化。气候变化有时节气到，而相应的气候未到。

(54) 或有未应至而至者：有时节气未到，而相应的气候已到。

(55) 或有至而太过者：有时节气到，而相应的气候太过。

(56) 皆成病气也：这些气候的太过、不及，或早或迟的变化，都是致病因素。

(57) 但天地动静：但天地阴阳动静的变化。

(58) 阴阳鼓击者：阴气与阳气相互鼓动搏击，相互推进，都有一定的发展规律。

(59) 各正一气耳：四时季节各有其正常气候。

(60) 是以彼春之暖，为夏之暑：所以一般由春季的温暖逐渐变为夏季的炎热。

(61) 彼秋之忿，为冬之怒：由秋季的凉爽逐渐变为冬季的严寒，好像人的情志由忿恨变为愤怒一样。

(62) 是故冬至之后，一阳爻升，一阴爻降也；夏至之后，一阳气下，一阴气上也：爻，本为交错变化之义。春夏秋冬的变化，不外乎阴阳相互促进。阴阳相互升降与消长，阴极可以转化为阳，阳极可以转化为阴，形成寒暑往来，无穷无尽的往复。因此冬至之后，阳升阴降；夏至之后，阳降阴升。

(63) 斯则冬夏二至，阴阳合也：这就是冬至、夏至阴阳二气相合之时。

㉔ 春秋二分，阴阳离也：春分，阳气开始超过阴气，气候转温；秋分，阴气开始超过阳气，气候转凉，所以春分与秋分是阴阳二气分离之时。

㉕ 阴阳交易，人变病焉：阴阳交易，指阴阳之气相互交换变易。四季气候变更，正是阴阳离合的表现。若阴阳错杂而离合失常，人体不能适应节气的阴阳变化，就容易触冒邪气而生病。

㉖ 此君子春夏养阳，秋冬养阴，顺天地之刚柔也：因此养生的原则首先要适应时令。春夏二季注重保养阳气，饮食居处注意以凉以寒，旨在扶阴以抑阳，勿使阳热太过，使之夏不暑；秋冬二季注重保养阴气，饮食居处注意以温以热，旨在扶阳以抑阴，勿使阴寒太过，使之冬不伤寒，以适应天地间的气候变化。

㉗ 小人触冒，必婴暴疹：婴，触也，得也，指遭受之意。疹，疾病之意。暴疹，即暴病。如果不注重养生，不顺应时令变更，而触冒寒暑，就容易触冒外邪而发生疾病；即使不即时发病，也会使人体抵抗力减弱，导致以后容易感邪患病。

㉘ 须知毒烈之气，留在何经，必发何病，详而取之：要知道查清致病因素是属于何种毒烈之气，侵犯哪一经，会发生什么病，应详细地诊察以确定治疗方法，才能收到预期的疗效。

㉙ 是以春伤于风，夏必飧泄：疾病的发生，不但有其近因，还有其远因。春天受风气的伤害，风气通于肝，肝邪有余而乘脾土，留连至夏，暑湿之气相并，因而夏季容易发生飧泄。

㉚ 夏伤于暑，秋必病疟：夏季受暑气的伤害，暑气当与汗同出。若夏伤暑而汗不出，留连至秋，清凉之气搏击其暑热，因而秋季容易发生疟疾。

㉛ 秋伤于湿，冬必咳嗽：秋季受湿气的伤害，湿与水同源，子盗母气，留连至冬，又与外寒相触，因而冬季容易发生咳嗽。

㉜ 冬伤于寒，春必病温：冬季受寒气的伤害，寒气通于肾，肾失闭藏之令，内郁所伏之寒，久郁成热，留连至春，更遇外来之温气，引出内郁之热邪，因而春季容易发生温病。

㉝ 此必然之道，可不审明之：医者对气候变化，应当既知其常，又知其变。外感疾病的发生有其季节性，季节气候的正常与否，以及人体能否适应其季节气候的变化，是发病的主要因素。这是必然的规律，医者怎

能不详细地审察明白呢？

㊔ 伤寒之病，逐日浅深，以施方治：伤寒这种病，传变迅速，其病情是随着病程深入而逐渐由表入里，由浅入深，因此必须根据病情的变化进行治疗。

㊕ 今世人伤寒，或始不早治，或治不对病，或日数久淹，困乃告医：现在不少人患了伤寒，有的初起不及时治疗，有的治疗不对证，有的拖延治疗时间，直到病情危重时，才请医者诊治。

㊖ 医人又不依次第而治之，则不中病：医者又不按照治疗程序进行治疗，因此治疗不对证。

㊗ 皆宜临时消息制方，无不效也：必须依据病情确定治法，斟酌制方遣药，没有不收到疗效的。

讲析

冬时触寒不即病，寒毒藏伏肌肤间，至春夏阳气升发，则寒毒与阳气相搏于营卫之间，其邪与冬时即病之邪无异，因春之温气而变，名曰温病也；因夏之暑气而变，名曰热病也；因节气虚风而变，名曰中风也；因暑湿而变，名曰湿病也；因风热相搏而变，名曰风温也。其病本因冬时中寒，随时有变病之形态，故通称谓"伤寒"也，即病谓之伤寒，由于其因不殊，故以伤寒为称，形态各异，故施治不得相混。"伤寒"这一病名，有广义和狭义之分：中而即病者，为狭义伤寒；中而不即病者，寒毒藏于皮肤，由于不同季节而激发，因而分列各种病名，为广义伤寒。

鉴别

不同季节、不同气候对人体生理和病理均有相应影响，根据这一特点，制定治病用药的原则。

春夏季节，由于阳气的升发，气候逐渐由寒转暖，由暖转热，人体的肌肤腠理也随之逐渐疏松开泄，所以在春夏季节用药，必须考虑到阳气升发，腠理疏松的因素。对于辛温解表发汗药物的选用要掌握分寸，即使是风寒感冒，也不宜过于发汗开泄；即使是寒证，也不宜过用辛温大热之剂，以免开泄太过、温热太过以耗散气阴。秋冬季节，由于阳气逐渐潜藏，气候逐渐由热转凉，由凉转寒，人体的肌肤腠理也随之逐渐致密，阳气潜藏。此时若非大热之证，当慎用寒凉药物，以免耗伤阳气。此外，暑邪有明显的季节性，且多夹湿，故暑天治病，必须注意消暑化湿。燥邪致病，多在秋季，所以秋季治病，慎用香燥之品。

原文

又，土地温凉，高下不同，物性刚柔，飡居亦异。是故黄帝兴四方之问，岐伯举四治之能，以训后贤，开其未悟。临病之工，宜须两审也。（145）

直释

① 又："又"字承上启下，引出下文。

② 土地温凉，高下不同：因为地域气候暖冷、地势高低的不同。

③ 物性刚柔：物品的性质有刚柔软硬的区别。

④ 飡居亦异：饮食起居的风俗习惯也各有差异。

⑤ 是故黄帝兴四方之问：所以黄帝曾提出东南西北四个方面的问题：天不足西北，因为西北方多高山峻岭，地域高，属阴，北方寒而西方凉，天气较冷；地不满东南，因为东南方却是汪洋大海，地域低，属阳，南方热而东方温，天气较热。

⑥ 岐伯举四治之能：岐伯举出砭石、毒药、微针、灸焫四种治法的功能：东方海滨之域，地气温，其民食鱼而嗜咸，其病多痈疡，故治宜砭石；南方卑湿之域，地气热，其民嗜酸而食胕，其病多挛痹，故治宜微针；西方沙石之域，地气凉，其民华食而脂肥，其病生于内，故治宜毒药；北方高陵之域，地气寒，其民野处而乳食，其民生满病，故治宜灸焫。

⑦ 以训后贤，开其未悟：以启发后人，开导那些不知变通的医生。

⑧ 临病之工，宜须两审也：临床诊治疾病的医生，应当因时因地施治，详细地审察病情。

讲析

根据地理特点、环境条件对机体和疾病的影响，考虑治疗用药的原则。不同地区，不仅有不同的地理特点，而且其环境、气候、生活习俗、生活条件等各不相同，因此人的生理活动和病理变化的特点也不尽相同，故在确定治疗方法时，必须考虑到因时、因地制宜。我国西北高原地区，气候寒冷，干燥少雨，其民依山陵而居，经常处在风寒的环境之中，多食鲜美酥酪骨肉和牛羊乳汁，体质较壮，故外邪不易侵犯，其病多为内伤；东南地区，滨海傍水，平原沼泽较多，地势低洼，温热多雨，其民食鱼而嗜咸，大都皮肤色黑，病多痈疡，或易患外感。地理有高有低，气候有温有凉，地理高的气候寒凉，地理低下的气候温热。西北方天气寒冷，其病多外寒而里热，应散其外寒，而凉其里热；东南方天气温热，因阳气外泄，故生内寒，所以应收敛其外泄的阳气，而温其内寒。

鉴别

西北地区，地势较高，气候干燥，风寒致病较多；东南地区，地势低下，气候潮湿，湿热致病较多。风寒之邪易伤形体，故多从皮毛肌表而侵入人体；湿热之邪易伤气分，故其邪不都是从表而侵入人体，所以治伤寒的方法与治温热的方法有所不同。一般来说，风邪束于肌表多成风温，湿邪内侵脾胃则多成湿温，即使有时兼有微寒，但与风寒、寒湿之寒邪较甚者不同。对于温病的治疗，邪在表时宜用辛凉发表，不宜用辛温之剂；邪在里时宜清泄邪热，不宜过用攻逐邪热之剂。

原文

凡伤于寒，传经则为病热，热虽甚，不死；若两感于寒而病者，多死。（146）

直释

①凡伤于寒：凡是人体被寒邪侵袭，感触于寒邪。

②传经则为病热：邪气由皮肤侵入，传于经脉，与正气相搏，就会发热；若未传入经脉，就不会发热。四时之中皆有伤于寒邪为病，感受外邪后就会发热，这种发热是机体抗邪的反应。

③热虽甚，不死：所以热得虽然厉害，也不容易死亡。

④若两感于寒而病者：如果互为表里相应的阴阳两经，同时感触寒邪为病。

⑤ 多死：至于两感于寒，不但阳经受邪，而且直趋于里，病及阴经。阴经与阳经同时受病，一方面表明邪气亢盛，另一方面说明正气衰弱，正气不能御邪于外，因而直陷于里，所以预后不良，难免于死亡。

讲析

四时之气皆能伤人，其留连不愈者，发为飧泄、痎疟、咳嗽、温病；其病不留连者，则为四时伤寒之病。春月大风盛行，风中寒气偏多；夏月暑气大行，早晚间时有雷雨，乃阴湿之寒也；秋月燥气固盛，早晚间每多雾露清凉之气，其气亦同寒也；冬有寒水用事，本于寒气也。

原文

尺寸俱浮者，太阳受病也，当一二日发，以其脉上连风府，故头项痛，腰脊强。（147）

直释

①尺寸俱浮者：从寸至尺三部脉皆呈浮象。表证之中，由于病证的经脉不同，分为太阳、阳明、少阳三阳经病，太阳为三阳之长，其气浮于外，故脉尺寸俱浮。

②太阳受病也：为足太阳经感受病邪。

③当一二日发：邪气初入皮肤而居表，故大多在一二日间发病。

④以其脉上连风府：因为足太阳经脉向上循行，连及风府。

⑤故头项痛，腰脊强：所以当病邪传入足太阳经的时候，出现头项疼痛，腰脊牵强不舒。

讲析

足太阳膀胱经起于眼内角的睛明穴，上行额部，交会于头顶；直行的脉则从头顶入内络于脑，复出下行后项，沿着肩膊内侧，挟行于脊柱两旁到达腰部，入深层，沉着脊旁肌肉行走，联络与本经相表里的肾脏，会属于本腑膀胱。足太阳是诸阳的统帅，其经脉连于风府，复于颠背之表。所以太阳为诸阳主气，主一身之表。故太阳经感受邪气，多在一二日间发病，头项疼痛，腰脊牵强不舒。

尺寸俱长者，阳明受病也，当二三日发，以其脉夹鼻，络于目，故身热汗出，目疼，鼻干，不得卧。（148）

直释

①尺寸俱长者：从寸至尺三部脉皆呈长象。

②阳明受病也：为足阳明经感受病邪。

③当二三日发：一二日之邪不已，至二三日则传于阳明，故阳明病大多在二三日间发病。

④以其脉夹鼻，络于目：因为足阳明经脉循行于鼻旁而络于目。

⑤故身热汗出，目疼，鼻干，不得卧：所以当病邪传入足阳明经的时候，经络感受邪气，出现身热汗出，目疼鼻干，不得卧。

讲析

足阳明胃经起于鼻梁上端凹陷处，左右相交，缠束于旁侧的足太阳经脉（即目旁睛明穴），由此下行，沿鼻的外侧。故阳明经感受邪气，多在二三日发病。阳明主肌肉，其经脉挟鼻，络于目，所以身热汗出，目疼鼻干，不得安卧。

原文

尺寸俱弦者，少阳受病也，当三四日发，以其脉循胁络于耳，故胸胁痛而耳聋。此三经受病，未入于腑者，皆可汗而已。（149）

直释

①尺寸俱弦者：从寸至尺三部脉皆呈弦象。少阳系胆，邪热居胆，故少阳受病，脉尺寸俱弦。

②少阳受病也：为足少阳经感受病邪。

③当三四日发：二三日阳明之邪不已，至三四日则传于少阳，故少阳病大多在三四日间发病。

④以其脉循胁络于耳：因为足少阳经脉循行胸胁而络于耳。

⑤ 故胸胁痛而耳聋：所以当病邪传入足少阳经的时候，经络感受邪气，经气壅塞不利，出现胸胁疼痛而耳聋。

⑥ 此三经受病：以上足太阳、足阳明、足少阳三阳经感受病邪而病。

⑦ 未入于府者：邪气尚未传入于府。

⑧ 皆可汗而已：都可用汗法治疗。三阳受邪，为病在表，于法当解；然三阳亦有入腑者，入腑则宜下，故云"未入于腑者，皆可汗而已"。

足少阳胆经起于眼外角，上行至额角，折向下转至耳后；其直行的脉，从缺盆下腋，沿胸部过季胁。故少阳经感受邪气，多在三四日发病。少阳主胆其经脉循行于两侧胁部，上络于两耳，所以胸胁痛而耳聋。

尺寸俱沉濡者，太阴受病也，当四五日发，以其脉布胃中，络于嗌，故腹满而嗌干。（150）

① 尺寸俱沉濡者：从寸至尺三部脉皆呈沉濡之象。阳邪传阴，邪气内陷，故太阴受病，脉尺寸俱沉濡。

② 太阴受病也：为足太阴经感受病邪。

③ 当四五日发：三四日少阳之邪不已，至四五日则传太阴，故太阴病大多在四五日间发病。

④ 以其脉布胃中，络于嗌：因为足太阴经脉分布于胃中而络于咽部。

⑤ 故腹满而嗌干：所以当病邪传入足太阴经的时候，邪在太阴，脾气困滞，则腹部胀满；脾热上熏，故咽部干燥。

足太阴脾经起于足大趾之端，上行直入腹内，会属于脾脏，与表里相合的胃腑联络，再向上穿过膈膜，挟行咽喉。故感邪四五日，传入太阴受病，太阴经脉散布于胃中，上络于咽嗌，所以腹中胀满而咽嗌发干。

尺寸俱沉细者，少阴受病也，当五六日发，以其脉贯肾，络于肺，系舌本，故口燥舌干而渴。（151）

直释

①尺寸俱沉细者：从寸至尺三部脉皆呈沉细之象。少阴肾水，性趋下，故少阴受病，脉尺寸俱沉细。

②少阴受病也：为足少阴经感受病邪。

③当五六日发：四五日太阴之邪不已，至五六日则传于少阴，故少阴病大多在五六天间发病。

④以其脉贯肾，络于肺，系舌本：因为足少阴经脉贯肾，系于舌根。

⑤故口燥舌干而渴：所以当病邪传入足少阴经的时候，邪在少阴，肾液被热所灼，肺津不布，故口燥舌干而渴。

讲析

足少阴肾经起于小趾下，贯穿脊柱，会属本经肾脏，联络与本经相表里的膀胱腑，直行的经脉，从肾上行，穿过肝脏，通过膈膜，络入于肺，沿喉也，挟于舌根部。故感邪五六日，传入少阴受病。少阴经脉贯于肾，上络于肺，连接于舌根，所以口燥舌干而渴。

原文

尺寸俱弦微者，厥阴受病也，当六七日发，以其脉循阴器，络于肝，故烦满而囊缩。此三经皆受病，已入于腑者，皆可下而已。（152）

直释

①尺寸俱弦微者：从寸至尺三部脉皆呈弦微之象。邪热已剧，近于风，故厥阴受病，脉尺寸俱弦微。

②厥阴受病也：为足厥阴经感受病邪。

③当六七日发：五六日少阴之邪不已，至六七日则传于厥阴，故厥阴病大多在六七日间发病。

④ 以其脉循阴器，络于肝：因为足厥阴经脉循行于阴器，而上络于肝。

⑤ 故烦满而囊缩：所以当病邪传入足厥阴经的时候，病在厥阴，邪气聚于内，故心烦满闷而阴囊上缩。

⑥ 此三经皆受病：以上足太阴、足少阴、足厥阴三阴经感受病邪而发病。

⑦ 已入于腑者：邪气已经传入于腑。

⑧ 皆可下而已：都可用下法治疗。因为三阴受邪，为病在里，于法当下；然三阴亦有经者，在经则宜汗，故云"已入于腑者，皆可下而已"。

讲析

足厥阴肝经起于足大趾二节间丛毛的边侧，向上穿过膈膜，散布于胁肋。故感邪六七日，传入厥阴受病，厥阴经脉环绕生殖器而上络于肝，所以心烦满闷而阴囊上缩。

原文

伤寒传经，在太阳，脉浮而急数，发热，无汗，烦躁，宜麻黄汤。（153）

直释

① 伤寒传经，在太阳：伤于寒邪，若邪传足太阳经。

② 脉浮而急数：脉呈浮而急数之象，当一二日间发病，脉浮为邪气在表，脉急数为热盛。

③ 发热，无汗，烦躁：邪在表，则头项痛，腰脊强；热盛，则发热，无汗而烦躁。

④ 宜麻黄汤：治宜麻黄汤以发汗，使太阳经之热邪得以外散。

讲析

伤寒传经者，谓冬伤于寒，不即病者，寒毒藏于肌肤而潜伏，至春阳气外散，邪气随之而出，发为温病，当辨其所见脉证，以法治之。若邪传太阳经，不宜用清凉之品，恐表邪内陷，故仲景曰："未入于腑者，皆可汗而已。"

传阳明，脉大而数，发热，汗出，口渴，舌燥，宜白虎汤；不差，与承气汤。（154）

直释

①传阳明：若邪传足阳明经。

②脉大而数：脉呈大而数之象，当二三日间发病，脉大为邪实，脉数为热盛。

③发热，汗出：里热外迫，熏蒸肌腠，则发热汗出。

④口渴，舌燥：热盛胃燥津枯，则口渴舌燥。

⑤宜白虎汤：治宜白虎汤，以清内热而凉肌腠，生胃津而止口渴舌燥。

⑥不差，与承气汤：服白虎汤不见疗效，可与三承气汤治疗。

讲析

邪传阳明经，若服白虎汤疗效不著者，必胃腑有燥结实热，审其在胃者，与调胃承气汤；在小肠，大便难而不甚者，与小承气汤；在大肠，大便硬甚者，与大承气汤。承气汤可以荡涤胃肠燥结，腑邪清而外热自解，故仲景曰："已入于腑者，皆可下而已。"

原文

传少阳，脉弦而急，口苦，咽干，头晕，目眩，往来寒热，热多寒少，宜小柴胡汤；不差，与大柴胡汤。（155）

直释

①传少阳：若邪传足少阳经。

②脉弦而急：脉呈弦而急之象，当三四日间发病，足少阳属胆，胆者肝之腑，故脉象弦而急。

③口苦，咽干，头晕，目眩：热邪循经入腑，胆气上溢，则口苦咽干，头晕目眩。

④往来寒热，热多寒少：少阳部位处于阴阳之交，邪正相争，温属

阳邪，故往来寒热，而热多寒少。

⑤ 宜小柴胡汤：治宜小柴胡汤清肝胆之热，以解半表之结邪。

⑥ 不差，与大柴胡汤：服小柴胡汤疗效不著者，再与大柴胡汤泻胆胃之实，以和半里之余结。

讲析

邪传少阳，诸证与伤寒大同，故治法亦不殊也。

原文

传太阴，脉濡而大，发热，下利，口渴，腹中急痛，宜茯苓白术厚朴石膏黄芩甘草汤。（156）

直释

① 传太阴：若邪传足太阴经。

② 脉濡而大：脉呈濡而大之象，当四五日间发病，足太阴属脾，故脉濡而大。

③ 发热，下利：邪陷入阴，热势渐深，循经入脾，胃肠不能使其津液消化水谷，则发热下利。

④ 腹中急痛：脾脏为热所灼，故腹中急痛。

⑤ 宜茯苓白术厚朴石膏黄芩甘草汤：治宜茯苓白术厚朴石膏黄芩甘草汤，以健脾益津，滋阴清热。

方释

（1方）茯苓白术厚朴石膏黄芩甘草汤方

方中：① 茯苓除热渗湿；② 白术健脾；③ 厚朴行气止痛；④ 石膏解肌热；⑤ 黄芩治热利；⑥ 甘草和胃。诸药伍用，治病邪传太阴，发热，下利，口渴，腹中急痛，诚丝丝入扣之良方也。

讲析

足太阴经入腹，属脾络胃，上膈挟咽，连舌本，散舌下，故邪陷足太阴，发热，下利，口渴，腹中急痛。

传少阴，脉沉细而数，手足时厥时热，咽中痛，小便难，宜附子细辛黄连黄芩汤。（157）

直释

① 传少阴：若邪传足少阴经。

② 脉沉细而数：脉呈沉细而数之象，当五六日间发病，此为热邪入里，邪自气陷血，故脉沉细而数。

③ 手足时厥时热：热邪循经入于脏腑，故手足时而逆冷，时而发热。

④ 咽中痛：热邪循经上干，则咽中疼痛。

⑤ 小便难：气逆于下，肾阳不行，故小便困难。

⑥ 宜附子细辛黄连黄芩汤：宜用温凉互济的附子细辛黄连黄芩汤治疗。

方释

（2方）附子细辛黄连黄芩汤方

方中：① 附子温固肾阳；② 细辛通脉利窍；③ 黄连清热于上；④ 黄芩清热于下。温凉互用，以除厥逆。

讲析

足少阴经属肾络膀胱，其直者，从肾上贯肝膈，入肺中，循喉咙，挟舌本。故邪陷足少阴，手足时厥时热，咽中疼痛，小便困难。

原文

传厥阴，脉沉弦而急，发热时疏，心烦呕逆，宜桂枝当归汤；吐蛔者，宜乌梅丸。（158）

直释

① 传厥阴：若邪传足厥阴经。

② 脉沉弦而急：脉呈沉弦而急之象，当六七日间发病，此为热邪陷

里，入阴已尽，故脉沉弦而急。

③发热时疏：阴极则出阳，故发热时疏也。

④心烦呕逆：热邪循经上干，则心烦呕逆。

⑤宜桂枝当归汤：宜用桂枝当归汤和营卫，除肝郁，清热除烦，以止呕吐。

⑥吐蛔者，宜乌梅丸：若邪热干胃而吐蛔者，则宜用乌梅丸，以敛热杀虫而自愈。

方释

（3方）桂枝当归汤方

方中：①桂枝益阳气；②当归和阴血；③半夏止呕逆；④芍药通痹；⑤黄柏除热烦；⑥炙甘草调中。六味药相济，除烦止逆，以和营卫。

讲析

足厥阴经循股阴入毛中，环阴器，抵少腹，挟胃属肝络胆，上贯膈。故邪陷足厥阴，发热时疏，心烦呕逆。

原文

以上皆传经，脉证并治之正法也；若入腑及脏，为传经变病，治列后条。（159）

直释

①以上皆传经，脉证并治之正法也：以上所论，皆为传经的脉证及其治疗的正治之法。

②若入腑及脏：如果邪传入腑，甚至邪传入脏。

③为传经变病，治列后条：为传经的变病，变病的脉证并治待续。

讲析

自第146～159条，共14条，为仲景引述《素问·热论》部分文献，并补入其脉证及治法整理而成。盖《素问·热论》所云伤于寒六经受病，皆以发热而渴为主，虽兼它证，而始终不言恶寒，可见传变之速，故仲景言："太阳病，发热而渴，不恶寒者，为温病。"《素问》以"热论"名篇，而于篇末申明曰："凡病伤寒而成温者，先夏至日者为病温，后夏至日者为病暑。"说明伤于寒邪，而变成温热病，发于夏至以前的称为温病，发于夏至以后的称为暑病。仲景于此篇补其治法，计11方。首列麻黄汤者，《素问·热论》所谓"其未满三日者，可汗而已"，"暑当与汗皆出，勿止"之意。其余10方中，用大黄、石膏、黄芩、黄连、黄柏诸清温解热之药，可知其用意也。盖《素问·热论》所言之六经，为足三阳、足三阴之经脉，以病邪之发在立春以后，夏至以前，适地气上升之时，只言足之六经受病也。仲景继承并发展《素问·热论》理论，所论之六经，以全身表里、肌肉、血脉、神经钤百病也。以上诸条所论，皆病邪传六经脉证并治之正法，乃仲景补《黄帝内经》之著。关于传经之变病的脉证并治，另有专述。

原文

若两感于寒者，一日太阳受之，即与少阴俱病，则头痛，口干，烦满而渴，脉时浮时沉，时数时细，大青龙汤加附子主之。（160）

直释

①若两感于寒者：如果互为表里的阳阴两经同时感受寒邪而发病，是太阳与少阴同时受邪，表证与里证一起并见，所以它的传变是阴阳两经同时并传。

②一日太阳受之，即与少阴俱病：第一日太阳经受邪，和少阴经同时发病。太阳与少阴为表里，太阳膀胱也，少阴肾也，膀胱与肾为表里，故称表里俱病也。

③则头痛，口干，烦满而渴：故出现头痛之太阳经的症状，与口干、心烦胀满而口渴之少阴经的症状。

④脉时浮时沉，时数时细：热邪在太阳，则脉浮数；邪陷少阴，则脉沉细。今表里同病，正邪相争，故脉呈时浮时沉、时数时细之象。

⑤大青龙汤加附子主之：凡两感病，皆阳实阴虚，大青龙汤能散太阳之热实，加附子能固少阴之阳虚，所以应当用大青龙加附子汤治疗。

（4方）大青龙加附子汤方

方中：① 重用麻黄，配桂枝，则峻汗；② 杏仁利肺，以开达皮毛；③ 石膏清内热以除烦；④ 甘草、生姜、大枣调和脾胃，加附子以固阳。诸药合用，既散太阳之热实，又固少阴之阳虚。

一般而言，外感于寒，多由表入里，逐渐化热传变；唯独两感于寒，乃是一腑一脏，一阳一阴，同时俱病，来势迅速，措手不及，显见邪气充盛，正气不支，病情严重，预后大多不良。

二日阳明受之，即与太阴俱病，则腹满，身热，不欲食，谵语，脉时高时卑，时强时弱，宜大黄石膏茯苓白术枳实甘草汤。（161）

① 二日阳明受之，即与太阴俱病：第二日阳明经受邪，和太阴经同时发病。阳明与太阴为表里，阳明胃也，太阴脾也，胃与脾为表里，故称表里俱病也。

② 则腹满，身热，不欲食，谵语：故出现身热谵语之阳明经的症状，与腹部胀满、不欲饮食之太阴经的症状。

③ 脉时高时卑，时强时弱：高卑，犹上下也。热邪在阳明，则脉高强；邪在太阴，则脉卑弱。今表里同病，正邪相争，故脉呈时高时卑、时强时弱之象。

④ 宜大黄石膏茯苓白术枳实甘草汤：适宜用大黄石膏茯苓白术枳实甘草汤治疗，以和阴阳之气，解表里之邪。

（5方）大黄石膏茯苓白术枳实甘草汤方

方中：① 取承气之半，大黄、枳实以泻阳明之实热，佐石膏以解肌，不用朴硝，以防邪内陷；② 合理中之半，白术、甘草以除太阴之虚热，佐茯苓以化气，不用参姜，恐助邪热。攻补兼施，阴阳气和，而表里之邪自解矣。

实而感之浅者可生，虚而感之深者多死。一般的外感于寒，多由表入里，逐渐化热传变，唯独两感于寒，开始第一日太阳少阴受邪，续之第二日阳明太阴受邪，乃是一腑一脏、一阳一阴同时俱病，来势迅速，措手不及，显见邪气充盛，正气不支，病情严重，预后大多不良。

三日少阳受之，即与厥阴俱病，则耳聋，囊缩而厥，水浆不入，脉乍弦乍急，乍细乍散，宜当归附子汤。（162）

① 三日少阳受之，即与厥阴俱病：第三日少阳经受邪，和厥阴经同时发病。少阳与厥阴为表里，少阳胆也，厥阴肝也，胆与肝为表里，故称表里俱病也。

② 则耳聋，囊缩而厥，水浆不入：故出现耳聋之少阳经的症状，与阴囊上缩而四肢厥冷、水分或浆液不能下咽之厥阴经的症状。

③ 脉乍弦乍急，乍细乍散：热邪在少阳，则脉弦细；邪在厥阴，则脉急散。今表里同病，正邪分争，故脉呈乍弦乍急、乍细乍散之象。

④ 宜当归附子汤：适宜用当归附子汤治疗，以清少阳之邪热，补厥阴之血气。

（6方）当归附子汤方

方中：① 当归、附子、人参以补厥阴之血气；② 黄连、黄柏以清少阳上、下二焦邪热。寒热为并用，清补相济，庶可挽救此垂危之征。

以上皆传经变病，多不可治，不知人者，六日死。若三阴三阳，五脏六腑皆受病，则营卫不行，脏腑不通而死矣。所谓两感于寒，不免于死者，其在斯乎！其在斯乎！（163）

①以上皆传经变病，多不可治：以上论述，是传经的变病，大多预后不良。

②不知人者，六日死：病情发展到神识昏迷的地步，大约到第六日左右就有死亡的危险。

③若三阴三阳、五脏六腑皆受病：如果三阴三阳、五脏六腑都受病。

④则营卫不行，脏腑不通而死矣：脏腑不通而死矣，那么营卫之气不得运行，脏腑之气不得畅通，就会引起死亡。

⑤所谓两感于寒，不免于死者：所谓阳经、阴经两者同时感受寒邪，那么就不免于死亡。

⑥其在斯乎：这就是对死亡机理的概括。

传经的变病，大多六经传遍，病情发展到神识昏迷的地步，到六日就会死亡。既然三阳三阴都已受邪，五脏六腑俱病，为什么要至第六日就会死亡呢？阳经、阴经同时感受寒邪为病，三日六经俱病，营卫之气不能流行于内外，腑脏之气不得通畅于上下，虽然腑脏之气将尽，营卫之气将绝，三日本应死亡，为什么这样神识昏迷的危重证候，还能存活三日呢？这是胃气尚未全绝的缘故。阳明为水谷之海，五脏六腑之大源，所以说阳明是十二经之长。又，阳明多血多气，其血气盛，则感邪热也盛，故神识昏迷。三日以后，阳明经脉之血气已经衰竭。即两感于寒，六经传遍需用三日，之后胃气将竭需用三日，故至六日腑脏之气俱尽，营卫之气俱绝，则死矣。

若不加异气者，至七日太阳病衰，头痛少愈也；八日阳明病衰，身热小歇也；九日少阳病衰，耳聋微闻也；十日太阴病衰，腹减如故，则思饮食；十一日少阴病衰，渴止，舌干已而嚏；十二日厥阴病衰，囊纵，少腹微下，大气皆去，病人精神爽也；若过十三日以上不间，尺寸陷者，大危。（164）

直释

①若不加异气者：异气，指又感受另外一种病邪。如果没有再感受新的病邪。

②至七日太阳病衰，头痛少愈也：六经病证的愈期，乃由发病日期推测而来。一日邪在太阳，若不传经，则至七日太阳病的病势就会开始衰减，头痛就会减轻。

③八日阳明病衰，身热小歇也：二日邪传阳明，再不传经，则至八日阳明病的病势就会开始衰减，身热就会减轻。

④九日少阳病衰，耳聋微闻也：三日邪传少阳，再不传经，则至九日少阳病的病势就会开始衰减，耳聋就会减轻，听觉逐渐恢复。

⑤十日太阴病衰，腹减如故，则思饮食：四日邪传太阴，再不传经，则至十日太阴病的病势就会开始衰减，腹满就会减轻而恢复到常态，食欲增加。

⑥十一日少阴病衰，渴止，舌干已而嚏：五日邪传少阴，再不传经，则至十一日少阴病的病势就会开始衰减，口和舌润而且打喷嚏。

⑦十二日厥阴病衰，囊纵，少腹微下，大气皆去，病人精神爽也：囊纵，指阴囊由收缩转为松弛。六日邪传厥阴，再不传经，则至十二日厥阴的病势就会开始衰减，收缩的阴囊开始弛缓，少腹部也渐觉舒畅，病邪已经消除，病人精神随之爽快。

⑧若过十三日以上不间，尺寸陷者，大危：间，愈也。不间，指病人不愈，为病势未衰而继续发展。尺寸陷，指寸、关、尺三部脉沉伏不显，有似下陷，为正气大衰。如果病势超过十三天不愈，病情仍然继续发展，寸、关、尺脉象沉伏无力，那就非常危险了。

讲析

根据经络学说，外感病有一定病程，其病解也有一定规律。如果不是阴阳两经同时受病，病只在一经，未向其他经传变，并且又没有重感新的外邪，经过六七日，邪气渐衰，正气渐复，就会转向痊愈。然而，六经病的愈期不是绝对的，也有过期不愈而病势依然发展的情况，表明邪盛正衰，病情极其危险。

原文

若更感异气，变为他病者，当依坏病证而治之。若脉阴阳俱盛，重感于寒者，变成温疟；阳脉浮滑，阴脉濡弱，更伤于风者，变为风温；阳脉洪数，阴脉实大，更遇温热，变为温毒，温毒，病之最重也。阳脉濡弱，阴脉弦紧，更遇温气者，变为温疫。以此冬伤于寒，发为温病，脉之变证，方治如说。（165）

直释

① 若更感异气，变为他病者：在伤于寒邪尚未清除，重感于异气之邪，使之转变为坏病。

② 当依坏病证而治之：在治疗上，首先要探索所感受的是何种病邪，转变成何种病证，然后依变病的脉证论治，不能拘泥于成法。

③ 若脉阴阳俱盛，重感于寒者，变成温疟：阴，指尺脉；阳，指寸脉；盛，指旺盛。脉阴阳俱盛，即尺寸脉均呈强盛之象，重新感受寒邪，变成先热后寒的温疟证。

④ 阳脉浮滑，阴脉濡弱，更伤于风者，变为风温：寸脉呈浮滑，尺脉呈濡弱之象，重新感受风邪，变成风温证。

⑤ 阳脉洪数，阴脉实大，更遇温热，变为温毒：寸脉呈洪数，尺脉呈实大之象，重新感受温热之邪，变成温毒证。

⑥ 温毒，病之最重也：此为自注句。为诸温夹毒，秽浊太甚的一种较严重的病证。

⑦ 阳脉濡弱，阴脉弦紧，更遇温气者，变为温疫：寸脉呈濡弱，尺脉呈弦紧之象，重新感觉温邪，变成温疫证。

⑧ 以此冬伤于寒，发为温病：这些坏病，都是因为冬季先感受寒邪，后又感受其他病邪，而变成的温病。

⑨ 脉之变证，方治如说：应当随着脉象的变化进行辨证，处方用药应当按照坏病的辨证论治进行治疗。

仲景所谓"坏病"，包括患病治疗之误和重感异气之变两个方面。

因治疗失误而致证候变乱，难以正名的一类复杂证候，不可能有专法专方，因而仲景提出"观其脉证，知犯何逆，随证治之"的治疗原则。这一治疗原则，虽然是针对医生误治致坏病提出的，实际寓有普遍性的指导意义。

由于病中又感染其他的病邪，致使病证不能预期而愈，而变成其他证候，如冬季先感寒邪，重感异气变为温疟、风温、温毒、温疫四证，坏病治则也同样适用。通过对这些变证的脉证，进行具体分析，得出主要病因病机，然后采用相应的治疗，故仲景又指出："若更感异气，变为他病者，当依坏病证法而治之。"

原文

凡人有疾，不时即治，隐忍冀差，以成痼疾。小儿女子，益以滋甚。时气不和，便当早言，寻其邪由，及在腠理，以时治之，罕有不愈者。患人忍之，数日乃说，邪气入藏，则难为制。（166）

直释

①凡人有疾，不时即治：凡身体稍有不适，不能忽视，应当立即寻医诊治。

②隐忍冀差，以成痼疾：差，同"瘥"；痼疾，指不易治的旧病、久病。若迁延时日，失于治疗，往往会使病情加重，有病隐瞒忍耐而不进行治疗，希望侥幸获愈，将酿成不堪设想的后果。有些疾病往往因为日久失治，以致病邪日渐深入，而成为难以治愈的沉疴痼疾。

③小儿女子，益以滋甚：尤其是不能诉说病情的小儿，和具有经、带、胎、产生理特点的妇女，患病隐曲难言，因而拖延失治，致使病情日渐趋于严重。

④时气不和，便当早言，寻其邪由：若是慢性病，不及时治疗，因其病情变化缓慢，尚可暂无大害；若感受不正常的时令之气，因其病情变化迅速，更应该及早治疗，以避免邪向里传变，故寻找致病的原因。

⑤及在腠理，以时治之，罕有不愈者：乘病邪尚在肌肉皮肤的浅表

183

纹理之时，及时治疗，很少有不痊愈的。

⑥ 患人忍之，数日乃说：如果病人忍耐不治，过了许多天之后才说。

⑦ 邪气入藏，则难为制：病邪已经侵入脏腑，那就很难制止了。

邪在皮肤，在外属阳而易治；邪传入里，侵内属阴而难治。感受外邪，必须及早治疗，否则病邪会由浅而入深，由轻而转重，终将导致不可医治的境地。由此引伸出外感病的发展规律，是由皮毛而肌肤，由肌肤而筋脉，由筋脉而六腑，由六腑而五脏，所谓从外到内，由浅入深，这是"六经""三焦"等辨证方法的基础。

凡作汤药，不可避晨夕，觉病须臾，即宜便治，不等早晚，则易愈矣，如或瘥迟，病即传变，虽欲除治，必难为力。服药不如方法，纵意违师，不须治之。（167）

① 凡作汤药，不可避晨夕：凡是有病煮服汤药，不可拘泥于时间的早晚。

② 觉病须臾，即宜便治：感觉身体不适，应该立即治疗。

③ 不等早晚，则易愈矣：不要等待拖延时间，病就容易治愈。

④ 如或瘥迟，病即传变：如果拖延时间，病情就会发生变化。

⑤ 虽欲除治，必难为力：虽然欲想彻底医治，也难以近期收效。

⑥ 服药不如方法：煮服汤药不能按照规定。

⑦ 纵意违师，不须治之：任意违背医嘱，那就不如不治。

煮服汤药不可拘泥时间的早晚，凡感觉身体不适，应迅速寻医诊治，立即服药，就容易治愈；否则，病情就会转化，而难以治疗。所以仲景的每一首方剂的配伍和煮服法，都有一定的规定，煮药时间有先后。如麻黄汤，先煮麻黄去沫，后加其他药物。若不除去麻黄的沫，会使汗出过多，且心烦不安，形成变证。大承气汤的大黄后下，因生则行速，使药力直达中、下二焦。桂枝汤服后，必须啜热稀粥，以助药力；并须温覆以取微汗，不宜汗出太多，得汗应停止后服，以防耗伤正气。不同的汤方，服用时有不同的要求，无论方剂的配伍、煮服药、服药护理，都应认真按照医生的规定执行，才有可能收到预期疗效，否则，服药不遵医嘱，就难于把病治好。

原文

凡伤寒之病，多从风寒得之，始表中风寒，入里则不消矣。未有温覆而当，不消散者。不在证治，拟欲攻之，犹当先解表，乃可下之。若表未解，而内不消，非大满，犹有寒热，则不可下；若表已解，而内不消，大满大实，腹坚中有燥屎，自可下之。虽四五日，数下之，不能为祸也。若不宜下，而便攻之，则内虚热入，协热遂利，烦躁诸变，不可胜数，轻者困笃，重者必死矣。（168）

直释

① 凡伤寒之病，多从风寒得之：凡是伤寒病，大多是感受风寒之邪所致。

② 始表中风寒，入里则不消矣：开始时肌表被风寒之邪所伤，还容易治疗；若表邪传里，则不容易消散。

③ 未有温覆而当，不消散者：温覆，指服药后用衣被覆盖，使周身温暖而得微汗。若在服解表药时，尚未适当地用衣被覆盖以保温微似取汗，病邪是不能消散的。

④ 不在证治，拟欲攻之：如果不根据辨证论治的法则，一始病就用攻下的方法，这是错误的，必须考虑是否尚有表邪存在。

⑤ 犹当先解表，乃可下之：犹其表邪未解，应该首先解表待表邪解散后，才可使用攻下的方法。

⑥ 若表未解，而内不消，非大满，犹有寒热，则不可下：如果表邪未解，而里证未消除，但里证尚未形成大满大实的证候，还有恶寒发热的症状，则不可使用攻下法。

⑦ 若表已解，而内不消，大满大实，腹坚中有燥屎，自可下之：如果表邪已解，而里证未消除，但里证已形成大满大实的证候，还有腹坚肠

中燥屎阻结的症状，则自然可以使用攻下法治疗。

⑧虽四五日，数下之，不能为祸也：即使大满大实的证候已经四五日了，多次使用攻下法治疗，对身体也不会有妨碍。

⑨若不宜下，而便攻之，则内虚热入，协热遂利，烦躁诸变：协热，含夹热之意。如果不适宜用攻下法治疗，而随便使用攻下法攻下，则由误下而导致里虚，正伤邪陷，邪热内传，夹表热传里，可以引起协热下利、烦躁等一系列变证。

⑩不可胜数，轻者困笃，重者必死矣：其变证不可胜数，轻的病势变重，重的必然成为危候。

讲析

风寒表证，治当及时解表，并适当的温覆以微似取汗，顺从正气祛邪外达的趋势，因势利导，表证很容易治愈；否则，表邪传里，则不易消散。这是治疗外感表证的一个原则。即使兼有里证，也应先表后里，仍须先解表邪，待表邪消散后，方可使用攻下法。

鉴别

使用攻下法，应根据里实程度的轻重而定。

表邪尚未解除，里证尚未成实，还未形成大满大实的证候，还有恶寒发热的症状，治以攻下，不可能痊愈。

表邪已经解除，里证已经成实，大满大实的证候已经出现，腹坚肠中有燥屎阻结，则当及时攻下，不必拘于时日，多次使用攻下法，对身体不会有妨碍。

若不宜用攻下法，而使用攻下法攻下，耗伤正气，势必造成正虚邪陷，而引起协热下利、烦躁诸变证，最后势必导致正不胜邪而死亡。

原文

夫阳盛阴虚，汗之则死，下之则愈；阳虚阴盛，汗之则愈，下之则死。如是，则神丹安可以误发，甘遂何可以妄攻？虚盛之治，相背千里；吉凶之机，应若影响，岂容易哉！况桂枝下咽，阳盛即毙；承气入胃，阴盛以亡。死生之要，在乎须臾；视身之尽，不暇计日。此阴阳虚实之交错，其候至微；发汗吐下之相反，其祸至速。而医术浅狭，懵然不知病源，为治乃误，使病者殒殁，自谓其分，至令冤魂塞于冥路，死尸盈于旷野。仁者鉴此，岂不痛欤！（169）

直释

①夫阳盛阴虚：所谓阳盛，是指在里的邪热亢盛；所谓阴虚，是指在里的津液耗伤。即邪热炽盛而阴液虚损的证候。

②汗之则死，下之则愈：病在表，宜用发汗；病在里，宜用攻下，这是治疗原则。如果辨证不清，表里不分，汗下失当，里热误用辛温发汗，必致劫夺津液，狂躁痉厥诸变证可以立即出现。如果表寒郁久化热，阴液被灼，而见大热大渴、口干舌燥之里热证，治宜苦寒攻下以存阴，所以不可用汗法。误用汗法，就会引起死亡；用下法，泻去邪热，则病情就会好转。

③阳虚阴盛：所谓阳虚，是指在表的卫阳被遏；所谓阴盛，是指在表的风寒亢盛。即寒邪盛而卫阳被遏的证候。

④汗之则愈，下之则死：当风寒外邪初犯肌表，尚未化热，此时卫阳被遏，而见恶寒头痛身疼之表寒证，治宜辛温发汗，以发散表寒。若表寒证误用苦寒攻下，必致里气受伤，表邪内陷，洞泄下利、结胸痞满诸变证可以立即出现。所以说，宜用汗法，发汗则邪祛病愈。禁用下法，误下必正伤邪陷，而病情加剧，甚至引起危候。

⑤如是，则神丹安可以误发，甘遂何可以妄攻：神丹，指古代的一种发汗剂；甘遂，为峻下逐水之品。正因为这样，所以有发汗作用的神丹不可以误用，有攻下作用的甘遂不可以妄投。

⑥虚盛之治，相背千里：虚证与实证的施治，差异很大。

⑦吉凶之机，应若影响：用药得当与否，和病情安危，真是如影随形，如响应声。

⑧岂容易哉：治病真是不容易的事啊！

⑨况桂枝下咽，阳盛即毙；承气入胃，阴盛以亡：桂枝，指桂枝汤；承气，指大承气汤。何况误服桂枝汤，会使阳热过盛的人毙命；误施大承气汤，会使阴寒过盛的人死亡。

⑩死生之要，在乎须臾；视身之尽，不暇计日：死生之变，在顷刻之间；眼望着病人的死亡，来不及计算时日。

⑪ 此阴阳虚实之交错，其候至微：这种阴阳虚实的交错变化，其证候变化极其轻微。

⑫ 发汗吐下之相反，其祸至速：当用发汗而反用吐下，当用吐下而反用发汗，其不良后果会迅速发生。

⑬ 而医术浅狭，懵然不知病源：懵然，指糊涂不明。医术浅薄狭窄的医生，糊里糊涂地不明白病证的根源。

⑭ 为治乃误，使病者殒殁：殒殁，指死亡。当然其治疗会发生错误，使病人死亡。

⑮ 自谓其分，至令冤魂塞于冥路，死尸盈于旷野：因误治还说病人本来该死，而冤枉死亡的尸体遍布旷野。

⑯ 仁者鉴此，岂不痛欤：富有仁爱之心的善良人，能不感到痛心吗?

讲析

邪之伤于人，有浅深之分，浅者居表，深者入里。虚证和实证的施治，差异很大。用药的得当与否，和病情的安危，如影随形，如响应声，生死之变在于顷刻之间。所以说，医治失误，发生严重的后果，总由于庸医懵然不知病源的缘故。

原文

凡两感病俱作，治有先后，发表攻里，本自不同。而执迷用意者，乃云神丹、甘遂合而饮之，且解其表，又除其里，言巧似是，其理实违。夫智者之举错也，常审以慎；愚者之动作也，必果而速。安危之变，岂可诡哉！世上之士，但务彼翕习之荣，而莫见此倾危之败。惟明者，居然能护其本，近取诸身，夫何远焉。(170)

直释

① 凡两感病俱作，治有先后：凡是两感证，表里同时发病，治疗步骤应有先后。

② 发表攻里，本自不同：因为发表和攻里的作用，本来就不相同。

③ 而执迷用意者，乃云神丹、甘遂合而饮之：执迷用意，指以意推测，主观臆断，固执己见，而执迷不悟之意。而主观臆断的人，却把发汗

的神丹与攻逐的甘遂合起来使用。

④"且解其表，又除其里"，言巧似是，其理实违：竟说既能解表又能攻里，话是说得似乎有理，实际是违反治疗原则的。

⑤夫智者之举错也，常审以慎：错，同"措"，有采纳而实行的意思。有修养的人一举一动，常常都是小心谨慎。

⑥愚者之动作也，必果而速：无修养的人举止行为，必然是急于求成。

⑦安危之变，岂可诡哉：对病人的生命安危，岂能听信于诡辩呢？

⑧世上之士，但务彼翕习之荣，而莫见此倾危之败：翕习，比喻显赫荣盛貌。倾危，指倾覆之危。现在活在世上的人，只知道追求显赫的虚荣，而看不到误治致死的过错。

⑨惟明者，居然能护其本：只有懂得爱护自己生命的人，才能爱护别人。

⑩近取诸身，夫何远焉：将别人的生命看成是自己的生命一样，不能因病人的疏远而漠不关心病人。

讲析

治疗两感病，应当权衡病情的主次缓急，确定治疗的步骤，一般应先表后里，里证急的也可先治其理，不应该笼统地发汗攻下一起使用。发汗的神丹与泻水的甘遂，皆是峻烈之品，更不可同用。否则，会促使病情恶化，甚至危及生命。

原文

凡发汗，温暖汤药，其方虽言日三服，若病剧不解，当促其间，可半日中尽三服；若与病相阻，即便有所觉；重病者，一日一夜，当晬时观之。如服一剂，病证犹在，故当复作本汤服之；至有不肯汗出，服三剂乃解；若汗不出者，死病也。（171）

直释

①凡发汗，温暖汤药：服药方法得当，有益提高疗效。治疗不同的疾病，在服药方法与时间都有所不同。服发汗药物，一般应当温服，切勿

过凉，有利于药效的发挥。所以凡是发汗，应该服温暖的汤药。

② 其方虽言日三服：在服药次数与时间上，一般是一日服三次，使药力持续发挥疗效。

③ 若病剧不解，当促其间，可半日中尽三服：若病情严重，可以缩短服药的间隔时间，半日以内可将三次服尽，以增强药力。

④ 若与病相阻，即便有所觉：假使药不对证，服药后就会有不适的感觉。

⑤ 重病者，一日一夜，当晬时观之：晬时，指一昼一夜的时间。若病情严重，应该日夜护理，二十四小时观察病情。

⑥ 如服一剂，病证犹在，故当复作本汤服之：如果服一剂后，病证仍然存在，应当再用原来的方药治疗。

⑦ 至有不肯汗出，服三剂乃解：在服药数量上，只要病情未变，就应守方续服，一剂服完未效，尚须续服原方，二剂未愈，甚至连服三剂，其病情方得汗出而解。

⑧ 若汗不出者，死病也：若始终无汗，则预后不良。但有的只服一剂，已取得预期疗效，应当中病即止，不必尽剂。服之太过，反而耗损正气。

讲析

本条仅举发汗为例，以说明服汤药的方法。这些服药法度，须根据疾病的演变，作出适当的调整，才能切合病情，获得效验。

原文

凡得时气病，至五六日，而渴欲饮水，饮不能多，不当与也，何者？以腹中热尚少，不能消之，便更与人作病也。至七八日，大渴，欲饮水者，犹当依证而与之。与之时，常令不足，勿极意也。言能饮一斗，与五升。若饮而腹满，小便不利，若喘若哕，不可与之也。忽然大汗出，是为自愈也。（172）

直释

① 凡得时气病：凡是患时气病。

②至五六日，而渴欲饮水，饮不能多，不当与也，何者：到五六日的时候，而口渴想喝水，不能多饮，不应当勉强让他喝水，为什么呢?

③以腹中热尚少，不能消之，便更与人作病也：因为病人里热未甚，不能消水，水入不行，必然会加重病情。

④至七八日，大渴，欲饮水者，犹当依证而与之：到七八日的时候，口大渴，想喝水，还应当根据病情，酌量少少的饮服。

⑤与之时，常令不足，勿极意也：勿极意，指不使过度之意。饮服之时，勿使病人过度饮水，切忌过量。

⑥言能饮一斗，与五升：譬如病人说能喝一斗水，只可给予五升水。

⑦若饮而腹满，小便不利，若喘若哕，不可与之也：如果饮水后病人感到腹部胀满，小便不利，或气喘，或呃逆，就不可再喝水。

⑧忽然大汗出，是为自愈也：如果喝水后，忽然大汗出，那就是病证将要自愈的征兆。

鉴别

本条主要介绍四种饮水护理原则。渴欲饮水，饮不能多，其护理原则是"不当与也"。大渴，欲饮水，其护理原则是"勿极意也"。饮而腹满，小便不利，或喘或哕，其护理原则是"不可与之也"。饮水，大汗出，这是津液还复，阴阳协调的表现，乃是病将自愈的征象。

讲析

临床常见大热大渴之证，当饮水后，忽然大汗出，而热退身凉，这是津液还复，阴阳协调的表现。但口渴饮水，总不宜恣意太过，必须留有余量，或缓缓少量饮服，这样既可以补充津液，滋润脏腑，又不致使水气停蓄不行。所以在热病的护理中，饮水要适量，是一个值得注意的问题。口渴欲饮水，是里热的征象。里热消耗津液，所以要求饮水，以增加津液，滋润脏腑。但是应该斟酌里热的轻重、胃气的强弱，适当地饮服。

原文

凡得病，反能饮水，此为欲愈之病。其不晓病者，但闻病欲饮水者自愈，小渴者，乃强与饮之，因成其祸，不可复救也。（173）

① 凡得病，反能饮水，此为欲愈之病：凡是得病后，反而能够喝水，这是病证将愈的征兆。

② 其不晓病者，但闻病欲饮水者自愈：但也有不晓得病情的人，只听说病人能喝水，就会好转。

③ 小渴者，乃强与饮之：小渴，指轻变的口渴。轻度的口渴，就强迫大量喝水。

④ 因成其祸，不可复救也：因而酿成重病，以致达到不可救治的地步。

凡阴证，虚证病得愈时，每见渴欲饮水，这是阳气恢复的征兆，为病证将愈之候，但并非里热亢盛，决不可恣意多饮。假使仅是轻微口渴，乃强迫饮水，多饮后，则将恢复的阳气尚不能温运大量水分，必致水停不化而酿成腹满、小便不利、喘、哕诸变证。

凡得病厥脉动数，服汤更迟，脉浮大减小，初躁后静，此皆愈证也。（174）

① 凡得病厥脉动数：厥，作"其"字讲。凡得病时，其脉呈动数之象，为阳热亢盛的证候。

② 服汤更迟，脉浮大减小：更，指改变之意。服药后，脉转变为迟脉，表明邪热已退，邪热在表的证候，脉多浮大，服药后，转变为小脉，表明表邪已散。

③ 初躁后静，此皆愈证也：病证由初起时的烦躁不安，转变为后来的神情安静，这些都是邪退正安发、病证将愈的征兆。

诊病应注意脉证的前后比较，这有助于推测病势的进退和预后的安危。动数之脉，邪在阳也；汤入而变迟者，阳邪愈也。浮大之脉，邪在表也；而复减小者，表邪散也。病初躁乱者，邪所烦也；汤入而安静者，药胜病也。此皆为愈证。从这些脉证的演变，可能预测疾病已有向愈之机。

凡治温病，可刺五十九穴。又身之穴，三百六十有五，其三十穴，灸之有害；七十九穴，刺之为灾，并中髓也。（175）

①凡治温病，可刺五十九穴：《素问》《灵枢》时代治疗温热病，可针刺五十九个穴位。虽然孔穴的名称与部位不同，但人体的孔穴由经络联系着，经络与内脏有着密切的联系。刺法有泄热作用，温热病可用针刺法治疗，五十九穴泄热各有侧重，大约可分为泄诸阳之热、泄胸中之热、泄胃中之热、泄四肢之热、泄五脏之热。鉴于五十九穴的主治不同，临床应用必须根据具体证情而适当选用穴位，并不是任何热病都要针刺五十九个穴位。

②又身之穴，三百六十有五：又，人身共有三百六十五个腧穴。至于经穴数目问题，目前已不止三百六十五穴，可参考针灸专著。

③其三十穴，灸之有害；七十九穴，刺之为灾：其中有三十个穴位忌用艾灸，七十九个穴位忌用针刺。禁灸禁刺的孔穴，大多分布在浅层肌肤和关节之处，以及邻近重要器官，或者内脏的部位。如果针灸这些部位的穴位，就会引起局部或全身的损害，甚至危及生命。

④并中髓也：中髓，指损伤骨髓。所谓"并中髓也"，仅是举例而言，即误用艾灸或针刺，容易使骨髓受伤。但并不是误灸、误刺所有禁穴所产生的后果都是如此。仲景所言的穴位，"灸之有害"，"刺之为灾"，是从长期实践中总结出来的经验结晶，也不应忽视。

本条所言"五十九穴""三百六十有五""三十穴""七十九穴"皆系概数。历代针灸著作对针灸穴位、禁灸禁刺的记载是很不一致的。至于孰少孰多、孰是孰非，还应通过实践来检验。

脉四损，三日死。平人一息，病人脉一至，名曰四损。（176）

直释

　　①脉四损，三日死：损，指用正常人呼吸的次数，测定病人脉跳动的次数，称为损。脉见四损，三日之内死。

　　②平人一息：所谓平人，就是无病的人。所谓一息，就是一呼一吸的时间。正常人在生理条件下出现的脉象，称为平脉。一呼一吸，谓之一息。平息，是要求医生在诊脉时，保持呼吸调匀，清心宁神，以医生呼吸的次数，来检测病人脉搏搏动的次数。

　　③病人脉一至，名曰四损：正常人呼吸一次，病人的脉搏跳动一次，称作四损。正常人的脉搏，一息跳动四次，有时是五次；而病人在同一时间脉搏跳动一次，脉搏跳动如此缓慢，多属气血衰竭所致。此脉之损，标志着内脏损害的程度甚重，所以仲景称"脉四损，三日死"。

讲析

　　正常人呼吸每分钟16～18次，每次呼吸脉动四次，间或五次，正常人的脉搏次数为每分钟72～80次。由此可见，凭医生的呼吸，对病人的脉搏进行计数的方法是有价值的。同时，在诊脉时平息，有利于医生的思想集中和专一，可以仔细地辨别脉象。在诊脉时最好不要参入问诊，避免病人由情绪波动而引起脉象的变化。

原文

脉五损，一日死。平人二息，病人脉一至，名曰五损。（177）

直释

　　①脉五损，一日死：脉见五损，一日之内死。
　　②平人二息：正常人呼吸二次。
　　③病人脉一至，名曰五损：病人的脉搏跳动一次，称作五损。

正常脉象为一息四至五至，相当于每分钟 70~80 次，不浮不沉，不大不小，从容和缓，流利有力，寸关尺三部均触及，沉取不绝。这些特征，在脉学中称有胃、有神、有根。

有胃气的表现 脉位居中，不浮不沉；脉率调匀，不快不慢；脉力充盈，不强不弱；脉道适中，不大不小；脉势和缓，从容流利。其中最主要的是和缓、从容、流利。尽管人体存在个体差异或有生理性变异，凡兼有和缓、从容、流利的指感，就是脉有胃气。

有神气的特征 应指有力柔和，节律整齐。观察脉神以推测病情，还必须与全身情况结合。病人形神充沛，虽见脉神不振，尚有挽回之望；若形神已失，虽脉无凶候，亦不能掉以轻心。

有根 脉之有根关系到肾。肾乃先天之本、元气之根，人身十二经脉全赖肾间动气之生发，肾气犹存，当有生机。若久病及肾，本元亏乏，虽有灵丹妙药，亦难起沉疴。

总之，胃、神、根是从不同侧面强调正常脉象所必备的条件，三者相互补充而不能截然分开，这是人体正常生理功能的标志之一。平脉反映机体气血充盈、脏腑功能健旺、阴阳平衡、精神安和的生理状态，是健康的象征。

脉六损，一时死。平人三息，病人脉一至，名曰六损。（178）

① 脉六损，一时死：脉见六损，一个时辰之内死。
② 平人三息：正常人呼吸三次。
③ 病人脉一至，名曰六损：病人的脉搏跳动一次，称作六损。

正常人的脉搏，一息跳动四次，有时是五次。平人一息而病人脉搏跳动一次，仲景称"脉四损，三日死"。平人二息而病人脉搏跳动一次，仲景称"脉五损，一日死"。平人三息而病人脉搏跳动一次，仲景称"脉六损，一时（辰）死"。脉之损，标志着内脏损害的程度。脉搏跳动缓慢到如此程度，多气血衰竭甚重。

四损，经气绝；五损，腑气绝；六损，脏气绝。真气不行于经，曰经气绝；不行于府，曰腑气绝；不行于脏，曰脏气绝。经气绝，则四肢不举；腑气绝，则不省人事；脏气绝，则一身尽冷。（179）

①四损，经气绝；五损，腑气绝；六损，脏气绝：四损表示经脉之气断绝，五损表示六腑之气断绝，六损表示五脏之气断绝。

②真气不行于经，曰经气绝：真气，指经脉之气。四损，经脉之气不循行于经脉，称为经气断绝。

③不行于府，曰腑气绝：五损，经脉之气不循行于六腑，称为腑气断绝。

④不行于脏，曰脏气绝：六损，经脉之气不循行于五脏，称为脏气断绝。

⑤经气绝则四肢不举：经气断绝，则肌肤感觉减退甚至消失，故肢体一侧偏废不用，不能随意举动，多因气血亏虚，痰湿瘀血阻络所致。

⑥腑气绝则不省人事：腑气断绝，则不省人身，此由气血上逆，夹痰湿阻络蒙窍所致。

⑦脏气绝则一身尽冷：脏气断绝，则畏寒肢冷，多因阳气虚衰，形体失于温煦所致。

人体之气，除运行全身的元气、宗气、营气、卫气之外，还有经气、腑气、脏气，实际上都是全身之气的一部分。全身之气分布到某一经络或某一脏腑，即成为某一经络或某一脏腑之气。由于这些气所在的经络脏腑不同，它们各自的组成成分和功能也就具有各自的特点。这些气既是构成各经络脏腑的最基本物质，又是推动和维持各经络脏腑进行生理活动的物质基础。

经气、腑气、脏气之来源，和全身之气一样，皆由先天之精气、自然界之清气，和脾胃化生之水谷精气，经肺、脾、肾共同作用而化生，其中水谷精气是最主要的组成成分。腑脏从水谷精气中摄取的成分互不相同，饮食的五味摄入口中后，各有其所喜欢进入的经络脏腑，也各有在其影响下所发生的病变。谷味酸，先走肝；谷味苦，先走心；谷味甘，先走脾；谷味辛，先走肺；谷味咸，先走肾。不同的谷气，各自进入不同的经络脏腑，各络经腑脏从水谷精微中摄取不同的营养物，因此各经络脏腑之气和组成成分不全相同。这就是不同食物分别补养不同的经络脏腑，不同药物进入人体后各自归入不同经络脏腑的理论基础。

经络脏腑之气，是构成经络脏腑的最基本物质，又是推动和维持其生理活动的能量来源。当络经和腑脏从水谷精微中摄取自己所需要的精微物质，化生为经络脏腑之气后，通过气化转化为推动和维持其生理活动的能量，又可以通过气化以更新和充实其组织结构，也可以通过气化生成脏腑之精，而藏于经络脏腑之中。脏腑之精在必要时又可转化为经络脏腑之气，以推动和维持经络脏腑的正常活动，若经络脏腑之气受到耗损，则又可以导致各种病理变化。所谓经络脏腑之气断绝，不是诊病之浅深，乃验气绝之先后也。

脉盛身寒，得之伤寒；脉虚身热，得之伤暑。脉阴阳俱盛，大汗出，下之不解者死；脉阴阳俱虚，热不止者死；脉至乍数乍疏者死，脉至如转索者，按之不易，其日死。谵言妄语，身微热，脉浮大，手足温者生。逆冷，脉沉细者，不过一日死矣。此以前是伤寒热病证候也。（180）

①脉盛身寒，得之伤寒：感受阴寒之邪，易伤卫表，故脉象盛实有力而畏冷。

②脉虚身热，得之伤暑：感受暑热之邪，易伤肌腠，故脉象虚弱无力而身热。

③ 脉阴阳俱盛，大汗出，下之不解者死：寸、关、尺三部脉象盛实有力，为邪气内实；大汗出，为津液外脱；下之，病仍不解，为死候。

④ 脉阴阳俱虚，热不止者死：寸、关、尺三部脉象虚弱无力，为正气大虚；发热不止，为气微液竭，为死候。

⑤ 脉至，乍数乍疏者死：脉的跳动急快急慢，是心气已竭，为死候。

⑥ 脉至，如转索，按之不易，其日死：脉的跳动劲急有力，状如转索，是胃气已绝，为死亡将至。

⑦ 谵言妄语，身微热，脉浮大，手足温者生：胡言乱语，身发微热，手足温暖，为阳证；脉象浮大，为阳脉。脉证相应，故预后较好。

⑧ 逆冷，脉沉细者，不过一日死矣。此以前是伤寒热病证候也：若胡言乱语，身发微热，手足逆冷，脉象沉细，为脉证不符、神气将脱之兆，预后不良，甚至在短期内死亡。以上所谈的，就是伤寒热病的大概脉证。

讲析

脉证相应者生，脉证相反者死，这是决定生死的规律。病中谵语妄语，身发微热，若手足温暖，脉象浮大，为脉证相应，故预后良好；若手足逆冷，脉象沉细，为脉证不符，故预后不良。

原文

脉濡而弱，弱反在关，濡反在颠，微反在上，涩反在下，微则阳气不足，涩则无血，阳气反微，中风汗出，而反躁烦，涩则无血，厥而且寒，阳厥发汗，躁不得眠，阳微则不可下，下之则心下痞硬。（181）

直释

① 脉濡而弱，弱反在关，濡反在颠："颠"字，乃浮之意。关脉无论沉取，还是浮取，皆呈细软之象，即关脉濡弱，为中气虚乏。

② 微反在上，涩反在下，微则阳气不足，涩则无血：脉微之象为极细极软，"上"指寸脉，说明寸脉呈微象；脉涩之象为往来艰涩，"下"指尺脉，说明尺脉呈涩象。寸脉微，为阳气不充；尺脉涩，为阴血不足。

③ 阳气反微，中风汗出，而反躁烦：阳气不足，则寸脉呈微象，阳气微弱，易中风邪，故汗自出，甚至烦躁不安。

④ 涩则无血，厥而且寒：阴血不足，则尺脉呈涩象。阴血不充，则四末逆冷，而且畏寒。

⑤ 阳厥发汗，躁不得眠：阳虚血少，不可汗。若误汗之，则烦躁不眠。

⑥ 阳微则不可下，下之则心下痞硬：阳虚血少，不可下。若误下之，则胃脘硬满。此脉证，汗之不可，下之亦不可，因为阳虚血少之故也。

<u>讲析</u>

第181条与第188条、第204条、第205条，均冠以"脉濡而弱，弱反在关，濡反在颠"之语，反复描述关部脉濡弱的脉象。"濡反在颠"作为"弱反在关"的后置定语，强调"脉濡而弱"的脉象。濡脉的脉象为浮而细软，弱脉的脉象为沉而细软。"颠"乃浮之意。关部脉无论浮取还是沉取，皆呈细软之象，说明中气虚乏。

<u>原文</u>

动气在右，不可发汗，发汗则衄而渴，心苦烦，饮水即吐。（182）

<u>直释</u>

① 动气在右：经脉搏动，赖气之鼓动，"动气"就是气鼓动经脉之意。由经脉之气的搏动，可以测知其脏气的存亡。"在右"者，气筑筑然动于脐部之右侧。

② 不可发汗：肌表之邪可从汗而解，但本条不属于表证，故不可使用发汗法。

③ 发汗则衄而渴，心苦烦：肺主气司呼吸，误用发汗之剂则伤肺，气失其依附，随津液外泄，气虚不能卫血，加之肺窍脉络受损，血溢妄行，随气出于鼻而为鼻衄。津耗液损则胃燥，胃阴不足则口渴而苦于心烦。

④ 饮水即吐：肺为娇脏，既畏热，又畏寒。饮冷、饮热皆伤肺，故饮水即吐。

<u>讲析</u>

肺是机体内外气体交换的场所，主一身之气而司呼吸；肺气的宣发和

肃降，又调节着全身的气机，促进津液的输布与代谢；肺气有助心推动血液的循行，并能宣布卫气于体表，以发挥其温煦肌肤、保护体表的作用。误发其汗，津液大量丢失，肺阴不足，肺脏本身及相合的鼻窍、皮毛诸组织器官失去津液的滋润，导致一系列虚热内生的病理状态。

原文

动气在左，不可发汗，发汗则头眩，汗不止则筋惕肉𬌗。（183）

直释

① 动气在左："在左"者，气筑筑然动于脐部之左侧。

② 不可发汗：肌表之邪可从汗而解，但本条不属于表证，故不可使用发汗法。

③ 发汗则头眩：误发其汗，津液大量丢失，肝阴不足，血虚不能上荣清窍，故头眩。

④ 汗不止则筋惕肉𬌗：汗出过多，损耗阳气和津液，肝血虚亏，筋脉失于濡养，可致虚风内动，所以汗出不止时，出现筋惕肉𬌗。

讲析

肝是机体贮藏血液和调节血量的重要脏器，肝的主要功能是疏泄和条达气机，调节情志的抑郁和亢奋，并能助脾胃的升清降浊，肝气尚能总司全身筋腱的屈伸。若汗出过多，津液大量丢失，筋脉失于濡养而虚风内动，则筋惕肉𬌗。

原文

动气在上，不可发汗，发汗则气上冲，止于心下。（184）

直释

① 动气在上："在上"者，气筑筑然动于脐部之上方。

② 不可发汗：肌表之邪可从汗而解，但本条不属于表证，故不可使用发汗法。

③ 发汗则气上冲，止于心下：汗为心液，误发其汗则伤心；心为阳，发汗则亡阳。所以愈损心气，肾乘心虚，欲上凌心，故误用发汗之剂会出现气上冲而止于心下。

讲析

汗乃体内津液布散于肌表，由汗孔排出体外。出汗是阳气蒸化阴液的结果。津液和血液皆为汗之源，而汗液的正常排泄，有赖于营卫之气的正常运行，以及营气内守、卫气开合腠理等生理功能。心主血属营，汗为心之液，在正常情况下，汗液的排泄，常感觉不到出汗，仅表现为肌肤的润泽。腠理的开合和汗液的排泄与否，又有调节体温的作用，故误发其汗，易伤心阳而为病。

原文

动气在下，不可发汗，发汗则无汗可发，心中大烦，骨节疼痛，目眩，恶寒，食则吐谷，气不得前。（185）

直释

① 动气在下："在下"者，气筑筑然动于脐部之下方。

② 不可发汗：肌表之邪可从汗而解，但本条不属于表证，故不可发汗。

③ 发汗则无汗可发：误发其汗则伤肾，肾气伤则水不足，水不足则无汗可发。

④ 心中大烦：肾水虚，不能制约心火，则心中大烦。

⑤ 骨节疼痛，目眩：肾阴为人身阴液之根本，具有滋养濡润各脏腑组织，充养脑髓骨骼并制约阳亢之功。肾阴亏虚，骨骼、脑髓、官窍失养，则骨节疼痛，目眩。

⑥ 恶寒：误汗出则亡阳，故恶寒。

⑦ 食则吐谷，气不得前：肾水干枯，故食则呕吐，不能进食。

讲析

肾脏主持和调节人体水液代谢的功能，是靠肾的气化作用来实现的。人体的水液代谢：① 将饮食物中化生的津液敷布于诸脏，输送到全身，以补充血液容量和滋养机体各脏腑、组织、器官；② 将脏腑组织代谢后的水液及代谢产物变为汗液和尿液排出体外，以维持人体水液代谢的平衡。现代医学认为，肾脏是机体内最主要的排泄器官，对调节和维持人体内环境中体液的量和成分有重要作用。通过泌尿，不仅能排泄体内大部分的代谢终末产物，又可排出过多的水分和电解质等，从而控制了体液总量、渗透压、血浆成分以及酸碱平衡等，以维持体内环境的稳定。若误发其汗，则伤肾，会引起病变。

原文

咽中闭塞，不可发汗，发汗则吐血，气微欲绝，手足厥冷，欲得蜷卧，不能自温。（186）

直释

① 咽中闭塞：肾的经脉循行于咽喉。肾为藏精之脏，肾精充沛，咽喉得肾之精气滋养而生理功能健旺；若肾之精气亏耗，咽喉失于滋养，则除易为外邪侵袭外，尚因肾虚而致病。肾阴虚则虚火上炎，肾阳虚则虚阳上越，皆可循经上行而使咽喉受邪为病，脉络瘀阻，虚热蒸灼，故咽喉有梗阻感。

② 不可发汗：肌表之邪可从汗而解，但本条不属于表证，故不可发汗。

③ 发汗则吐血，气微欲绝，手足厥冷，欲得蜷卧，不能自温：咽中闭塞，少阴之气不能上通，强发其汗，阳气衰微不能作汗，必动其血，故吐血、气微、厥冷、蜷卧，而自身有凉的感觉。

讲析

咽喉是司饮食、行呼吸、发声音的器官，上连口腔，外接口鼻，下通肺胃，位于肺胃之上。喉在前，下接气道，与肺相通，为肺系之所属；咽在后，下接食道，与胃相通，为胃系之所属。咽喉是人体的要冲，为气与食的出入门户，主呼吸，纳水谷，故喉以下言五脏，咽以下言六腑。咽喉不但是呼吸、饮食的要道，而且也是经脉循行交会之处。在十二经脉中，除手厥阴心包经和足太阳膀胱经间接通于咽喉外，其余经脉皆直接相通。

外邪侵犯，咽喉常先受邪；内伤脏腑，发生病理变化，也常循经上犯咽喉。因此咽喉疾病与人体各脏腑之间，以及人体与外界环境之间的变化，都有着密切的关系。

原文

诸脉得数动微弱者，不可发汗，发汗则大便难，腹中干，胃燥而烦，其形相象，根本异源。（187）

直释

①诸脉得数动微弱者：至于脉象数、动、微、弱，四脉相兼为病，说明关部脉象数而无力的体虚体质。

②不可发汗：肌表之邪可从汗而解，但本条不属于表证，故不可发汗。

③发汗则大便难，腹中干，胃燥而烦：若误发其汗，伤其津液，则大便困难，腹中干燥，胃燥而烦。

④其形相象：其症状与胃实热结相似，故称其形似胃实热结之阳明。

⑤根本异源：究其病因，实由体虚之体大发其汗，使津液外泄，致成津枯虚燥，所以说病因根本不同。

讲析

仲景借助“诸脉得数动微弱者”，阐述虚家不可发汗的原因。

①数脉：脉来急促，是热证的主脉，亦可见于虚证。数而有力为实热，邪热亢盛，气血运行加速，则脉数有力；数而无力为虚热，虚热内生，则脉数无力或细数；浮大虚数，或数而无力，按之空豁，为虚阳外浮。

②动脉：脉位短小，滑数有力，脉形如豆，多见于关部。

③微脉：极细极软，按之欲绝，若有若无，多为阴阳气血虚甚，鼓动无力所致。久病见之为正气将绝，新病见之为阳气暴脱。

④弱脉：脉沉细而极软无力，主阳气虚衰或气血俱衰，血虚则脉道不充，阳气虚则脉搏无力，多见于久病虚弱之体。所以四脉相兼为病，说明关部脉象数而无力的体虚体质。

脉微而弱，弱反在关，濡反在巅，弦反在上，微反在下，弦为阳运，微为阴寒，上实下虚，意欲得温，微弦为虚，不可发汗，发汗则寒栗，不能自还。（188）

①脉微而弱，弱反在关，濡反在巅："脉微"的"微"字，据"濡反在巅"考证，"微"字应作为"濡"字，此乃传抄之误，并不源于仲景之错简。"巅"字，乃浮之意。"关"即关部脉。无论沉取，还是浮取，关脉皆呈细软之象，即关脉濡弱，为中气虚乏。

②弦反在上，微反在下，弦为阳运，微为阴寒：脉弦之象为端直以长，如按琴弦。"上"指寸脉，说明寸脉呈弦象。微脉之象为极细极软，若有若无。"下"指尺脉，说明尺脉呈微象。故寸脉弦为少阳热邪为患，称为"弦为阳运"；尺脉微为少阴寒邪为患，称为"微为阴寒"。

③上实下虚：寸脉少阳热邪为患，尺脉少阴寒邪为患，故曰"上实下虚"。

④意欲得温：其人非恶寒之在表，而是畏寒之在里，故喜欢温暖感为好。

⑤微弦为虚：脉象微、弦并见，说明脉弦之轻微，故呈虚象。

⑥不可发汗：肌表之邪可从汗而解，但本条不属于表证，故不可发汗。

⑦发汗则寒栗，不能自还：若误发其汗，则阴愈盛而生寒栗，阳愈衰而不能自复。

咳而发汗，其咳必剧，数吐涎沫，咽中必干，小便不利，心中饥烦，晬时而发，其形似疟，有寒无热，虚而寒栗，蜷而苦满，腹中复坚，命将难全。（189）

①咳而发汗，其咳必剧：咳嗽则肺气伤，若发其汗，则累及于脾，

使咳嗽加剧。

②数吐涎沫：脾虚而不能转输其津液，则频频泛吐涎沫。

③咽中必干，小便不利，心中饥烦：津液不布于上，则咽中必干；津液不化于下，则小便不利；津液不运于中，则心中饥烦。

④晬时而发，其形似疟，有寒无热：肺咳为病，其气不能外达皮毛，故经历一昼夜而发，为"其形似疟"，有畏寒而无发热的体征。

⑤虚而寒栗，蜷而苦满，腹中复坚：体素虚弱而畏寒，身蜷卧而胸满闷，则肺气虚；身蜷卧而腹坚硬，则脾气虚。

⑥命将难全：将危及生命。

讲析

咳嗽，若发汗，则伤太阴肺脾之气，肺气虚则身蜷卧而苦于胸满，脾气虚则身蜷卧而苦于腹坚。

原文

厥逆脉紧，不可发汗，发汗则声乱，咽嘶，舌萎，声不得前。（190）

直释

①厥逆脉紧：肾为生气之源，肾气不能布达，则手足逆冷，脉呈紧象。

②不可发汗：厥逆脉紧，无论何类之厥，病皆在阴。本条之厥逆，属足少阴经，法当温里；若发汗，反攻其阳，则气血耗，损伤足少阴之气。故不可发汗。

③发汗则声乱，咽嘶：肾的经脉入于肺，循喉咙挟舌本。若发汗，足少阴之气上冲于喉，则语声错乱、咽干嘶哑。

④舌萎，声不得前：肾为本，肺为标，本虚标弱，肺肾之气欲绝，则舌体萎弱，出声困难。

讲析

关于厥的论述比较复杂。突然昏仆，不省人事，暴死者，称为厥。气血逆乱，或浊气上逆的病变，也称为厥。手足逆冷，或四肢不温，亦称为厥。

诸逆发汗，病微者难差，剧者必死。（191）

①诸逆发汗：不当汗而汗，当汗而过汗，皆称"诸逆发汗"。

②病微者难差，剧者必死：诸逆发汗之病，病微者难愈，病剧者则危重。

第191条承第190条而来，第190条言厥逆误汗所出现的症状，第191条续言厥逆误汗所出现的后果。误汗，病轻者则加重，病重者至危。

凡发汗，欲令遍身漐漐微似汗，不可令如水流漓。若病不解，当重发汗。若汗多者，不得重发汗，亡阳故也。（192）

①凡发汗，欲令遍身漐漐微似汗，不可令如水流漓：凡是使用发汗方法，要使周身汗出漐漐，不要汗出如水流漓，恐亡阳也。

②若病不解，当重发汗：汗乃阴液，借助阳气之熏蒸宣发而后出，微似汗出为宜。如果病邪未解，应当重复使用发汗方法。

③若汗多者，不得重发汗：如果病邪未解，汗出过多，不应当重复使用发汗方法。

④亡阳故也：因为汗出多，可致亡阳的缘故。阳已虚，病虽未解，亦不得重复发汗，此于"可发汗"之中又有"不可发汗"之证也。

所谓"汗"即汗液，肌表汗孔排出的液体，为"五液"之一，是由阳气蒸腾阴液从汗孔达于体表而成。所谓"五液"，即五脏各有所化生之液，心为汗，肺为涕，肝为泪，脾为涎，肾为唾。汗由津液所化，正常汗出，汗出溱溱，微似有汗，有调和营卫、滋润皮肤的作用。正常人在体力活动、进食辛辣、气候炎热、衣被过厚、情绪激动等情况下，可见汗出，属生理现象；若当汗出而无汗，不当汗出而多汗，或仅见身体的一某局部汗出，均属病理现象。病理性的无汗或有汗，与正气不足、病邪侵扰等因素有密切关系。

原文

凡服汤发汗，中病便止，不必尽剂。（193）

直释

① 凡服汤发汗：凡服发汗药。
② 中病便止，不必尽剂：中病即止，不必服完全剂。

讲析

发汗应以汗出邪祛为度，不可使汗出过多，以免损耗阳气和津液。

原文

诸四逆厥者，不可吐之。虚家亦然。（194）

直释

① 诸四逆厥者，不可吐之：四逆与厥本无分别，四肢不温，手足逆冷，概言虚寒厥逆，法当温散温养，故不可服用吐剂。
② 虚家亦然；体质素弱之人，虽非"四逆"与"厥"，也不可服用吐剂。

讲析

厥逆有寒有热。寒厥是阳气衰竭于下，而阴气偏盛，所以逆冷先起于足趾，而上行至膝部。热厥是阴气衰竭于下，而阳气偏盛，所以阳气聚集于足心，而足下发热。

凡病胸上诸实，胸中郁郁而痛，不能食，欲使人按之，而反有涎唾，下利十余行，其脉反涩，寸口脉微滑，此可吐之，吐之利则止。（195）

直释

① 凡病胸上诸实，胸中郁郁而痛：凡病在胸腔上和胸腔间，若实邪壅滞，均表现为胸脘之间、心下之位的实邪郁闷疼痛。

② 不能食，欲使人按之，而反有涎唾：不能进饮食，若有人触按胸脘部而无涎沫唾液，知在下焦；若有人触按胸脘部而有涎沫唾液，则知邪在上焦。

③ 下利十余行，其脉反涩，寸口脉微滑：下利频数，其脉反涩，但寸脉呈微滑之象。

④ 此可吐之，吐之利则止：这种病证，因实邪在上焦用吐法治疗，则可祛除实邪。故吐之，则下利可以自止。

讲析

寒邪内侵、情志失调、饮食不当、年迈体虚诸病因，可同时并存，其病机有虚实两方面：① 虚为心脾肝及气血阴阳亏虚，功能失调；② 实为寒凝、气滞、血瘀、痰阻、湿遏。在"本"病的形成和发展过程中，以虚实夹杂为多见，本虚标实是其主要病机，故临床表现为虚实夹杂，治疗必须权衡标实本虚的轻重缓急，以决定是治本为主，还是治标为主。同时要注意到，发作期虽表现为标实证，往往潜藏着本虚；缓解期表现为本虚为主，但常常兼见实邪。治疗上：① 标急的，可单治其标；不甚急的，可重在治标，兼顾其本。② 本虚的，可根据气血阴阳亏虚的不同，采用相应的治疗方法。一般情况下，本虚证以治虚为主，若虚实夹杂，或多或少存在着气血瘀滞、痰瘀交阻、痰火上扰、水湿蓄阻之邪，故治本仍当不忘祛邪。

鉴别

"胸上诸实"的发生，多与下述因素有关：

寒邪内侵，素体阳衰，胸阳不振，久则阴寒之邪乘虚侵袭，寒凝气滞，血行不畅，则为郁结也。

情志失调，郁怒忧思则伤肝脾，脾虚气郁，运化失司，津液不得输布，遂聚成痰；肝失疏泄，肝郁气结，气郁化火，灼津成痰。痰阻气滞，均可使血行不畅，气滞血瘀而阻滞。

饮食不节，恣食肥甘厚味，嗜酒成癖，以致脾胃受损，运化失司，聚湿成痰，痰阻脉络而闭阻。

年迈体虚，肾气渐衰。若肾阳虚衰，则不能鼓动五脏之阳，心阳不振，血脉失于温煦而滞阻不畅；若肾阴亏虚，则不能滋养五脏之阴，可使心阴内耗，心阴亏虚，心火偏旺，灼津为痰，痰热阻滞血脉。

原文

宿食在上脘者，当吐之。（196）

直释

　　① 宿食在上脘者：凡是宿食停留在上脘部位。
　　② 当吐之：应当用吐剂治疗。

讲析

　　胃为水谷之海，有上脘、中脘、下脘之分，上脘主纳，中下脘主化。故宿食在中下脘者，宜下；宿食在上脘，应当用吐法治疗。

原文

动气在右，不可下之，下之则津液内竭，咽燥鼻干，头眩心悸也。（197）

直释

　　① 动气在右："在右"者，筑筑然动于脐部之右侧。
　　② 不可下之：因为肠道有实邪而中满，可用攻下以疏利，使中下焦之邪随攻下而除。但本条病变在肺，误下则伤肺，故不可使用攻下法。
　　③ 下之则津液内竭：误用攻下之剂，津液大量丢失，使之源竭而流穷，故津液内竭。

④ 咽燥鼻干，头眩心悸也：津液内竭，不能上润，则咽燥鼻干；不能补养脑髓，则头眩；不能营养经脉，则心悸。

肺为水上之源，又是体内外气体交换的场所，肺主一身之气而司呼吸，肺气的宣发和肃降调节着全身气机，促进津液的输布与代谢；肺气协助心脏推动血液循行，并能宣发卫气于体表，以发挥其温煦肌肤、保护体表的作用。若误用攻下之剂，津液大量丢失，使之源竭而流穷，故津液内竭。

原文

动气在左，不可下之，下之则腹内拘急，食饮不下，动气更剧，虽有身热，卧则欲蜷。（198）

直释

① 动气在左："在左"者，筑筑然动于脐部之左侧，又称曰：在脐的左侧筑筑然气动。

② 不可下之：因为肠道有实邪而中满，可用攻下以疏利，使中下焦之邪随攻下而除，但本条病变在肝，误下则伤肝，故不可使用攻下法。

③ 下之则腹内拘急：误用攻下之剂则伤肝，使肝的疏泄功能减弱，以致气滞于机体某些部位的局部，出现气血互结于肝之经络，经气不利，脉络不通，故腹内拘急。

④ 食饮不下，动气更剧：肝气郁结，疏泄失职，影响脾胃的运化功能，则食饮不下。若食饮入胃，脐左侧气动更加剧烈。

⑤ 虽有身热，卧则欲蜷：肝为阴中之厥阴，故虽然外有身热，但内真寒，外假热，则易欲蜷卧。

讲析

病变在肝，气动在脐的左侧，若误下，则腹内拘急，食饮不下，身体发热，易欲蜷卧。

动气在上，不可下之，下之则掌中热烦，身上浮冷，热汗自泄，欲得水自灌。（199）

直释

① 动气在上："在上"者，经脉循行之部位，气筑筑然动于脐部上方。

② 不可下之：因为肠道有实邪而中满，可用攻下以疏利，使中下焦之邪随攻下而除，但本条病变在心，误下则伤心，故不可使用攻下法。

③ 下之则掌中热烦：误用攻下之剂，则伤心，使之心火外浮于手掌，故掌心热烦。

④ 身上浮冷：火气虚弱，及于掌而不及于身，故周身觉得发冷。

⑤ 热汗自泄，欲得水自灌：真火发越于外，内热蒸迫，故热汗自出，想用水浸手。

讲析

病变在心，气动在脐的上方，若误下，则掌中烦热，周身发冷，热汗自出，用水浸手。

原文

动气在下，不可下之，下之则腹胀满，卒起头眩，食则下利清谷，心下痞。（200）

直释

① 动气在下："在下"者，气筑筑然动于脐部下方。

② 不可下之：因为肠道有实邪而中满，可用攻下以疏利，使中下焦之邪随攻下而除，但本条病变在肾，误下则伤肾，故不可使用攻下法。

③ 下之则腹胀满：误用攻下之剂，则伤肾，下焦火衰，故腹部胀满。

④ 卒起头眩：肾阳虚损，生阳之气不能上循于头，故卒起头眩。

⑤ 食则下利清谷，心下痞：肾阳火衰，无力温煦脾阳，脾的运化功能随之减弱，吃进食物则完谷不化，脘腹痞满。

病变在肾，气动在脐的下方，若误下，则腹部胀满，初起头眩，进食时则下利清谷，脘腹痞满。

原文

咽中闭塞，不可下之，下之则上轻下重，水浆不得下，卧则欲蜷，身急痛，下利日数十行。（201）

直释

① 咽中闭塞：肾的经脉循行于咽喉，肾为藏精之脏，肾精充沛，咽喉得肾之精气滋养而生理功能健旺。若肾之精气亏耗，咽喉失于滋养，则除易为外邪侵袭外，尚因肾虚而致病。肾阴虚，虚火上炎；肾阳虚，虚阳上越，皆可循经上行而使咽喉受邪为病。咽喉受邪，脉络瘀阻，虚热蒸灼，故咽喉有梗阻感。

② 不可下之：咽喉闭塞，若干燥肿痛，为少阴阳邪，宜下之；若不干燥肿痛，为少阴阴邪，故禁下之。

③ 下之则上轻下重，水浆不得下，卧则欲蜷，身急痛，下利日数十行：因为少阴之阳素亏，若使用攻下法，则阳愈衰而阴愈盛，内外阳虚，诸证蜂起，故上部轻眩下部后重，水浆不能入，身易蜷卧而疼痛，下利频繁。

原文

诸外实者，不可下之，下之则发微热，若亡脉，厥者，当齐握热。（202）

直释

① 诸外实者，不可下之：诸外实者，是指在表实的一切邪气而言。人体感受外邪，不属于里证，故不可攻下。

② 下之则发微热：一切邪气，外为阳，内为阴，外实则阳盛而阴虚，攻下又损伤其阴，故使用攻下剂则发微热。

③ 若亡脉，厥者：脉乃血脉，阴血虚不能充肤温煦肌表，故无脉而厥逆。

④ 当齐握热：当脐有如握拳大的热处。因任脉当脐中而上行，任脉虚不能上行，故当脐握热也。

实证是人体感受外邪，或阴阳气血失调，而以阳、热、滞、闭为主，或病理产物蓄积所现各种证候的概括。由于感邪性质的差异、病邪侵袭而停积部位的差别，以及致病的病理产物不同，因而有着不同的证候表现。其病因病机可概括为以下两方面：

第一，六淫、疫疠以及虫毒等邪气侵犯人体，正气奋起抗邪，故病势较为亢奋、急迫，以寒热显著、疼痛剧烈、吐泻咳喘明显、二便不通、脉实等症状为突出表现。

第二，内脏功能失调，气化障碍，导致气机阻滞，形成痰、饮、水、湿、脓、瘀血、宿食等有形病理产物，壅聚停积于体内。

因此，风邪、寒邪、暑邪、湿邪、热邪、燥邪、疫毒为病，痰、饮、水气、食积、虫积、气滞、血瘀、脓等病理改变，一般都属实证的范畴。

原文

诸虚者，不可下之，下之则大渴，求水者易愈，恶水者剧。（203）

直释

① 诸虚者，不可下之：诸虚者，指一切汗吐下后，致阴液气血耗损。临床根据虚损的程度不同，又有不足、亏虚、虚弱、虚衰、亡脱之类的模糊定量描述。虚证不属于实邪，故不可攻下。

② 下之则大渴：虚则不可下，下之则津液亡，故大渴。

③ 求水者易愈，恶水者剧：求水者，阳热胜而胃气旺，故容易治愈；恶水者，阴寒胜而胃气弱，故病情加剧。

讲析

虚证是对人体正气虚弱不足为主所产生的各种虚弱证候的概括。虚证的形成，可以由先天禀赋导致，但主要是由于后天失调和疾病耗损产生。如饮食失调，营血生化之源不足；思虑太过，悲哀卒恐，过度劳倦，耗伤气血营阴；房室不节，耗损肾精元气；久病失治、误治，损伤正气；大吐、大泻、大汗、出血、失精，致阴液气血耗损，均可形成虚证。虚证反映人体正气虚弱不足，而邪气并不明显。人体正气包括阳气、阴液、精、血、津液、营、卫等，故阳虚、阴虚、气虚、血虚、津液亏虚、精髓亏虚、营气虚、卫气虚等，都属于虚证的范畴。

原文

脉濡而弱，弱反在关，濡反在巅，弦反在上，微反在下，弦为阳运，微为阴寒，上实下虚，意欲得温，微弦为虚，虚者不可下也。微弦为咳，咳则吐涎，下之则咳止，而利因不休，利不休则胸中如虫啮，粥入则出，小便不利，两胁拘急，喘息为难，颈背相引，臂则不仁，极寒反汗出，身冷若冰，眼睛不慧，语言不休，而谷气多入，此为除中，口虽欲言，舌不得前。（204）

直释

①脉濡而弱，弱反在关，濡反在巅："巅"字，乃"浮"字之意。关脉无论沉取还是浮取，皆呈细软之象，即关脉濡弱，为中气虚乏。

②弦反在上，微反在下，弦为阳运，微为阴寒：脉弦之象为端直以长，如按琴弦。"上"字指寸脉，说明寸脉呈弦象。微脉之象为极细极软，若有若无。"下"字指尺脉，说明尺脉呈微象。故此为关脉濡弱，寸脉弦，尺脉微也。寸脉弦，为少阳热邪为患，称为"弦为阳运"；尺脉微为少阴寒邪为患，称为"微为阴寒"。

③上实下虚，意欲得温：寸脉少阳热邪为患，尺脉少阴寒邪为患，故称"上实下虚"。其人非恶寒之在表，而是畏寒之在里，故喜温暖为宜。

④微弦为虚，虚者不可下也：然脉象微、弦并见，说明脉弦之轻微，所以呈现虚象。虚者不宜攻下。

⑤微弦为咳，咳则吐涎：所言脉象"微弦为咳"者，言初起伤太阴肺气而为轻微之病也；"咳则吐涎"者，继伤于太阴脾，脾涎随咳嗽而吐出也。

⑥ 下之则咳止而利因不休，利不休则胸中如虫啮：病虽轻微，但不可攻下。攻下则伤肺，肺气随攻下而降，故误下而咳嗽停止；但脾气随攻下而内陷，故下利无有休止之时。下利不止，脾伤而胃亦伤，故胸中如虫啮般疼痛。

⑦ 粥入则出，小便不利：粥入不纳而复吐出，脾胃俱伤，则转输失职，故小便不利。

⑧ 两胁拘急，喘息为难：两胁为上下之枢，上下不和，则两胁不能枢转而为之拘急；呼吸之中，疼痛位于胁，故喘息困难。

⑨ 颈背相引，臂则不仁：太阴脾肺俱伤，脾肺之气不行于颈背，故颈背相引；肺气不下肘中循臂内，故臂部麻木不仁。

⑩ 极寒反汗出，身冷若冰：脾肺伤，则三焦不能出气以温煦肌表，故称"极寒"；寒则不当有汗，而反汗出者，三焦少阳之真阳衰也，阳衰故"身冷若冰"矣。

⑪ 眼睛不慧，语言不休：不慧，睛定而直视也。五脏六腑之精气皆上注于目，精气绝则眼睛直视，神明乱则语言不休。

⑫ 而谷气多入，此为除中：脏气倾危，反而谷气多入，此胃土败而中气已除，故称"除中"。

⑬ 口虽欲言，舌不得前：初始则神明乱而语言不休，至此则神明去，故口虽欲言，舌不灵活，出声困难。

讲析

第 204 条与第 181 条、第 188 条、第 205 条条首，均冠以"脉濡而弱，弱反在关，濡反在颠"之语，反复描述关脉呈濡弱之象。"濡反在颠"作为"弱反在关"的后置定语，强调"脉濡而弱"的脉象。濡脉的脉象为浮而细软，弱脉的脉象为沉而细软。"颠"乃"浮"之意。关脉无论浮取，还是沉取，皆呈细软之象，说明中气虚乏。

原文

脉濡而弱，弱反在关，濡反在颠，浮反在上，数反在下，浮为阳虚，数为无血，浮为虚，数生热。浮为虚，自汗出而恶寒，振而寒栗，微弱在关，胸下为急，喘汗而不得呼吸；数为痛，呼吸之中，痛在于胁，振寒相搏，

形如疟状。医反下之，故令脉数发热，狂走见鬼，心下为痞，小便淋漓，少腹甚硬，小便尿血也。（205）

①脉濡而弱，弱反在关，濡反在巅："巅"字，乃"浮"字之意。关脉，无论沉取还是浮取，皆呈细软之象，即关脉濡弱，为中气虚乏。

②浮反在上，数反在下，浮为阳虚，数为无血：脉浮之象为轻按即得，按之不足，"上"字指寸脉，说明寸脉呈浮象；脉数之象为往来急促，一息五至，"下"字指尺脉，说明尺脉呈数象。此为关脉濡弱，寸脉浮，尺脉数。寸脉浮而无力，为阳气虚弱；尺脉数而无力，为阴血不足。

③浮为虚，数生热：脉浮而无力为阳虚，脉数为血热。

④浮为虚，自汗出而恶寒，振而寒栗：寸脉浮而无力，为阳虚，故自汗出，恶寒，身体疼痛，振寒而栗。

⑤微弱在关，胸下为急，喘汗而不得呼吸：关脉微弱，为中气虚乏，故胸膈气急，喘息汗出，而呼吸不畅。

⑥数为痛，呼吸之中，痛在于胁，振寒相搏，形如疟状：尺脉数而无力，为疼痛，呼吸之中，痛引胁肋。脉数生热，里邪未实，表邪未解，故振寒相搏，形如疟状。

⑦医反下之，故令脉数发热，狂走见鬼：其人阳气本虚，误下伤阴耗血，虚阳陷于里，故脉虚数，伴见发热，以致狂走，并有幻觉。

⑧心下为痞，小便淋漓：胃脘痞满，伴见小便淋沥。

⑨少腹甚硬，小便尿血也：更有甚者，少腹坚硬而尿血。

脉濡而紧，濡则卫气微，紧则荣中寒。阳微卫中风，发热而恶寒；荣紧胃气冷，微呕心内烦。医谓有大热，解肌而发汗，亡阳虚烦躁，心下苦痞坚，表里俱虚竭，卒起而头眩，客热在皮肤，怅快不得眠。不知胃气冷，紧寒在关元，技巧无所施，汲水灌其身，客热应时罢，栗栗而振寒，重被而覆之，汗出而冒巅，体惕而又振，小便为微难。寒气因水发，清谷不容闲，呕变反肠出，颠倒不得安，手足为微逆，身冷而内烦，迟欲从后救，安可复追还。（206）

① 脉濡而紧，濡则卫气微，紧则荣中寒：脉呈濡紧之象，脉濡为卫气虚弱，脉紧为营气感寒。

② 阳微卫中风，发热而恶寒；荣紧胃气冷，微呕心内烦：卫阳微弱，脉呈濡象，为卫表不固，易中风邪，而出现发热恶寒之表证；营阴内束，脉呈紧象，为内里寒盛，易中寒邪，而出现胃气逆冷、微呕心烦之里证。

③ 医谓有大热，解肌而发汗：医生误以为表有热，治以解肌发汗法。

④ 亡阳虚烦躁，心下苦痞坚：表阳虚而烦躁，里寒急而胃脘痞硬。

⑤ 表里俱虚竭，卒起而头眩：表里阳气皆虚竭，则卒起头晕目眩。

⑥ 客热在皮肤，怅快不得眠：客热之邪侵袭肌表，则身热，心里烦恼得难以眠睡。

⑦ 不知胃气冷，紧寒在关元：不知内里寒盛，以为脉紧中寒，而误刺培补元气的关元。

⑧ 技巧无所施，汲水灌其身，客热应时罢，栗栗而振寒：无计可施，只好汲水灌身，虽身热暂休，但仍栗栗振寒。

⑨ 重被而覆之，汗出而冒巅，体惕而又振，小便为微难：重被覆盖，使之汗出，但仍头晕目眩，振振体寒；又因阳衰而气不司化，则小便时感觉困难。

⑩ 寒气因水发，清谷不容闲：寒气因汲水灌身而诱发，因而下利清谷无闲隙之时。

⑪ 呕变反肠出，颠倒不得安：呕出之物，变为下利清谷，呕与下利颠倒，使人不得安宁。

⑫ 手足为微逆，身冷而内烦：此内外之阳皆衰微，故手足厥冷，身冷而心烦。

⑬ 迟欲从后救，安可复追还：若误期失治，阳气不能复还，故为危候。

讲析

脉呈濡而紧之象。所谓脉濡，为浮而细软，应指无力，如絮浮水，轻手相得，重按不显，又称软脉，谓阳气虚弱，卫表不固所致；所谓脉紧，脉形紧束，按之左右弹指，指感绷急有力，脉道紧张而拘急，为寒邪阻碍阳气，引起收引所致。脉濡为卫表不固，而有发热恶寒之表证；脉紧为内里寒盛，而有微呕、心烦之里证。

原文

脉浮而紧，浮则为风，紧则为寒，风则伤卫，寒则伤营，营卫俱病，骨节烦疼，当发其汗，而不可下也。（207）

直释

①脉浮而紧，浮则为风，紧则为寒：寸、关、尺三部脉呈浮而紧之象，浮者阳脉也，风者阳邪也，故脉浮为风寒犯表；紧者阴脉也，寒者阴邪也，故脉紧为风寒外束。

②风则伤卫，寒则伤营：各从其类而伤，卫为阳，风为阳，风寒袭表，则卫阳被遏；营为阴，寒为阴，寒凝经脉，则营阴郁滞。

③营卫俱病，骨节烦疼：卫得风则热，营得寒则痛，营气和卫气都感邪发病，故全身骨节烦疼。

④当发其汗，而不可下也：应当用发汗的方法治疗，而不可使用攻下法治疗。此为仲景旨在阐述"脉浮而紧"主外感风寒表实的机理，虽然分述风与寒、卫与营，但风与寒、卫与营不能截然划分，其意义不可割裂。应当用发汗的方法治疗，慎不可使用攻下法，免得引邪深入。

讲析

本条条文大部分与第49条"寸口脉浮而紧，浮则为风，紧则为寒，风则伤卫，寒则伤营，营卫俱病，骨节烦疼，当发其汗也"条文相同。与第49条相比较，第207条条首言"脉浮而紧"，第49条言"寸口脉浮而紧"，第49条条尾言"当发其汗也"，第207条言"当发其汗而不可下也"。第49条于此重出，外感表证无论表虚、表实，慎不可使用攻下法。寸、关、尺三部脉象浮而紧，主表实，风寒束表，卫阳被遏，营阴郁滞，经脉不利，经气运行不畅，故脉象应之浮紧，并伴见骨节烦疼症状。

脉浮而大，心下反硬，有热属脏者，攻之不令发汗；属腑者不令溲数。溲数则大便硬，汗多则越甚。脉迟者，尚未可攻也。（208）

直释

① 脉浮而大，心下反硬：脉呈浮大之象，胃脘硬满，说明邪实阳盛，脏腑有热。

② 有热属脏者，攻之不令发汗；属腑者不令溲数：攻，指治疗。有热属脏者，治疗不宜发汗；有热属腑者，治疗不宜利小便。

③ 溲数则大便硬，汗多则越甚：若频频利小便，耗伤其津液，则大便秘结；若发汗多，则卫阳不固而外泄，故发热更甚。

④ 脉迟者，尚未可攻也：若脉呈迟象，说明寒邪盛，里无热，虽胃脘满硬，因有寒，宜温中，故治疗不宜攻下。

讲析

本条以"脉浮而大"与"脉迟者"辨"心下反硬"的寒热属性，借以阐述治疗时的注意事项。

所谓脉浮，指脉的跳动显现部位浅表，轻取即得，重按反减。脉浮主表证，亦见于虚阳外越证。当外邪侵袭肌表时，人体气血即趋向于表以御外邪，故脉气鼓动于外，脉呈浮象。若邪盛而正气不虚时，脉浮而有力；若邪盛正虚时，脉浮而无力。浮脉亦可见于里证，久病体虚，阳气虚衰，虚阳外越，可见脉浮无根，是病情危重的征象。除病理性浮脉外，桡动脉部位浅表，或因夏秋时令阳气升浮，而出现浮脉，不属病脉。

所谓大脉，是指脉体宽大，脉来无汹涌之势。大脉可见于健康人，其特点为脉大而和缓从容，寸口三部脉皆大，为体魄健壮之征象；疾病时出现脉大，提示病情加重，脉大有力为邪实，脉大无力为正虚。

所谓迟脉，脉来缓慢，一息脉跳动三四次，即一分钟不满 60 次。迟脉为寒证的主脉，亦可见于邪热结聚的里实证。脉迟而有力为实寒，脉迟而无力为虚寒，是由寒邪凝滞而阳气失于宣通，或阳气虚弱而失于温运所致；邪热结聚，经隧阻滞，也可以出现迟脉，其指感迟而有力，伴腹满便秘、发热诸胃肠实热证。所以脉迟不可一概认为是寒证。此外，运动员或经常体力锻炼之人，在静息状态下脉来迟而缓和，正常人入睡后脉率亦可见迟，都属生理性迟脉。

原文

伤寒，脉阴阳俱紧，恶寒发热，则脉欲厥。厥者，脉初来大，渐渐小，更来渐大，是其候也。如此者，恶寒甚者，翕翕汗出，咽中痛；若热多者，目赤脉多，睛不慧。医复发之，咽中则伤；若复下之，则两目闭；寒多便清谷，热多便脓血；若熏之，则身发黄；若熨之，则咽燥。若小便利者，可救之；若小便难者，危殆也。（209）

直释

① 伤寒，脉阴阳俱紧，恶寒发热：风寒表证，脉尺、寸部位俱呈紧象，恶寒发热，为太阳表证也。

② 则脉欲厥。厥者，脉初来大，渐渐小，更来渐大，是其候也：则脉象似浮紧，是为厥脉也。脉初来渐大，渐渐转小，再来又大，是厥脉的脉象。

③ 如此者，恶寒甚者，翕翕汗出，咽中痛；若热多者，目赤脉多，睛不慧：正因为如此，恶寒甚，翕翕汗出，喉中痛，是少阴寒厥也；发热多，目赤脉络红的多，睛定直视，是阳明热厥也。

④ 医复发之，咽中则伤；若复下之，则两目闭：医治误发汗，则咽痛似伤；若医治误攻下，则两目多闭。

⑤ 寒多便清谷，热多便脓血：凡厥者必下利，寒厥之利，下利清谷也；热厥之利，下利脓血也。

⑥ 若熏之，则身发黄；若熨之，则咽燥：若以熏蒸法发汗，湿热相合，则全身黄染；若以火熨法取汗，火甚伤津，则咽喉干燥。

⑦ 若小便利者，可救之；若小便难者，危殆也：若小便通利，说明阴未亡，故病情可救治；若小便困难，说明阴可亡，故病情将危重。

讲析

本条释述寒厥、热厥之辨。首言厥之脉象，再言厥之下利分寒热，最后以小便的利与难作结，以预测其预后的安危。

伤寒，发热，口中勃勃气出，头痛目黄，衄不可制，阴阳俱虚，贪水者必呕，恶水者厥。若下之，则咽中生疮；假令手足温者，必下重便脓血。头痛目黄者，下之则目闭。贪水者，下之则脉厥，其声嘤嘤，咽喉塞，汗之则战栗；恶水者，下之则里冷，不嗜食，大便完谷出，汗之则口中伤，舌上白胎，烦躁，脉反数，不大便六七日，后必便血，小便不利也。（210）

直释

① 伤寒，发热，口中勃勃气出：外伤寒邪，全身发热，热在表也；口出热气，热在里也。

② 头痛目黄，衄不可制，阴阳俱虚：头痛、目黄、衄血，这是阴阳俱虚，所藏之寒与所郁之热共蒸于上也。

③ 贪水者必呕，恶水者厥：贪水者，阴虚而热盛，水入而热与之拒，所以呕吐也；恶水者，阳虚而寒盛，水入而阳气不任，故逆冷也。

④ 若下之，则咽中生疮：盖热气夹寒邪上蒸，法当辨寒热多寡而用清解，设不知而妄下之，是强抑之而邪不服，必至咽疮。

⑤ 假令手足温者，必下重便脓血：若手足温而不厥也，其热为盛，必里急后重而便脓血。

⑥ 头痛目黄者，下之则目闭：头痛，目黄染，用攻下法则热内陷而目闭。

⑦ 贪水者，下之则脉厥，其声嘤嘤，咽喉塞；汗之则战栗：若贪水者，阴虚而为寒下所抑，其脉必厥，其声滞塞不扬；若使用发汗法，则亡阳而战栗。

⑧ 恶水者，下之则里冷，不嗜食，大便完谷出，汗之则口中伤，舌上白胎，烦躁：若恶水者，阳虚而为寒下，则里冷，不嗜食，下利清谷；若使用发汗法，则虚阳外发，必口烂、舌苔白而烦躁。

⑨ 脉反数，不大便六七日，后必便血，小便不利也：脉数实，不大便至六七日，此时下之，则必便血；若更发其汗，则小便亦不通利。

讲析

本条释述贪水、恶水之辨。① 贪水者，必呕，若下之则脉厥，若汗之则战栗；② 恶水者，则厥，若下之则里冷，若汗之则口烂。

凡服下汤，得利便止，不必尽剂。（211）

直释

① 凡服下汤：凡服攻下药。
② 得利便止，不必尽剂：得效即止，不必尽剂。

讲析

攻下药应以邪祛为度，不宜过量，得效即止，为了避免耗伤胃气，故勿使过剂。

原文

此以前，是汗吐下三法之大要也。若能于此例之外，更神而明之，斯道其庶几乎。（212）

直释

① 此以前，是汗吐下三法之大要也：这以前所阐述的是汗、吐、下三法的要领。
② 若能于此例之外：若能在此汗、吐、下三法之外再阐述其他之法。
③ 更神而明之，斯道其庶几乎：神而明，指引伸并发扬光大。斯，指示代词，这，此。道，指道理、论说、规律、规则。庶几：或许可以，表示推测或希望。若论述更多的治则道理，是我最期望的。

讲析

本条总结第193条汗法、第196条吐法、第211条下法诸条之义，仲景言期待后世医家总结出更多的治则理论。

杂病例
第 213—232 条

原文

问曰：上工治未病，何也？师曰：夫治未病者，见肝之病，知肝传脾，先当实脾，四季脾旺不受邪，即勿补之；中工不晓相传，见肝之病，不解实脾，惟治肝也。夫肝之病，补用酸，助用焦苦，益用甘味之药调之。酸入肝，焦苦入心，甘入脾。脾能伤肾，肾气微弱，则水不行；水不行，则心火气盛；心火气盛，则伤肺；肺被伤，则金气不行；金气不行，则肝气盛，肝必自愈。此治肝补脾之要妙也。肝虚则用此法，实则不可用之。经曰：勿虚虚，勿实实，补不足，损有余，是其义也。余脏准此。（213）

直释

① 问曰：上工治未病，何也：上工，指医疗技术高明的医生。弟子问：经验丰富的医生治病，兼治未病的脏腑，应怎样理解？

② 师曰：夫治未病者：老师说，所谓治疗未病的脏腑。

③ 见肝之病，知肝传脾，先当实脾：实脾，即调补脾脏之意。举肝病传脾为例，见肝实为病，应该认识到肝病最容易传变到脾脏，所以在治肝实的同时，要注意调补未病的脾脏，使脾脏正气充实，不受肝邪的侵袭，防止肝病蔓延。由于脾为后天之本、营卫气血化生之源，脾脏功能的正常与否，直接影响着病体的病情之恢复或恶化。疾病的传变必须具备两个条件：一是已病的脏腑邪实，实则相传；二是所胜的脏腑脏气之虚，虚则受邪。只有具备邪实、脏虚这两个条件，病邪才能传变。在已病脏腑邪气实、所胜脏腑之脏气虚的情况下，邪气才能够相传。因此，治未病不是所有未病的脏腑都治，而是治已病脏腑所胜的脏腑。

④ 四季脾旺不受邪，即勿补之：四季脾旺，即一年四季之中，脾气

旺盛之时。假如一年四季之中脾气本来旺盛之时，则不会受到肝邪的侵袭，治疗肝病时，就不必调补脾脏。肝木主疏泄，能帮助脾胃运化，若肝失其疏泄，木郁克土，则肝病就会传脾，以致运化失司，而肝脾同病。仲景治未病何以突出肝脾为例？这是因为四时之气始于春，人体五脏之气始于肝，而脾为后天之本、生化之源。在疾病过程中，若脾脏受损，营卫气血的来源就会缺乏，因而导致病情趋向恶化。临床上肝木克脾土，肝脾失调的病变最为常见，故肝病传脾很具有代表性。五脏相互制约，才能维持人体生理平衡状态，才能生化不息；若五脏之间失去相互制约的生理功能，就会出现病理变化。可见五行生克制化规律是十分重要的。仲景据此立论，根据五行生克制化理论，以调整五脏的失调，使之归于恢复脏腑相互制约的生理平衡，以达到治愈疾病的目的。当肝病尚未传脾时，就应在治肝药中加入治脾之品，以防止肝病传脾，兼治已病之肝与未病之脾。故在治肝病的同时，必须调补脾脏以防其传变，使脾土旺盛而不受肝邪；假若脾脏本气充实而旺盛，则不会受到肝病相传之邪，也可不必实脾。这说明兼治未病之脏的疗法，也应酌情灵活运用，并不是一成不变的。这是五行生克制化规律在临床治疗上的具体运用。

⑤ 中工不晓相传：中工，指医疗技术一般的医生。技术一般的医生，不知道五行的生克制化关系，不懂得肝病相传的规律，见到肝有病，只是片面地治肝，不了解实脾防传的重要性。

⑥ 见肝之病，不解实脾，惟治肝也：见到肝脏有病，不了解调补脾脏的重要性，忽略了照顾整体，只知道单独地治疗肝脏，其结果必须造成肝病未已，而脾病再起的被动局面。由此可见，预防性的治疗对于疾病病变的恢复起着极其重要的作用。

⑦ 夫肝之病，补用酸，助用焦苦，益用甘味之药调之：由于实则传而虚则不传，肝虚不致传脾，故单治其肝。治肝虚，要用酸味药以补已病之肝脏，因为肝为藏血之脏，主疏泄条达，体阴用阳，临床治肝多从肝体入手，选用酸味药物补以肝的本味。用焦苦味药物以扶助心脏，因苦为心之味，木乃火之母，心为肝之子，子能令母实，所以肝体虚在补之以酸的同时，再加用焦苦味药物，使心气旺盛，肝体也就得到了助益。还要用甘味药物以调和脾脏，由于甘味药物性缓，可调和中气，在肝体虚时，除以酸补之，以焦苦助之外，还要以甘味和缓其中。

⑧ 酸入肝，焦苦入心，甘入脾：仲景用五行生克制化规律阐述酸味

药入肝脏、焦苦味药入心脏、甘味药入脾脏的规律，进一步论述肝体虚用酸焦苦甘治法的规律性。

⑨ 脾能伤肾，肾气微弱，则水不行；水不行，则心火气盛：伤，东汉时期的"伤"字尚有制约、抑制、管束之义。脾能伤肾，按五行相克的规律，指脾土能制约肾水。肾气微弱，指肾中阴寒水气不致于亢而为害。甘味药物能调补脾脏，使脾气旺盛，加强对肾脏的制约，肾中阴寒水气不致于亢而为害；由于肾水受制，减弱对心火的制约，使心气旺盛。

⑩ 心火气盛，则伤肺；肺被伤，则金气不行，金气不行，则肝气盛，则肝必自愈：心气旺盛，加强对肺金的制约；肺金受制，减弱对肝木的制约，使肝气旺盛。肝气旺盛，有助于肝虚病的康复。

⑪ 此治肝补脾之要妙也。肝虚则用此法，实则不可用之：说明酸焦苦甘配合成方，能起到药物相互配合的微妙作用，收到治肝补脾的疗效，故仲景说：调补脾脏，肝病可以痊愈，这就是治肝补脾的奥妙啊！同时也说明，酸焦苦甘合用之法，只适用于肝虚，所以说"肝虚则用此法"。酸焦苦甘合用之法不适用于肝实，因肝实为肝木克脾土所致的肝病传脾之候，只能用泻肝实脾之法治之，所以说"实则不可用之"。

⑫ 经曰：勿虚虚，勿实实：医经指出，医者不辨虚实，对"至虚有盛候"者，误作实证而用攻下，则更虚其虚，故曰"勿虚虚"；对"大实有羸状"者，医者竟误作虚证而用补益，其结果更实其实，故言"勿实实"。

⑬ 补不足，损有余：经过辨证确属虚证，应当用补益之法补其不足，称为"补不足"；经过辨证确属实证，应当用攻下之法以损其有余，称为"损有余"。

⑭ 是其义也：不要治虚证用泻法，避免虚证更虚；也不要治实证用补法，避免实证更实。只有治虚证用补法，治实证用泻法，才是正确的治疗方法。

⑮ 余脏准此：肝脏如此，心、肺、脾、肾诸脏有病的治疗，也应遵照这一点。

鉴别

人体脏腑在生理机制方面是相互密切联系的整体，而在病理变化方面有"实则传而虚则不传，虚则受邪传而实则不受邪传"的规律。

实则传而虚则不传："见肝之病"，是指肝实而言，故有"知肝传脾，当先实脾"之说；"夫肝病"，乃为肝虚之意，故不云"当先实脾"，而言"补用酸，助用焦苦，益用甘味之药调之"。

虚则受邪传而实则不受邪传："知肝传脾"为脾虚，故云"当先实脾"；而"四季脾旺"为脾不虚，故云"不受邪，即勿补之"。脏腑邪气盛则传，而脏腑邪气不盛则不传；脏腑虚则受邪气传，而脏腑不虚则不受邪气传。

讲析

临床诊治，辨别虚实极为重要。肝病实者，应当泻肝顾脾；肝病虚者，应当补虚顾脾。其病虚实虽当异治，然兼顾脾脏则一，因脾为后天之本、营卫气血生化之源，脾脏的盛衰，直接影响病情康复或恶化。肝实证，调补脾脏，使脾气旺盛，不受肝邪乘袭；肝虚证，补土可以荣木，有助于病情的痊愈。虚证虽亦顾脾，但治法上以酸味药物补肝为主，焦苦药物为辅，再以甘味之药调之。

因肝脏体阴用阳，后世治肝之法有体、用的不同。肝虚者滋水涵木，养血柔肝，从相生方面以养肝体；肝实者清肝宁肺，疏肝实脾，从相克方面以理肝用。此皆本条虚实异治的发展。

综上所述，脏腑有病，在治疗时要分清虚实。实者，在治本脏以祛邪的同时，若所胜脏腑之脏虚，要积极调补所胜脏腑，杜绝疾病的传变，若所胜脏腑不虚，不受邪时，就可只治本脏。虚者，其治疗应当补益本脏。补益本脏的方法，一是以入本脏之味的药物，直接补益本宫；二是根据子能令母实之理，补益本脏相生的脏脏，从而使本脏得到助益；三是调补本脏相克的脏腑，使受克的脏腑功能旺盛而不受邪侵，即通过脏腑间的生克制化关系，调补本脏相生相克的脏腑，间接地达到补益本脏的目的。

原文

夫人秉五常，因风气而生长。风气虽能生万物，亦能害万物。如水能浮舟，亦能覆舟。若五脏元真通畅，人即安和；客气邪风，中人多死。千般疢难，不越三条：一者，经络受邪入于脏腑，为内所因也；二者，四肢九窍，血脉相传，壅塞不通，为外皮肤所中也；三者，房室、金刃、虫兽所伤。以此详之，病由都尽。若人能养慎，不令邪风干忤经络；适中经络，未流传腑脏，即医治之；四肢才觉重滞，即导引、吐纳、针灸、膏摩，勿令九窍闭塞；更能无犯王法，禽兽灾伤，房室勿令竭乏，服食节其冷热，苦酸辛甘，不遗形体有衰，病则无由入其腠理。腠者，是三焦通会元真之处，为血气所注；理者，是皮肤脏腑之文理也。（214）

① 夫人秉五常，因风气而生长：五常，指木、火、土、金、水五行，是人类和万物生存不可缺少的五种物质元素。风气，指自然界的气候，包括风、寒、暑、湿、燥、火六气。古人认为五行是构成一切物质的基本元素，人也是由这五种物质所构成，人生活在自然界环境中，遵循五行变化规律，受自然界气候的影响，依靠自然界气候而生存。

② 风气虽能生万物，亦能害万物：自然界气候有常有变，正常气候有益于万物生长发育，而异常气候则会伤害万物。

③ 如水能浮舟，亦能覆舟：犹如水一样，既能载船运行，又能把船沉没，对于人体也不例外。

④ 若五脏元真通畅，人即安和：元真，是人体正常生命活动的功能，即"元气真精"之意。人与自然界关系非常密切，人的生长发育离不开自然界气候，人在气交之中，只要五脏真气充实通畅，脏腑正气充沛，营卫通调，抗病力强，人就不容易生病。

⑤ 客气邪风，中人多死：外至，曰"客"；不正，曰"邪"。客气邪风，泛指能够令人致病的不正常气候，即六淫之邪。中，即伤害之意；死，本处作"病"字解。异常气候虽然是致病因素，但能否导致疾病的发生，仍取决于人体正气的盛衰，适应能力的强弱。若脏腑正气虚弱或相对不足，抗病力弱，异常气候乘虚侵袭人体，破坏五脏的生理功能，轻者则导致疾病的发生，重者可导致死亡。

⑥ 千般疢难，不越三条：疢难，疾苦的意思。病邪侵袭人体，其传变一般是由浅入深，由经络入脏腑。但由于病邪的性质之异，人的体质强弱的不同，疾病的发生发展错综复杂。虽然千变万化，但一切疾病的致病因素归纳起来不外乎三种情况。

⑦ 一者，经络受邪入于脏腑，为内所因也：一是正气已虚，内在环境有空疏亏虚之处，病邪乘空侵袭经络，由经络直接传入脏腑，因而引起内部脏腑的病变。

⑧二者，四肢九窍，血脉相传，壅塞不通，为外皮肤所中也：九窍，包括两眼、两耳、两鼻孔、口七窍，以及前阴、后阴二窍，共九窍。二是正气未虚，病邪中于皮肤而未传入内，仅在肌肤血脉间传注，阻塞四肢九窍之脉络，使气血壅塞，失于通畅，因而形成外部皮肤的病变。

⑨三者，房室、金刃、虫兽所伤：房室，指性交。金刃，指刀剑等利器。房劳过度耗伤、金刃利器创伤、毒虫猛兽咬伤，都能直接致病。

⑩以此详之，病由都尽：用这种方法来归纳，大致所有病因都可以概括。

⑪若人能养慎，不令邪风干忤经络：养慎，指内养正气，外慎邪风。干忤，即触犯或侵犯之意。如果人们能内养正气，外慎邪风，不使病邪侵犯经络，才能保持人体健康无恙。

⑫适中经络，未流传腑脏，即医治之：适，指刚刚之意。仲景认为疾病的发生与否，关键在于人体内的正气，同时也不能忽视客气邪风，一旦不慎外邪侵入经络，病邪尚未向内深入脏腑之际，应及早治疗，使机体气血畅行，病即可愈。

⑬四肢才觉重滞，即导引、吐纳、针灸、膏摩，勿令九窍闭塞：导引，是古代活动筋骨的一种养生方法。凡本人自摩自捏，伸缩手足，除劳去烦，名为导引；让别人握搦身体，或摩或捏，名为按摩。吐纳，指吐故纳新，口吐浊气为吐故，鼻纳清气为纳新。吐纳是通过调整呼吸而达到养生祛病的一种方法。膏摩，指用药膏摩擦体表一定部位的治疗方法。若四肢刚刚感觉重着不适，这是经络受邪的征象，当立即使用引正导邪的肢体运动疗法，或者吐出浊气、纳入清气的呼吸调节疗法，或针刺艾灸、药膏摩肤诸法祛邪外出，不使九窍闭塞不通。

⑭更能无犯王法，禽兽灾伤，房室勿令竭乏，服食节其冷热、苦酸辛甘：王法，即国家法令。无犯王法，是指不要触犯国家法令，免受刑罚；服食，即衣服饮食要适宜寒温。更要加强道德修养，不要触犯国家法令，要避免禽兽和自然灾害的伤害，节制房室，不要耗精过度，日常生活中穿衣服要冷暖适宜，饮食苦酸辛甘的口味要适中。

⑮不遗形体有衰，病则无由入其腠理：不遗留给机体有衰弱可乘的间隙，机体内在正气不虚，纵有客气邪风侵袭，也能抗御邪气而不受邪侵，或虽病亦不能深入，这样就能保持正气通畅，病邪无由入其腠理。所

谓腠理是人体的一种组织，有防御邪气的功能，而为人体之外藩。如果人体对外抗御能力减弱时，腠理便成为外邪入侵的门户。

⑯ 腠者，是三焦通会元真之处，为血气所注：所谓腠，是一身气隙，三焦流通真气的地方，又是血气流注的通路。

⑰ 理者，是皮肤脏腑之文理也：所谓理，是皮肤脏腑内外井然有序而不乱的纹理。

鉴别

综上第213条、第214条所述，仲景以极简练的语言概述了四个观点。

第一，认为疾病是人体内环境与内外环境失调所造成。人体脏腑之间是相互关联、相互制约的有机整体，一脏有病，易传于所克之脏，不能见某脏有病而只治某脏，必须兼顾其所克之脏。以截断其传变途径。

第二，进一步阐述人体内在脏腑与外界自然环境存在着息息相关的不可分割的统一关系。异常气候有致病作用，人体正气有抗病能力，疾病的发生与否，取决于正邪双方力量的对比。

第三，如果人体内在正气不虚，纵有客气邪风侵袭，也能抗御邪气而不受邪侵，即或邪侵亦不会过深。

第四，若有不慎，客气邪风乘虚袭入，可以致病，这体现了未病先防的治未病思想。

讲析

对病因的认识，仲景强调，六淫致病以邪由经络入脏腑为深、为内，以邪由皮肤传血脉为浅、为外，同时提出房室、金刃、虫兽所伤。由此说明仲景的发病学说是以经络脏腑分内外，六淫邪气为主要致病原因，以邪正力量的对比决定病位浅深，这对后世病因学说的创立具有启发作用。宋代陈无择在仲景病因"不越三条"的基础上，根据自己见识的积累，以天人相应立论，论述人与自然息息相关，既要养慎，又要顺应自然，提出"三因学说"。仲景的发病学说与陈无择的"三因学说"，在病因都强调六淫和房室、金刃；所异者，陈氏把七情作为内因，而仲景却未明确提出这一点。陈氏的"三因学说"以七情为内因，六淫为外因，房室、金刃为不内外因，将这三种病因并列起来。而仲景实际上是以六淫为主要致病原因，分"为内所因也"，"为外皮肤所中也"，以及为"房室、金刃、虫兽所伤"。由此看来，陈氏的病因分类虽然不同于仲景的病因分类，但陈氏的病因分类，实属在仲景病因分类的基础上发展起来的。

原文

问曰：病人有气色见于面部，愿闻其说。师曰：鼻头色青，腹中痛，苦冷者，死；鼻头色微黑者，有水气；色黄者，胸上有寒；色白者，亡血也，设微赤非时者，死；其目正圆者，痉，不治。又，色青为痛，色黑为劳，色赤为风，色黄者便难，色鲜明者有留饮。（215）

直释

① 病人有气色见于面部，愿闻其说：气色，指五脏六腑之精华，藏于内者为气，现于外者为色。此处气指面部的光泽，色有青、赤、黄、白、黑五色，气色即面部的颜色和光泽。望病人有气色变化表现于面部，我愿意学习这方面的知识。

② 鼻头色青，腹中痛，苦冷者，死：鼻头部本应呈黄色而出现青色，青为肝之色，肝木乘脾土，故腹中疼痛；脾阳虚衰，阴寒内盛，则腹中拘急寒冷，故预后不良。

③ 鼻头色微黑者，有水气：水气，指人体内水湿留聚之邪。鼻头部本应呈黄色而出现微黑色，黑为肾之色，肾主水，黑色见于脾位，是因脾土大衰，不能制水，肾水反侮脾土，脾虚则水湿无制，因而泛滥流溢，为内有水气停留。

④ 色黄者，胸上有寒：寒，指寒饮。鼻头部本应呈黄色而出现异常的黄色，黄为土之色，内应于脾，脾虚则湿盛，不能化津，津液不能输布，聚而为饮，饮留聚于胸膈间，故色黄为胸部有寒饮。

⑤ 色白者，亡血也，设微赤非时者，死；其目正圆者，痉，不治：失血之人，血少不能上荣，则鼻色白。若失血之人鼻色反现微赤色，赤为心之色，又为火之色，但微赤，即非心之色与火热之色可比，而是阴血暴亡，虚阳不敛而上浮之象。故仲景举出"非时者"一语，作为辨证的关键，因为"非时者"既说明非气候炎热之时，又不是远行急走，或酒后、饮后，以及急躁暴怒之时，而出现的"微赤"表明不是生理现象，而是属于严重的病理反应，故病情危重。若失血之人，因失血过多，阴绝血亡，不能滋

润眼睛和肌肉，两眼圆睁直视而不能转动，颈项强直，角弓反张，甚之四肢抽搐，为肝内竭，证重难治的痉证。但须指出，仲景所言"死""不治"只是说明病情危重，并非绝对不能救治。应当指出，一些危重病人，面色微微泛红，似若朱妆，病家多以为病情好转，血色上荣，殊不知实属虚阳上浮之危兆，若不及时救治，将有阳脱之虞。

⑥ 又，色青为痛：至于面色，一般青色主疼痛。例如青为血脉凝涩之色，故主疼痛。但并不是所有的疼痛证面部都出现青色。例如剧烈疼痛或严重创伤，由于血脉凝滞不通，所以面部色青。前言"色青，腹中痛"，是痛在局部，系就鼻头之色而言；后者"色青为痛"，系就面色而论，其痛不限于腹部，可概括全身。

⑦ 色黑为劳：黑为肾之色，房劳过甚则伤肾，肾精不足，其色外露，则面色黑，所以黑主劳伤。

⑧ 色赤为风：风为阳邪，多从火化，火性炎上，风热上扰，阳热上浮，则面色赤，所以色赤主风。

⑨ 色黄者便难：黄为脾之色，湿热蕴结，脾气郁滞，不能运化津液，津液不布，不能滋润大肠，故色黄主大便困难。因于脾虚者，其鼻色多为淡黄；因于湿热者，其面色多较鲜明。

⑩ 色鲜明者有留饮：留饮，指水饮久留体内。所谓"色鲜明者"，即明润光泽之谓。水饮留聚体内，向上泛溢于面，形成面部浮肿，故面部明亮润泽为有饮邪留聚。

<u>鉴别</u>

面部望诊，就部位而言，包括望鼻色、望面色两部分。仲景画龙点睛之词为"又"字，"又"字前为望鼻色，"又"字后为望面色。

望鼻色：鼻头位居面部中央，望诊时必须重视鼻头，鼻属土，在内与脾相应。无病之色当黄而润泽，隐然含蓄；若出现其他颜色，则属病态。

望面色：人体脏腑的精华之气血，显露于外而表现于色，正常的面色应黄而红润，有光泽。五色与五脏相应，有诸内必形诸外，内脏的病变势必反映于面部的色泽，不同的病变其外露的色泽也有差异。

望鼻、望面之色泽，可测知内在脏腑的盛衰、气血的盈亏，异常的气色反映于面部，由于气色不同，其主病亦不同。

青色多主寒凝、疼痛、瘀血和惊风病证。

赤色多主实热病证或虚热病证。

黄色多主脾虚病证和湿邪病证。

白色多主虚寒病证和失血病证。

黑色多主肾虚病证、水饮病证和瘀血病证。

望色泽应注意局部，同一色泽所出现的部位不同，其主病也有所差异。望色泽要注意与症状合参，同一色泽所伴见的症状不同，其主病也不同。此外，望色泽时，除望鼻部、望面部外，还应注意观察舌苔、舌质、唇甲、二便，四诊合参，结合全身病情进行分析，辨证才能全面。

讲析

仲景之望诊原理基于五行学说，五行分属五脏，五脏分属五色，以相互依存、相互制约来预测病变的形成和转归。五脏六腑的精华，潜藏于内者为气，显露于外者为色，色由气生，色者气之华也。脏腑功能正常，气血旺盛，则表现于面部的气色润泽而有光华；若脏腑功能虚衰，气血不足，则表现于面部的气色枯夭无光华。通过观察病人面部气色，可以判断病变的部位和性质。精血藏于五脏，通过经络血脉而外荣于面，如果面部相应部位的颜色与光泽发生变化，则可反映脏腑的病变。因此观察鼻部、面部色泽的正常与否，对测知内脏病变的诊断与预后具有重要意义。

原文

师曰：语声寂寂然喜惊呼者，骨节间病；语声喑喑然不彻者，心膈间病；语声啾啾然细而长者，头中病。（216）

直释

① 语声寂寂然喜惊呼者，骨节间病：病人语声低微而似乎听不着声音，是骨节间病。因为痛在关节，其关节活动受限，不动痛微或不痛，常保持静默而安静无声；偶一活动则剧烈疼痛，突然发出惊骇叫喊的声音，所以说是骨节间有病。

② 语声喑喑然不彻者，心膈间病：胸膈间为心肺之所居，病人语声低微而说不清彻，是心肺功能失常所致。心主血管，若心阳被邪气阻遏，血脉瘀阻，则除有胸闷隐痛，气短心悸外，常有语声低微不清彻之象。肺

主气，司呼吸，如痰湿阻滞胸膈，肺气出入升降不畅，除自觉胸闷气短外，亦常有语声低微不清彻之状。由此说明，语声虽发自喉咙，但与心肺密切相关，所以说是心膈间有病。

③ 语声啾啾然细而长者，头中病：由于病在头中，膈间无病，气道通畅，则声不敢扬，扬声则头部震动而痛剧，故语声细小而声音悠长，所以说是头中有病。

讲析

本条是通过闻诊以分析病情，辨别病变疾苦之所在。声音虽然发于喉咙，实则关乎五脏，正常人语声虽有高低徐疾之不同，但发音声音均匀和畅，一有反常，便是病音。说明闻诊同望诊一样，在临床诊断上具有重要的指导意义。第 215 条言望色，第 216 条言闻声，以审病变之轻重，辨部位之浅深，体现了望、闻二诊在诊断中的重要性。

原文

师曰：息摇肩者，心中坚；息引胸中上气者，咳；息张口短气者，肺痿唾沫。（217）

直释

① 息摇肩者，心中坚：息，一呼一吸谓之息；摇肩，指呼吸时两肩向上耸动，恰如抬起的状态；心中坚，多由实邪阻塞所致的胸中坚实壅满。胸为清旷之域，为心肺之宫城，如果胸中有稠浊黏痰壅结阻塞，肺气壅滞，失于清肃，则呈呼吸时两肩向上耸动以助呼吸的状态，常伴有呼吸困难，胸闷喘促，不能平卧，甚至呈鼻翼扇动之象，故仲景说：呼吸时两肩向上耸动，恰如抬起的状态，是胸中有实邪阻塞。

② 息引胸中上气者，咳：胸中，肺之所居，宗气之所在，无病时肺的开合正常，则气的升降自如；如果胸中有邪阻气机，阻塞气道，以致肺气不降，则呼吸时引动胸中之气上逆，而为咳嗽。故仲景说，呼吸时胸中之气上逆，则咳嗽。

③ 息张口短气者，肺痿唾沫：肺主气，司呼吸，上焦有热，肺叶枯萎，气弱难以布息，因此张口以助呼吸之势，以期增加气的出入，但因肺

脏痿弱，气入复出，不能司正常呼吸，故气短不足以息；又因肺脏通调失职，津液不能敷布而为热所灼，蕴蓄留聚为痰涎，痰浊随肺气上逆，则咳涎沫。故仲景说：呼吸时张口短气，为肺叶枯萎，咳唾浊痰涎沫的表现。

讲析

病人的姿态变化与呼吸异常的关系密切。呼吸的病变，不仅出现声音的改变，也相应的表现出姿态的变化。呼吸系统不同病证的呼吸改变，可伴见不同的姿态特征。本条陈述了呼吸形态异常的三种情况："息摇肩者""息引胸中上气者""息张口短气者"，即喘、上气、短气，都是病态，说明病变主要在胸中肺部，因痰阻气滞，肺失清肃，以致气机不畅，胸中窒塞，所以有"心中坚""咳""肺痿唾沫"等现象。

鉴别

本条"息摇肩"为邪实阻滞所致。若属虚者，为心肺气虚或肾不纳气所致的"息摇肩"，就不一定有"心中坚"的症状，往往伴有肢冷汗出，切不可误诊为实证。因此临床时要注意辨别"息摇肩"之证。一般以粗声高息涌为实，气微短促无力为虚。即邪实的多心中坚满，胸塞喘促；正虚的多气不接续，形神不保。由此可见，仲景在闻病人语声的同时，并且闻呼吸而结合望形态，故为望诊、闻诊结合运用之典型范例。

原文

师曰：吸而微数者，其病在中焦，实也，下之则愈，虚者不治。在上焦者，其吸促；在下焦者，其吸远，此皆难治。呼吸动摇振振者，不可治也。（218）

直释

① 吸而微数者，其病在中焦：吸气微弱、急促而又频数，由中焦病变所致。

② 实也，下之则愈，虚者不治：实者，实邪壅阻中焦，阻碍于气机之升降，上下不通，影响肺气下降，入气减少，不得不增加吸气次数以自救，所以吸气轻微而频数，中焦邪实壅塞，病为实证。实证当攻下，攻下

则气机通利，气机调畅故吸气恢复常态，预后良好。虚者，由中焦气虚不能生化气血，使宗气虚衰，肺气无主，则吸气微数。因病由虚所致，难以聚复，所以虚证治疗困难，预后不佳。

③ 在上焦者，其吸促：上焦膈上胸腔为肺之城，若肺气不足，气失所主，气入即出，故吸气时急促而浅短。

④ 在下焦者，其吸远：下焦脐部腹腔为肾之城，若肾气衰竭，不能纳气助肺，则吸气缓慢而深长。

⑤ 此皆难治：无论肺气亏虚之吸促，还是肾不纳气之吸远，均为正气大虚之候，治疗困难，预后较差。

⑥ 呼吸动摇振振者，不可治也：吸气时气不接续，呼吸极度困难，借助摇动身体以帮助呼吸，这是虚弱已极，阳气将脱散，多见于慢性病后期，无论病位在上焦、中焦、下焦，治疗都比较困难。

讲析

吸气与肺、肾二脏有关，观察呼吸形态的异常可以测知内脏病之所在，或在肺，或在肾。至于实证还是虚证，须结合全身证候进行判断，邪实者容易治疗，正虚者难于治疗。凡虚证而见呼吸病变，不论病变位于何处，均属难治证候。

原文

师曰：寸口脉动者，因其旺时而动。假令肝旺色青，四时皆随其色。肝色青而反白，非其时色脉，皆当病。（219）

直释

① 寸口脉动者，因其旺时而动：人生活在自然界中，自然界的变化与人体息息相关，人体的内在环境与外界环境相适应，四时气候的变化可以影响人体的生理功能。五脏之气各有其旺时，与季节气候变化相应，因而随春夏秋冬的更替，面部的气色与寸关尺的脉象也相应地发生有规律的变化。寸口脉的变动，是随着五脏当旺的时令而有所变化。

② 假令肝旺色青，四时皆随其色：假设肝旺于春季，阳气上升，气候温和，为木气当令之时，故面色青，即肝旺的季节，青为相应之色。如

此，其他脏器在当旺的季节，也出现相应之色。

③肝色青而反白，非其时色脉：色脉变化与时令更替不相适应，则为有病之兆。如肝气旺于春时，面色应青而反色白，此为非其时之气色；脉象应弦而反脉浮，此为非其之脉象，都属于异常的病理反映，不是相应时令气候呈现的气色和脉象。

④皆当病：都属于有病的象征。

本条以四时更替与气色、脉象变化的相应与否，论述了时、色、脉的关系。条文先言脉跳动不言气色，后言气色不言脉跳动，为互文见意的写作法，故最后用气脉并见结句，其目的在于说明时令、气色、脉象要相应，否则出现与时令不相适应的气色、脉象都是病态。因此，临证望色、切脉要和时令结合起来，才能得出正确的诊断。

问曰：有未至而至，有至而不至，有至而不去，有至而太过，何谓也？师曰：冬至之后，甲子夜半少阳起，少阳之时，阳始生，天得温和。以未得甲子，天因温和，此未至而至也；以得甲子，而天犹未温和，此为至而不至也；以得甲子，而天大寒不解，此为至而不去也；以得甲子，而天温如盛夏五六月时，此为至而太过也。（220）

①有未至而至：前一"至"字指时令到，后一"至"字指这个时令的气候到。有时令未到而这个时令的气候已到。

②有至而不至：有时令已到而这个时令的气候未到。

③有至而不去：有时令已到而上个时令的气候仍在。

④有至而太过：有时令已到而下个时令的气候提前到来。

⑤何谓也：这如果解释呢？

⑥冬至之后，甲子夜半少阳起：冬至节后的雨水节夜半，便是少阳时令开始的时候。

⑦少阳之时，阳始生：少阳当令，阳气始生，尚微未盛，阳气开始

生长。

⑧ 天得温和：气候由寒冷逐渐转为温暖，这是正常的气候更替规律。气候正常，才有利于万物的生长收藏。人生活在自然界，与自然界是统一的，每时每刻都受到外界气候变化的影响，气候的变化与时令相应，万物可"因风气而生长"，人则"五脏元真通畅"，安和无病。

⑨ 以未得甲子，天因温和，此未至而至也：未到雨水节时令，气候已经温暖，这是时令未到，而气候先到，故称"未至而至"。

⑩ 以得甲子，而天犹未温和，此为至而不至也：已到雨水节时令，气候尚未温和，这是时令已到，而气候未到，故称"至而不至"。

⑪ 以得甲子，而天大寒不解，此为至而不去也：已到雨水节时令，气候却像寒冬般的寒冷，严寒气候当去不去，故称"至而不去"。

⑫ 以得甲子，而天温如盛夏五六月时，此为至而太过也：已到雨水节时令，气候却像盛夏般的炎热，炎热气候提前来到，故称"至而太过"。

讲析

一年之中，时令、气候的更替顺序，是客观的自然规律，时令分春夏秋冬，气候分温热凉寒。从时令来说，春去夏来，夏去秋来，秋去冬来，冬去春来，周而复始，一年之中，固定不变地交替，气候变化是相对的，春温、夏热、秋凉、冬寒的正常交替转移，是万物赖以生长和人类赖以生存活动的基本条件。人类适应环境变化，才能健康的生存。时令与气候应该相适应，气候的太过或不及，都会影响人体而发生疾病。气候由温至热，乃至大热，由凉而寒，至以大寒，这是岁序的常规。气候的冷暖，随着季节而变化。一年分为二十四节气，每个节气相隔的时间是有定数的，而气候冷暖的变化却不一定如此准确，所以有先至、不至、不去、太过，即气候的太过或不及，皆属异常气候，皆可影响人体，都能导致疾病的发生，因此治病用药时，因时制宜，药物的寒热温凉和时令、气候变化相适应，疗效方能卓著。

原文

问曰：经云"厥阳独行"，何谓也？师曰：此为有阳无阴，故称厥阳。（221）

① 经云"厥阳独行",何谓也:古代某种医经有"厥阳独行"的说法,是什么意思呢?

② 此为有阳无阴:人体在正常的情况下,阴与阳相互协调,维持相对的平衡状态,而且阳总是以阴为依附。若阴气衰竭,阳气偏盛而失去依附,阳无阴涵而有升无降,导致只有阳而没有阴维系。

③ 故称厥阳:阳气偏盛,孤阳逆行而独盛于上,称为厥阳。

仲景所言的"厥阳",泛指阴阳失调,阳气独行,而逆行于上的病机。诸如高龄肝肾阴衰而孤阳独亢,产后阴虚阳越的汗出,温病后期热入下焦的阴虚动风,其病理均为厥阳之属。人体在正常情况下,阴与阳是相互维系,相对平衡,而阴阳失去平衡则是一切病证发生的总机制。一切病证的病理变化,都是人体阴阳失去相对平衡的反应,因而调节阴阳使之归于相对平衡,也就很自然地成为防治疾病的根本要求。

问曰:寸脉沉大而滑,沉则为实,滑则为气,实气相搏,血气入脏即死,入腑即愈,此为卒厥,何谓也?师曰:唇口青,身冷,为入脏,即死;如身和,汗自出,为入腑,即愈。(222)

① 寸脉沉大而滑,沉则为实,滑则为气:寸脉沉大而滑,是气血壅实所引起的复合脉象。寸脉指寸、关、尺三部脉的寸部脉,左寸脉候心主血,右寸脉候肺主气,邪在血则血实,邪在气则气实,血实者则脉象沉大,气实者则脉象滑。本证血实与气实相并,已非正常血气,而是病邪。寸部脉象呈沉大而滑,出现血气相并而逆乱于上的卒厥证,说明邪气充斥,气血俱病。

② 实气相搏:实气,指血实与气实,谓邪气实于气血,而非正常的气血充实。相搏,指相互结合,即血实和气实相搏结。

③ 血气入脏即死，入腑即愈，此为卒厥：血气实邪入脏就会死亡，血气实邪入腑则容易治愈，这病名称"卒厥"。所谓卒厥，是一种突然昏倒的病证。

④ 唇口青，身冷，为入脏，即死：五脏藏而不泻，已为邪病的血气并入后，不能自还，神明昏愦，突然昏倒，血行不利，则唇口部呈青晦色；阳气衰微，则身体逆冷。此时元真之气不行，升降出入道路阻塞，出现血液郁滞不流，阳气涣散，内闭外脱，故病情危笃。

⑤ 如身和，汗自出，为入腑，即愈：六腑泻而不藏，已为病邪的血气并入后，容易外出，虽然有突然昏倒、手足逆冷，但与脏气欲绝者不同，只是暂时现象，只需片刻就可气返血行。气血流畅，则身体温和；阳气外达，邪气随之外泄，则汗自出，这是血气恢复正常运化的征兆，容易治愈。

讲析

前人认为脏是藏而不泻，腑是泻而不藏，病邪入腑尚有出路，病邪入脏则无从排泄。判断卒厥入腑入脏的依据，主要是结合其临床兼证来定。所谓"入脏""入腑"只不过是假设之词，不是真入某脏、某腑，而是代表病位的浅深。所谓"即死""即愈"亦是相对之语，犹言疾病之预后，说明病情的轻重。邪气内闭，病情继续向深重发展为入脏，入脏说明病重难治，故仲景言"即死"；邪气向外，病邪逐渐衰退为入腑，入腑说明病轻易愈，故仲景言"即愈"。

原文

问曰：脉脱，入脏即死，入腑即愈，何谓也？师曰：非为一病，百病皆然。譬如浸淫疮，从口流向四肢者，可治；从四肢流来入口者，不可治。病在外者可治，入里者即死。（223）

直释

① 脉脱：所谓"脉脱"，乃脉象乍伏不见，是邪气阻遏，血脉一时不通的现象，脉绝似脱，并非气血虚竭的真脱之谓。主要原因是邪气聚至，脉道不通，气血暂时受到阻遏，经脉一时失去通利，所以出现脉乍伏不

见，脉绝似脱之象。

② 入脏即死：脉乍伏不见，如邪气深入难出，气血一时不易通畅，脉道气血难以恢复正常运行，或脉道乍现乍隐，沉伏似绝，皆为疾病深重之象。所以说，病邪入脏就会危重。

③ 入腑即愈：脉乍伏不见，但邪未深入，容易外泄，气血迅速通利，脉道运行能很快恢复正常，则预后较好。所以说，病邪入腑容易治愈。

④ 非为一病，百病皆然：病邪轻而受之浅者，疗程短，治愈速；病邪重而受之深者，疗程长，治愈慢。这是认识疾病传变的一个普遍规律，所以仲景曰："非为一病，百病皆然。"

⑤ 譬如浸淫疮：即使属于皮肤病的浸淫疮，其传变情况也是如此。举浸淫疮的病理变化为例。

⑥ 从口流向四肢者，可治：四肢是人体的外部，口唇是从外入内的门户。浸淫疮是湿邪病毒外发肌肤的病变，若发病部位从口唇开始，渐渐向四肢蔓延，这是毒邪由里向外透泄的表现，毒气外发，因而容易治疗。

⑦ 从四肢流来入口者，不可治：若发病部位从四肢开始，渐渐侵及口唇，这是毒邪由外向内蔓延的征兆，毒气内入，因而治疗困难。

⑧ 病在外者可治，入里者即死：凡病机由内传外，为好转之机；由外传内，为恶化之兆。

讲析

本条举脉略证，是承上条第 222 条"卒厥"而言，之所以分前后两条叙述，是因为卒厥之脉，有见沉大而滑者，亦有脉乍伏不见者。前者之脉，可见于卒厥之先；后者之脉，可见于卒厥时。尽管卒厥有虚实之分，但"入脏即死，入腑即愈"的机理相同，其中的"脏"与"腑"只是表明病位的浅深，病情的轻重，并非指某一脏一腑的实质性病变。无论何病，凡病机由内传外，由阴出阳，为好转之机；由外传内，由阳入阴，为恶化之兆。

原文

问曰：阳病十八，何谓也？师曰：头痛，项、腰、脊、臂、脚掣痛。阴病十八，何谓也？师曰：咳，上气，喘，哕，咽痛，肠鸣，胀满，心痛，拘急。五脏病各有十八，合为九十病；六腑病各有十八，合为一百八病；五劳、七伤、六极、妇人三十六病，不在其中。清邪居上，浊邪居下；大邪中表，小邪中里；䅽饪之邪，从口入者，宿食也。（224）

①阳病十八，何谓也：凡属表而在经络的病证，证兼上下而在外，谓之阳病，阳病有十八种，是指哪些病呢？

②头痛，项，腰，脊，臂，脚掣痛：包括头痛，项痛，腰痛，脊痛，臂痛，脚掣痛六项，由于每项阳病又有营病、卫病、营卫同病的不同，一而有三，三六合为一十八病，故阳病十八。

③阴病十八，何谓也？凡属里而在脏腑的病证，证出脏腑而在内，谓之阴病。阴病有十八种，是指哪些病呢？

④师曰：老师说。

⑤咳，上气，喘，哕，咽痛，肠鸣，胀满，心痛，拘急：包括咳嗽，上气，喘息，哕逆，咽痛，肠鸣，胀满，心痛，拘急九项，每项阴病又有虚实的区别，一而有二，二九合为一十八病，故阴病十八。

⑥五脏病各有十八，合为九十病：五脏受风、寒、暑、湿、燥、火六淫之邪的侵袭而为病，并有在气分、血分及气血兼病之别，六而有三，三六合为一十八病，五脏各有十八，五个十八，故合为九十病。

⑦六腑病各有十八，合为一百八病：六腑受风、寒、暑、湿、燥、火六淫之邪的侵袭而为病，亦有气分、血分及气血兼病之别，六而有三，三六合为一十八病，六腑各有十八，六个十八，故合为一百零八病。

⑧五劳、七伤、六极、妇人三十六病，不在其中：至于五劳、七伤、六极属虚损范畴；妇人三十六病，多因经、带、胎、产所致，由于致病因素不属六淫之邪，尚不包括在阳病十八、阴病十八、脏病九十、腑脏一百零八，计二百三十四种病之内，故仲景言"不在其中"。所谓五劳，即五种劳逸过度所致的损伤。久视，过度劳神，则伤心血；久卧，阳气不伸，则伤肺气；久坐，脾气不运，则伤肌肉；久立，劳损于肾，则伤骨；久行，劳损于肝，则伤筋，这就是所谓的五劳。所谓七伤，仲景在第816条明言"食伤、忧伤、饮伤、房室伤、饥伤、劳伤、经络营卫气伤"。所谓六极，极者，有极度虚衰、疲极劳损之意，指气极、血极、筋极、骨极、

肌极、精极。所谓妇人三十六病，指妇人经、带、胎、产诸方面的疾病，详见第921～959条之专论。总之，五劳、七伤、六极、妇人三十六病，不是感受六淫之邪的侵袭而为病。

⑨ 清邪居上，浊邪居下：清邪，即雾露之邪；浊邪，即水湿之邪。轻清的雾露之邪常侵袭人体的上部而连及皮腠，重浊的水湿之邪常侵袭人体的下部而渗入关节。

⑩ 大邪中表，小邪中里：大邪，即风邪；小邪，即寒邪。风为阳邪，虽大而力散，多犯于肌表；寒为阴邪，紧束而气锐，多伤于经络。

⑪ 檗饪之邪，从口入者，宿食也：檗饪之邪，即饮食之邪，馨香可口，过食之则停滞也。宿食从口而入，过食损伤脾胃。至于"清邪""浊邪""大邪""小邪""谷饪之邪"，即雾、湿、风、寒、宿食五种致病之邪，伤害人体各有一定的规律可循。这是因为病邪的属性不同，故侵犯人体的部位及病证的表现也各具不同的特征。这是古人对病邪变化的认识，其中所谓上、下、表、里等，都是相对而言，不是绝对之词。

讲析

本条主要根据脏腑经络与疼痛特点为分类原则，对古代二百三十四种病及五劳、七伤、六极、妇人三十六病，进行概括的归类统计，其具体病证今无据可考，但说明病邪有清浊大小之分，人体有上下表里之别，病因多端，各有规律。后人提出的病邪侵袭人体，有同气相求，以类相从，六淫伤人，因人而异的转变规律，就是在本条的提示下提出来的。

原文

问曰：病有急当救里救表者，何谓也？师曰：病，医下之，续得下利清谷不止，身体疼痛者，急当救里；后身疼痛，清便自调者，急当救表也。（225）

直释

① 病有急当救里救表者，何谓也：有些病，有急于治里，或急于治表之分，这是为什么呢？

②病，医下之：假如一个病人其病邪在表，本当发汗，而医生反用攻下法。

③续得下利清谷不止：清谷，即大便泻下不消化食物。误攻下脾胃受伤，形成里虚，使病人连续泻下不消化食物。

④身体疼痛者，急当救里：此时虽有身体疼痛的表证存在，但仍须以里证为急，故应先治疗其里证。

⑤后身疼痛，清便自调者，急当救表也：清便自调，指大小便已恢复正常。服药后，待里证解除，若身体疼痛的表证仍然存在，而大小便已经恢复正常，尚有身体疼痛的表证，则当再治其表。

鉴别

第396条指出"伤寒，医下之，续得下利清谷不止，身疼痛者，急当救里；后身疼痛，清便自调者，急当救表。救里宜四逆汤，救表宜桂枝汤"。又，第711条指出"下利，腹胀满，身体疼痛者，先温其里，后攻其表，温里宜四逆汤，攻表宜桂枝汤"。第225条亦见于第396条、第711条，只是条首冠以"伤寒"或"下利"之语而已。说明无论患表证还是患里证，只要表里同时出现，应以急者先治为原则。但第396条、第711条为具体治疗，故列有救里用四逆汤，救表用桂枝汤的方法；第225条论述治疗原则，更具有普遍的指导意义。一般而言，表里同病，当先解表，表解后再治其里证，否则易导致外邪内陷，而使病情加重。但疾病变化多端，医者既要知其常，又应达其变。本条的主要精神，是说明表里同病时，要辨虚实，分缓急，急者先治，不可拘泥先表后里之说。

讲析

凡表证而见下利清谷不止者，当急救其里，否则正虚难以抗邪，邪气势必蔓延，将会发生正虚阳脱之变；凡表证而见下利清谷不止者，仍以表未解而发其汗，则更虚其阳，会导致上下两脱之危候。由此可知，凡是表里同病，属里实者，应先解表，后攻里；属里虚者，应先救里，后解表。总之，对于表里同病治疗的先后缓急，其关键在于正气之强弱：正气旺盛，表里俱病，根据具体情况，或先表后里，或表里两解；正气衰弱，里气虚寒，必须先顾其里，后解其表。故表里俱实，先表后里；表里俱虚，先里后表，这是不可更易的治则。

夫病痼疾，加以卒病，当先治其卒病，后乃治其痼疾也。（226）

①夫病痼疾，加以卒病："夫"发语词，无须译。"病痼疾"为定语后置，即痼疾病，指难治的旧病。"卒病"，指新得的病。此处久患难治的旧病，又增加新得的病。

②当先治其卒病：应当先治其新病。

③后乃治其痼疾也：然后再治其难治的旧病。

继第225条治则之后，第226条又提出"痼疾""卒病"另一治则。痼疾指病情沉重、变化较少的旧病。旧病的病程长而发展缓慢，且非短时间内所能治愈。旧病难以骤除，日久势缓，不容急治，必须缓图，欲速则不达，卒病指病情轻浅，变化多端的新病。新病的病程短而发展迅速，且可以在短时间内治愈。新病易于骤作，始得势急，不容缓图，必须急治。

本条是言新旧同病的一般治则，临床运用时应根据具体情况灵活掌握，在痼疾与卒病相互影响的情况下，治卒病必须兼顾痼疾。新旧病同在，即使先治新病，而用药时也要考虑到旧病的病情和病人的体质情况，不可置旧病于不顾。

师曰：五脏病各有所得者，愈；五脏病各有所恶、各随其所不喜为病。如病者素不喜食，而反暴思之，必发热也。（227）

①五脏病各有所得者，愈：五脏病，指肝、心、脾、肺、肾其中的一脏患病而言，并非指五脏皆病。所得，指病人所适合的服食居处。五脏

患病，各有其相适应的服食居处的需求，能够获得相适宜的需求，五脏疾病各有所得，足以安脏气而却病邪，疾病就会易愈。

②五脏病各有所恶：所恶，指病人所不适合的服食居处。由于五脏的特性各有不同，五脏患病，各有其相厌恶的需求，因而五脏病各有所恶。

③各随其所不喜为病：所不喜，指五脏之所禁。如果遇到所厌恶的需求，这些所不喜的服食居处，随其所厌恶的需求，足以滋助病邪，干忤脏气，而使病情加重。

④如病者素不喜食，而反暴思之，必发热也：对病人在饮食出现的异常变化，亦应注意查询。如果病人突然想吃平素不喜欢吃的食物，这是脏气被邪气改变，是一反常的病态表现，食后不仅不能有益于人体的正气，反而助长邪气而引起发热。

讲析

五脏病在治疗和护理的过程中，病人得到适宜的服食居处，就会心情舒畅，有助于安脏气而却病邪，促进疾病痊愈；若病人得到所厌恶的服食居处，就会心情苦闷，会干忤脏气以助病邪，促使病情加重。所以对于疾病，不论是治疗，还是护理，都应注意五脏的喜恶，做到顺其所喜，戒其所恶，如果不注意服食居处，不根据疾病的特点进行护理，纵然用药适宜，也难以收到疗效，甚至会促使病情反复或使病情加重。所以在用药物治疗的同时，也要重视护理工作。

鉴别

第214条"服食节其冷热，苦酸辛甘"，强调的是未病前的养慎；第227条强调的是既病后的调护。

不同的疾病，除药物治疗外，在生活起居、季节气候以及饮食方面应给予不同的护理，有助于病体的康复。这种将护理纳入中医治疗的做法，体现仲景医护结合的学术观点。

原文

夫病在诸脏，欲攻，当随其所得而攻之。如渴者，与猪苓汤。余仿此。（228）

① 夫病在诸脏，欲攻：脏，泛指在里之邪；攻，作"治"字解。病邪入里，锢结不解，往往与体内痰、水、血、食等有害物质相结合，在治疗时，当审因论治。

② 当随其所得而攻之：应当随其病邪与痰、血、水、食等有形之邪相结合的情况，施以恰当的治疗。

③ 如渴者，与猪苓汤：例如水停于里而致的口渴证，审其病因，为热与水结而伤阴之渴，当与猪苓汤，育阴利水，水去热除，渴亦随之而解。

④ 余仿此：所有在里的病邪都可效仿这个法则施治。如热与痰搏结用十枣汤，热与血搏结用桃核承气汤，热与食搏结用大承气汤、小承气汤等。

通过本条的学习，可以有所启迪。疾病的发生，都有一定的物质基础。在临床实践中，应当从复杂的症状表现中找出其病证的癥结所在，从而施以准确的治疗。

夫病者手足寒，上气脚缩，此六腑之气绝于外也；下利不禁，手足不仁者，此五脏之气绝于内也。内外气绝者，死，不治。（229）

① 夫病者手足寒，上气脚缩：六腑主表为阳，胃为诸腑营养之源。脾胃气衰，阳不充于四肢，则诸腑之阳亦随之而衰，乃阳虚呈表寒收引之象，故病者手足寒冷，上气脚缩。

② 此六腑之气绝于外也：这是六腑之气将衰亡于外。

③ 下利不禁，手足不仁者：五脏主里为阴，藏而不泻，然五脏之中，肾为诸脏之主，真阳所寄之地。若真阳衰微，则五脏之气皆不足，胃关不阖，泻而不藏，则下利不禁；下利甚者，阳气脱而阴血阻滞不行，

故手足不仁。

④ 此五脏之气绝于内也：这是五脏之气将衰亡于内。

⑤ 内外气绝者，死，不治：仲景本意，欲人治病以胃肾为要也。五脏六腑之气衰亡，则病情危重，很难治疗。

讲析

人体是一个统一的有机整体，人体复杂的生命现象，源于内脏的功能活动，内而水谷消化、血液循环，外而视听言行，无一不是内脏活动的表现。各脏腑、组织、器官虽有各自的功能活动，但不是孤立的，而是整体活动的一个组成部分。它们在生理功能上存在着相互制约、相互依存和相互为用的关系。这种关系可以用五行生克关系说明，在气血津液方面有着相互支持的关系，同时还以经络的联系通道，在各脏腑组织之间相互传递着各种信息，在气血津液环周于全身的情况下，形成一个统一协调的整体。脏与腑之间实际是表里阴阳互相配合的关系。脏属阴，腑属阳；脏为里，腑为表。一脏一腑，一阴一阳，一里一表，五行属性相同，相互配合，其间有经络互相络属，从而构成脏腑之间的密切联系。

鉴别

脏腑的阴阳气血，是全身阴阳气血的组成部分，各脏腑阴阳气血之间的关系如下：

气为阳，血为阴。气和阳均有温煦和推动脏腑生理活动的作用，故阳与气合称为"阳气"；血与阴均有濡养脏腑组织，使其功能和情志宁静的作用，故阴与血合称为"阴血"。

但是，从阴阳气血与各脏腑生理功能活动的关系来说，则阳与气、阴与血又不完全等同。一般来说，脏腑的阴阳说明生理活动的属性是兴奋还是抑制，是上升发散，还是下降闭藏。以兴奋、上升、发散、温煦为阳，以抑制、下降、闭藏、濡润为阴。脏腑的气血，是各脏腑生理活动的物质基础。气不仅具有推动和温煦各脏生理功能活动作用，还有重要的固摄作用，血液则有重要的营养作用。

同时，各脏之阴阳，皆以肾阴肾阳为根本。各脏之阴阳失调，日久必伤及于肾。各脏之血均由水谷之精微所化生，因此，各脏的气血亏虚又与气血生化之源脾胃的关系极为密切。

师曰：热在上焦者，因咳为肺痿；热在中焦者，为腹坚；热在下焦者，则尿血，或为淋闷不通。大肠有寒者，多鹜溏；有热者，便肠垢。小肠有寒者，其人下重便脓血；有热者，必痔。（230）

直释

①热在上焦者，因咳为肺痿：肺调节一身之气，肺居上焦，主司呼吸。热邪停留在上焦，熏灼于肺，灼伤肺液，肺失肃降，则气逆而咳；久咳不已，肺气受伤，肺叶痿弱，则形成肺痿。

②热在中焦者，为腹坚：脾胃能贮藏和消化食物，输送食物的营养成分。脾胃同居中焦，热邪停留在中焦，脾胃热盛，消灼津液，津伤液耗，不能濡润肠道，大便干涩燥结，则腹部坚硬。

③热在下焦者，则尿血，或为淋闷不通：淋，指小便淋沥涩痛。闷，作"闭"字解，指小便闭塞不通。肾的功能充实，则四肢矫健而不倦，又能增进智慧，作出精巧的动作；而膀胱是水液会聚之处，经气化则水液排出体外。肾与膀胱同居下焦，热邪停留在下焦，灼伤肾与膀胱脉络，血渗膀胱则尿血，邪热壅滞，气化不利，则小便淋沥涩痛，甚则闭塞不通。

④大肠有寒者，多鹜溏；有热者，便肠垢：鹜，即野鸭。鹜溏，是形容大便稀薄，如鸭粪样便，水粪杂下。肠垢：指带有黏液垢腻的粪便。大肠管理输送，所有糟粕由此排出。大肠受寒邪侵袭，则泌别失职，水粪相杂而下，所以大便多水粪杂下如鸭粪；大肠受热邪侵袭，使肠中指膏蒸化腐秽而从大便排出，则解出带有黏液垢腻的粪便。

⑤小肠有寒者，其人下重便脓血；有热者，必痔：下重，指肛门部感到坠胀。小肠是接受胃已消化的食物，化生出食物的精华，以输送全身。小肠受寒邪侵袭，则阳虚气陷，不能统摄阴血，所以肛门重坠而便脓血；小肠受热邪侵袭，热邪下注，肛门结肿，必然会发生痔疮。

讲析

由于五脏六腑分属于上、中、下三焦，三焦各部病证均离不开有关脏腑。临床辨证时，既要弄清本脏本腑直接引起的病证，又要分清相关的他脏他腑间接引起的病证，既要重视病之常，更要掌握病之变，除了考虑脏腑局部的特点，又要从整体观念出发，掌握脏腑之间的相互关系。

问曰：三焦竭，何谓也？师曰：上焦受中焦之气，中焦未和，不能消谷，故上焦竭者，必善噫；下焦承中焦之气，中焦未和，谷气不行，故下焦竭者，必遗溺失便。（231）

直释

① 三焦竭，何谓也：三焦各部所属脏腑的生理功能一时性衰弱，不能发挥应有的功能，这是为什么呢？

② 上焦受中焦之气：上焦为心肺之所居，心主血以行营气，肺主气以行卫气，而气血营卫又皆依赖中焦上输的水谷精微之气所奉养。上焦是靠接受中焦的精微之气做营养。

③ 中焦未和，不能消谷：若中焦脾胃功能衰退，气化不调和，不能消化水谷，则中焦无力散布精微之气以奉养上焦，不能正常地消化水谷，而陈腐为浊气上泛，使上焦所属的脏腑生理功能一时性衰退。

④ 故上焦竭者，必善噫：噫，又称嗳气，指食气上逆，气从咽中而出，其声哑而沉长，不似呃逆声急短促。上焦衰弱，指上焦所接受之气不是精微之气，而是胃中的陈腐秽浊之积气。秽浊之气向上冲逆，肺气不能肃降，则成为嗳气，所以只能频作嗳气来舒展郁滞。这是上焦受到中焦的影响所发生的病证。

⑤ 下焦承中焦之气：下焦为肝肾之所属，又为膀胱、小肠、大肠之属，肝司疏泄，肾司闭藏，下焦亦应接受中焦下输的精微之气做营养。

⑥ 中焦未和，谷气不行：若中焦脾胃功能衰退，气化不调和，不能消化水谷，则中焦无力散布精微之气，不能正常地消化水谷而陈腐为浊气不注，使下焦所属的脏腑功能虚衰。

⑦ 故下焦竭者，必遗溺失便：下焦各脏腑一时性的功能衰退，则肾气失于闭藏，摄纳无权，而肝气疏泄又太过，则下焦之气衰退，通调水道下输膀胱的功能失力，膀胱失约，大肠传导失其常度，因此不能够起到制约二便的作用，导致二便失固，出现遗溺与大便不能控制而自下的现象。

这是下焦本部直接受中焦影响而发生的病变。

讲析

本条病证的表现虽在上焦、下焦，但其根本在于中焦，因此需要调理中焦。经过一段时间，脾胃功能旺盛，上焦、下焦的功能即可恢复。故虽有三焦功能暂时失调而发生噫气、遗溺、失便，不需依赖药物治疗，待脏腑功能恢复，三焦气和，正气复而病自愈。

原文

问曰：病有积、有聚、有馨气，何谓也？师曰：积者，脏病也，终不移处；聚者，腑病也，发作有时，转展移痛；馨气者，胁下痛，按之则愈，愈而复发，为馨气。诸积之脉，沉细附骨。在寸口，积在胸中；微出寸口，积在喉中。在关者，积在脐旁；上关上，积在心下；微下关，积在少腹。尺中，积在气冲；脉出左，积在左；脉出右，积在右；脉左右俱出，积在中央。各以其部处之。（232）

直释

①病有积、有聚、有馨气，何谓也：馨气，指停积留滞的饮食之气，以胁下痛和复发为特征。病有积、有聚、有馨气之分，应该怎样区别呢？

②积者，脏病也，终不移处：所谓"积者，脏病也"，是指肿块深在体内，多由阴凝所结而成。其特点为"终不移处"，部位始终固定，痛有定处，推之不移，按之不散。具备这些特点的体内肿块，称之为积。由于病深在血，病程较长，病情较重，治疗比较困难。

③聚者，腑病也，发作有时，转展移痛：所谓"聚者，腑病也"，是说肿块较近体表，多由气滞所聚而成。其特点为"发作有时，转展移痛"，病位较浅，痛无定处，发作有时，推之能移，时聚时散。具备这些特点的体内肿块，称之为聚。由于病浅在气，病程较短，病情较轻，治疗比较容易。所谓聚是属于六腑的疾病，发作有一定时间，痛处不固定，常疼痛转展移动。

④馨气者，胁下痛，按之则愈，愈而复发，为馨气：馨气，是因饮食不得消化，食气停留滞的病变。由于脾土壅滞，肝木为郁，食气壅塞脾

胃，肝气郁结，故胁下疼痛；用手揉按，气机得以舒通，疼痛暂可缓解；但病根未除，揉按停止，其气又聚，则疼痛复作。治疗必须消除其气，才能根治其痛。所谓蒙气，胁下疼痛，用手揉按疼痛可以缓解，停止用手揉按则疼痛复作，称之为蒙气。

⑤ 诸积之脉，沉细附骨：诸积，泛指由气、血、痰、食、虫等积滞引起的多种疾病。因为积病多由气、血、痰、食等阴寒凝结而成，病根深固，气血不易外达，所以积病脉象沉细，重按好像附着在骨上似的。

⑥ 在寸口，积在胸中：仲景言"寸口""关上""尺中"，即寸、关、尺也。沉细之脉见于寸脉，则积在上焦的胸部。

⑦ 微出寸口，积在喉中：沉细之脉微微越过寸脉的上端，则积在上焦喉部。

⑧ 在关者，积在脐旁：沉细之脉见于关脉，则积在中焦的脐旁。

⑨ 上关上，积在心下：沉细之脉微微越过关脉的上端，则积在中焦的胃脘。

⑩ 微下关，积在少腹：沉细之脉微微越过关脉的下端，则积在中焦的少腹。

⑪ 尺中，积在气冲：沉细之脉见于尺脉，则积在下焦气冲。所谓气冲，在脐腹下横骨两端近阴毛处，在此代表部位。

⑫ 脉出左，积在左；因左手脉主候左部疾病，故沉细之脉出于左手，说明脉气不能布达于身之左，则积在身体左侧。

⑬ 脉出右，积在右：因右手脉主候右部疾病，故沉细之脉出于右手，说明脉气不能布达于身之右，则积在身体右侧。

⑭ 脉左右俱出，积在中央：沉细之脉左右手同时出现，说明脉气不能分布于左右手，则积在身体中央部位。

⑮ 各以其部处之：因脉出部位与积的部位是相应的，故通过诊脉之部位，以判断积之所在。治疗时应根据积之所在部位进行处理。

讲析

本条扼要指出积、聚、谷气三病的特点，重点叙述积病的主脉，及其在上中下、左右中各部的脉象，以脉象判断病位。这些都是仲景在前人理论基础上的进一步发展与运用，具有一定的临床指导意义。

鉴别

谷气似聚，但聚痛无定处，而谷气痛在胁下，系饮食物之气体停留滞所形成，按之气散痛止，停按气骤而痛复作。这又与宿食不化，停滞于里而按之痛有别。

谷气与宿食虽然均与饮食停滞有关，但谷气重在谷气为患，土壅木郁，病位在肝胃，胁下疼痛，按之痛止，不按复作，治宜消食之中偏重理气；宿食重在饮食蓄积气滞食阻，病位在肠胃，脘腹满痛，按之不减，呕恶厌食，治宜消食之中偏重化积。两者不能混淆。

温病脉证并治

第233—249条

温病有三：曰春温，曰秋温，曰冬温，此皆发于伏气。夏则病暑，而不病温。（233）

直释

①温病有三：伏气潜伏于体内，过时发病，其气温热，谓之温病。伏气温病有三种。

②曰春温：第一种，春季发病，症状偏于上部，称为春温。

③曰秋温：第二种，秋季发病，症状偏于中部，称为秋温。

④曰冬温：第三种，冬季发病，症状偏于下部，称为冬温。

⑤此皆发于伏气：春温、秋温、冬温，皆由伏气发病。

⑥夏则病暑，而不病温：夏季暑气当令，暑者似温而甚于温，入夏暑气炎热，人之肌腠开泄，汗出津津，邪气无隙可伏，故夏则病暑，而不病温。

讲析

春季温暖，夏季暑热，秋季凉爽，冬季寒冷，这是一年四季的正常气候。气候的正常变化，是万物生长变化的自然条件，也是人类赖以生存的自然条件。正常的气候变化，不足以使人致病。当气候变化异常，这种气候淫于人体中而蓄之，其邪气潜伏于体内，称之为伏气。在人体正气不足，抵抗力下降时，才能成为致病因素。

冬伤于寒，其气伏于少阴，至春发为温病，名曰春温。（234）

直释

① 冬伤于寒：冬季伤于寒邪。

② 其气伏于少阴：寒邪潜伏于少阴。

③ 至春发为温病：至春季由风邪触动，发为温病。

④ 名曰春温：称之为春温。

讲析

冬季寒气凛冽，将息失宜，寒邪客于形体，伤于经络，伏于所合，即刻不病，其寒邪潜伏于少阴。少阴者，肾之经也。脏不伏邪，舍于所合，肾合于骨，寒邪留伏于骨，未有感觉。至春季风阳勃动，寒邪由内伏而化热，其气在上，邪气由骨而外出于肌腠，上升于头目。气伏于少阴而出于少阳，变为温病。其气温，伏至春季，为时邪引发，称之为春温。

原文

夏伤于湿，其气伏于太阴，至秋燥乃大行，发为温病，名曰秋温。（235）

直释

① 夏伤于湿：长夏伤于湿邪。

② 其气伏于太阴：湿邪潜伏于太阴。

③ 至秋燥乃大行，发为温病：至秋季燥邪大流行，发为温病。

讲析

长夏湿土主令，将息失宜，湿邪客于肌肉，腠理开而湿邪中之，湿邪客于形体，伏于所合，其湿邪潜伏于太阴。太阴者，脾之经也。脏不伏邪，舍于所合，脾合肌肉，湿邪留伏于肌肉，未有感觉。至秋季燥气流行，湿燥之邪相互搏结而合化，其气在中，外蒸肌肉则身热，下注大肠则便脓。气伏于太阴而出于阳明，变为温病。其气温，伏至秋季，为时邪引发，称之为秋温。

原文

气不当至而至，初冬乃大寒，燥以内收，其气伏于厥阴。冬至后，天应寒而反温，发为温病，名曰冬温。(236)

直释

①气不当至而至：寒气不当至而至。

②初冬乃大寒，燥以内收：初冬季节严寒早至，秋季燥邪收敛之气未尽。

③其气伏于厥阴：寒邪与燥邪伏于厥阴。

④冬至后，天应寒而反温，发为温病：冬至以后，气候应寒冷，反而很温暖，发为温病。

讲析

初冬季节，秋燥之气未尽，气候应该温暖，反而过早严寒，寒伏燥敛，客于形体，伏于所合。邪之中人，伤其所胜，燥金者伏于厥阴木。厥阴者，肝之经也，脏不伏邪，舍于所合，肝合于筋，燥邪留伏于筋，未有感觉。冬至以后，气候应寒冷，反而很温暖，寒燥之邪相互搏结而合化，其气在下，气外蒸则发热，气内迫则腹痛，气伏于厥阴，而出于少阳，变为温病。其气温，伏于冬季为时邪引发，称之为冬温。

原文

春秋病温，此其常；冬时病温，此其变。冬时应寒而反大温，此非其时而蓄其气，及时不病，至春乃发，名曰大温。此由冬不藏精气，失其正，春时阳气外发，二气相搏，为病则重。医又不晓病源，为治乃误，尸气流传，遂以成疫。(237)

直释

① 春秋病温，此其常：春风秋燥病温，是正常的规律。

② 冬时病温，此其变：冬寒病温，是异常气候变化。

③ 冬时应寒而反大温：冬季应该寒冷而反温暖。

④ 此非其时而蓄其气：这不是当令的正常之气，而蓄伏于体内。

⑤ 及时不病：当时没有发病。

⑥ 至春乃发：到春季乃激发为病。

⑦ 此由冬不藏精气：这是由于冬季人体尚未蓄藏精气。

⑧ 失其正：正气减弱。

⑨ 春时阳气外发：到春季春阳勃动。

⑩ 二气相搏：冬伏之气与春阳之气相互搏结。

⑪ 为病则重：发病则危重。

⑫ 医又不晓病源：医者又不识晓此病病因。

⑬ 为治乃误：汗下之法施治皆误。

⑭ 尸气流传：秽浊之气相互传染流行。

⑮ 遂以成疫：其死亡多在一二日之间为限，称为温疫。

讲析

春季风发，秋季燥行，病温者乃其常；冬时严寒，其令闭藏，其令闭藏，气潜阳伏，人当病寒，乃应其候，冬寒病温，是异常气候变化。初冬大寒，秋燥未尽，气不当至而至，寒伏其燥；或冬至后，天应寒而反大温，冬行春令，此皆非其时而蓄其气。伏气及冬不发，留久入深，至春乃病，称为大温。这是冬失其令而不蓄藏精气，正气减弱，精气应藏而反泄，失其养脏之职，气泄卫阳被扰，病邪内蓄而入深，则伤其脏腑之所合，至春阳气外发，内伏之气与春阳之气相搏，为病危重，称之为大温。若大温之发，其传变速，三焦、脏腑、表里俱能侵及。医者又不识晓此病病因，心迷意惑，汗下诸法皆属误治。秽浊之气相互传染，流行为病，其死亡者多以一二日之间为限，故称之为传染流行性的温疫。

病春温，其气在上，头痛咽干，发热目眩，甚则谵语，脉弦而急，小柴胡加黄连牡丹汤主之。（238）

① 病春温：春温病。

② 其气在上，头痛咽干，发热目眩，甚则谵语，脉弦而急：其邪气在上焦，头痛咽干，发热目眩，甚则谵语，脉呈弦急之象。

③ 小柴胡加黄连牡丹汤主之：应当用小柴胡加黄连牡丹汤治疗。

（7方）小柴胡加黄连牡丹汤方，由小柴胡汤减半夏，加瓜蒌根、黄连、牡丹皮组成。

方中：① 小柴胡汤减半夏，加瓜蒌根，引温邪出于肌腠；② 加黄连、牡丹皮，清血分之热，血清则气布，则诸证自解。

本条补述第234条春温病的脉证并治。春温伏气在冬，伏于足少阴肾而出于足太阳膀胱。春令升发，伏邪蓄热自骨而外出于肌腠，邪自内发，故病气连贯三阳。

头痛发热，证象太阳。太阳头痛，当连项而强痛；今温邪头痛，为热气上熏于脑，当闷痛掣疼，动作则痛甚。太阳发热，当发热恶寒；今温邪热出血分，虽身热在表而不恶寒，故知非太阳也。

咽干目眩，证象少阳。少阳咽干目眩，由胆气上泄，法当口苦，外见往来寒热；今温邪由伏气外发，虽咽干目眩而不寒热，不口苦，故知非少阳也。

甚则谵语，证象阳明。阳明谵语由胃热熏心，邪自太阳传变；今温邪谵语，病起即见，盖心气热而非胃实，且不兼阳明里证，故知非阳明也。

脉象。太阳脉浮，阳明脉大，少阳脉弦。今病似三阳兼证，而脉则弦急，外不恶寒，故知为温邪外出，血热内风之发，而非伤寒三阳合病。盖春温病自血出气，荣卫俱灼，伏气外发，故身热浮于皮腠之表，为伏气有外出之势，治当因势利导。

原文

病秋温，其气在中，发热口渴，腹中热痛，下利便脓血，脉大而短涩，地黄知母黄连阿胶汤主之；不便脓血者，白虎汤主之。（239）

直释

①病秋温：秋温病。

②其气在中，发热口渴，腹中热痛，下利便脓血，脉大而短涩：其邪气在中焦，发热口渴，腹中热痛，下利便脓血，脉呈大而短涩之象。

③地黄知母黄连阿胶汤主之；不便脓血者，白虎汤主之：应当用地黄知母黄连阿胶汤治疗；下利，不便脓血，应当用白虎汤治疗。

方释

（8方）地黄知母黄连阿胶汤方

方中：①知母入胃，黄连入心，气血双清，温邪自解；②地黄之润血，以清血分之热；③阿胶之生血，而滋荣液之枯。诸药配伍，苦甘合化，血清气行，肠垢自下。此血病累气，故治血。

讲析

本条补述第235条秋温病的脉证并治。秋温伏气在长夏，伏于足太阴脾，而出于足阳明胃，燥湿合化，其气在中焦，病似阳明太阴合病，而复连太阳之表。在伤寒，则非汗下误治，已成坏病，必无初起即阳经、阴经迤逦错杂之证。

湿性沉缓，燥性敛急，燥湿相持，偏伤血分。发热证象太阳之表，而不恶寒知为湿邪伏气之外发也。口渴，腹中热痛，证象阳明之里，阳明当外证发热汗出，内而痛满不减；今口渴不苦，知为胃津燥化，而非胆热浊升。热痛不满，知为血分伏热，而非燥矢内结。胃实者，当便秘，今复下利便脓血，下利证象太阴，便脓血证象厥阴。太阴当腹满而吐，厥阴当心中疼热，今不兼二经之证，故知为温邪伤血，肠液热腐。便脓血者，肠垢之下行也。证兼二阳二阴，皆邪蓄血分化热之证。伤寒亦有热结下利，今温邪下利既非热结，故脉象亦异于里实之候。脉大而短涩者，脉大为气强血热，脉短涩为燥湿合邪。便脓血为温邪下移，但无下利里急后重之象。治宜清营，不佐调气之品。不便脓血者，则邪出阳明，偏进气分，治宜清肺胃之热。

病冬温，其气在下，发热，腹痛引少腹，夜半咽中干痛，脉沉实，时而大数，石膏黄连黄芩甘草汤主之；不大便六七日者，大黄黄芩地黄牡丹汤主之。（240）

①病冬温：冬温病。

②其气在下，发热，腹痛引少腹，夜半咽中干痛，脉沉实，时而大数：其邪气在下焦，发热，腹痛引少腹，夜半咽中干痛，脉象沉实，时而大数。

③石膏黄连黄芩甘草汤主之：应当用石膏黄连黄芩甘草汤治疗。

④不大便六七日者，大黄黄芩地黄牡丹汤主之：如果不大便六七日，应当用大黄黄芩地黄牡丹汤治疗。

（9方）石膏黄连黄芩甘草汤方

方中：①石膏清肺胃热；②黄连、黄芩除温热；③甘草调其中。病在血而凉气，发于下而治上。此阴病治阳，下病取上之法。

（10方）大黄黄芩地黄牡丹汤方

方中：①大黄双行气血，下热除结；②黄芩、牡丹皮治其温邪；③干地黄凉血滋液。证异阳明燥矢，故不用枳实、厚朴；证为液灼而非结热，故不用芒硝。

本条补述第236条冬温病的脉证并治。冬温伏气在秋，伏于足厥阴肝，而出于足少阳胆。冬令闭藏，其气在下，应寒反温，伏邪外发，自筋脉而出于肌腠则发热。厥阴者肝也，温气蓄于厥阴，当其经所过之处病，血燥则筋急，肝病乘脾，则腹痛引少腹。营卫之气，昼行于阳，夜行于阴，中午阳降，阳气渐入于阴；夜半阳升，阴气渐出于阳。夜半咽中干痛，为阴气陷下，津不上腾所致。脉沉实，热在下也；脉时而大数，伏气之外发也。故乃血分伏邪，外燔气分之候，宜清血分伏邪为治。

原文

病温，头痛，面赤，发热，手足拘急，脉浮弦而数，名曰风温，黄连黄芩栀子牡丹芍药汤主之。（241）

直释

①病温，头痛，面赤，发热，手足拘急，脉浮弦而数：病温，头痛，面赤发热，手足拘急，脉呈浮弦而数之象。

②名曰风温：称为风温病。

③黄连黄芩栀子牡丹芍药汤主之：应当用黄连黄芩栀子牡丹芍药汤治疗。

方释

（11方）黄连黄芩栀子牡丹芍药汤方

方中：①黄连、黄芩散头脑之风热，以解温邪；②栀子、牡丹皮清心肝之热分走气血；③芍药引诸药行于经脉，以疏营之壅。血清而筋之拘急自愈，风去而头之疼痛自除，风热二气分消，发热解矣。

讲析

风温病，非伏气之温病，其人平素有热，更感于风邪，或乍受温热旋遇于风邪，风热二气相感，搏而合化，称为风温病。春、秋、冬三季皆有之，其证似乎外合二阳一阴之候，而内独见少阳之脉。发热头痛，证象太阳；面赤，证象阳明；手足拘急，证象厥阴。但不是数经连合为病，而是风热二气合化温邪，风气上升，中于头脑则头痛而胀闷，非邪客太阳，故

痛不连项；温邪上行于面，故面赤，非邪入阳明，故热而不潮；风热二气
化温则必及血分，温邪搏于营卫，故发热而不恶寒；温邪随风伤筋，筋膜
拘急，非证连厥阴，故无内热外厥之候；脉浮弦而数者，脉浮弦者风也，
脉数者热也，宜清解风热为治。

病温，其人素有湿，发热唇焦，下利，腹中热痛，脉大而数，名曰湿温，
猪苓加黄连牡丹汤主之。（242）

①病温，其人素有湿，发热唇焦，下利，腹中热痛，脉大而数：
病温，其人素有湿邪，发热，唇焦，腹泻，腹中热痛，脉呈大而数
之象。
②猪苓加黄连牡丹汤主之：应当用猪苓加黄连牡丹汤治疗。

（12方）猪苓加黄连牡丹汤方
方中：①猪苓汤利湿滋液；②黄连泄热而坚肠；③牡丹皮凉血而通痹。

湿温病，非伏气温病，其人平素有湿邪，更感温热之邪，或先伤湿
邪，后受温热之邪，外热侵袭，内湿相感，搏而合化，称为湿温病。春、
夏、秋三季皆有，其证似乎外连太阳之表，内合太阴之里，发热不恶寒
者，温邪之外发也；唇焦者，脾液燥化，而胃津不行也；下利热者，温湿
下注，而肠受郁热也；腹中痛者，热灼血痹，而腹气留止也；脉大而数
者，湿热盛也，宜渗湿清营为治。

病温，舌赤，咽干，心中烦热，脉急数，上寸口者，温邪干心也，黄连黄
芩阿胶甘草汤主之。（243）

①病温，舌赤：温病，因心气通于舌，温邪灼营，则舌赤。

②咽干：温邪耗液，津液竭，则咽干。

③心中烦热：营气热必内干于心，则心中烦热。

④脉急数，上寸口者：上，表示脉象趋势在某范围以内；寸口，仲景指寸部脉。阳迫气血则化热，故寸部脉呈急数之象，知邪干上焦。

⑤温邪干心也：温热之邪干涉于心脏。

⑥黄连黄芩阿胶甘草汤主之：应当用黄连黄芩阿胶甘草汤治疗。

方释

（13方）黄连黄芩阿胶甘草汤方

方中：①黄连、黄芩泻心；②甘草调中；③阿胶滋血，以心为生血之脏，故泄热必佐滋液之品。

讲析

所谓温邪干心，说明温热之邪干涉于心脏，审其化热之因，辨干心之证。

原文

病温，口渴，咳嗽不止，脉浮而数大，此温邪乘肺也，黄芩石膏杏子甘草汤主之。（244）

直释

①病温，口渴：温病，温邪耗液，津液枯，则口渴。

②咳嗽不止：肺为气府，热盛津枯液竭则伤肺，使之肺燥，故咳嗽不止。

③脉浮而数大：燥盛热伏，故脉呈浮而数大之象。

④此温邪乘肺也：温热之邪乘袭于肺脏。

⑤黄芩石膏杏子甘草汤主之：应当用黄芩石膏杏子甘草汤治疗。

（14方）黄芩石膏杏子甘草汤方

方中：① 黄芩凉血；② 石膏清气；③ 甘草调和诸药；④ 杏仁清肺下气，用为导引，使石膏、黄芩之性皆可入肺，此则制方之妙用。

讲析

所谓温邪乘肺，说明温热之邪乘袭于肺脏，审其化热之因，辨乘肺之证。

原文

病温，发热，腰以下有水气，甚则少腹热痛，小便赤数，脉急而数，下尺中者，此温邪移肾也，地黄黄柏秦皮茯苓泽泻汤主之。（245）

直释

① 病温，发热：温病，温邪热出血分，则发热而不恶寒。

② 腰以下有水气：水气之邪下趋，则腰以下浮肿。

③ 甚则少腹热痛，小便赤数：腰为肾之外府，少腹者，血海诸筋之所聚，膀胱与肾相表里，少腹为肝肾经气之通路。温邪移肾，则少腹热痛，小便赤数，而无筋脉拘急与气癃淋漓之兆，知证不属厥阴。

④ 脉急而数，下尺中者：下，表示脉象趋势在某范围以内；尺中，仲景指尺部脉。温热之邪下趋移于肾，故尺部脉呈急数之象。

⑤ 此温邪移肾也：温热之邪下移于肾脏。

⑥ 地黄黄柏秦皮茯苓泽泻汤主之：应当用地黄黄柏秦皮茯苓泽泻汤治疗。

方释

（15方）地黄黄柏秦皮茯苓泽泻汤方

方中：① 地黄凉血滋肾；② 黄柏治热而走下焦；③ 秦皮清气泻肝；④ 茯苓、泽泻渗湿以入水府，泻心兼泻胆，治肾佐以治肝。

所谓温邪移肾，说明温热之邪移入于肾脏，审其化热之因，辨移肾之证。

原文

病大温，发热，头晕，目眩，齿枯，唇焦，谵语，不省人事，面色乍青乍赤，脉急大而数者，大黄香蒲汤主之；若喉闭难下咽者，针少商令出血；若脉乍疏乍数，目内陷者，死。（246）

直释

①病大温，发热：大温病，伏气外发，则发热而不恶寒。

②头晕目眩：温邪乘肝，则头晕目眩。

③齿枯唇焦：温邪灼肾，则液竭齿枯；温邪入脾，则唇焦。

④谵语，不省人事：温邪犯心，则谵语，不省人事。

⑤面色乍青乍赤：肝、肾、脾、心四脏俱病，气乱于中，阳并于阴则面青，阴并于阳则面赤，二气交替变异，则面色乍青乍赤。

⑥脉急大而数者：邪而正未夺，则脉呈急大而数之象。

⑦大黄香蒲汤主之：脉证相应，虽危可治，方用大黄香蒲汤施治。

⑧若喉闭难下咽者：喉痹不能服药，肺气闭也，故喉闭塞，难下咽。

⑨针少商令出血：针少商穴，令出血，以泄肺气之实。

⑩若脉乍疏乍数：脉乍疏乍数，为胃绝也。

⑪目内陷者，死：目内陷，为肝绝也。伤脏则死，故不可治。

方释

（16方）大黄香蒲汤方

方中：①大黄入脾；②黄连泻心；③牡丹皮凉肝；④地黄滋肾，四脏分治以去温邪；⑤香蒲气香味辛，调气逐秽，邪退正复其病则解。

讲析

本条补述第237条大温病的脉证并治。大温由冬不藏精，正气减弱，

264

伏气久留，至春乃发，蓄久入深，内干脏气，病发则重，故称为大温病。大温邪犯肝、肾、脾、心四脏，气血两燔，连肺则五脏俱病，故肺气实者犹可幸存，真气虚则死矣。

原文

温病，下之大便溏，当自愈；若下之利不止者，必腹满，宜茯苓白术甘草汤。（247）

直释

①温病，下之大便溏，当自愈：温病，用下法施治，大便溏泻，病当自愈。

②若下之利不止者，必腹满：若用下法施治，腹泻不止，必然腹部胀满。

③宜茯苓白术甘草汤：适宜用茯苓白术甘草汤治疗。

方释

（17方）茯苓白术甘草汤方

方中：①茯苓甘淡平，健脾渗湿；②白术甘苦温；③健脾燥湿，炙甘草甘温补气补中。三药合用，则中焦运化复常，脾健运则化源足，化源足则气得补，下利得止，腹满得除。

讲析

温病，若温热之邪内蓄，用下法施治，大便溏泻，使病邪出于胃肠，则病自愈；若中焦虚弱，用下法施治，诛罚太过，脾胃气伤，中气下陷，则腹泻不止，腹部胀满，治宜缓中之剂，以扶脾健胃。

原文

风温病，因其人素有热，更伤于风而为病也。脉浮弦而数，若头不痛者，桂枝去桂加黄芩牡丹汤主之。若伏气病温，误发其汗，则大热烦冤，唇焦目赤，或衄或吐，耳聋，脉大而数者，宜白虎汤；大实者，宜承气辈；若

至十余日则入于里，宜黄连阿胶汤。何以知其入里？以脉沉而数，心烦不卧，故知之也。（248）

直释

①因其人素有热，更伤于风而为病也：因为其人平素有热，更伤于时行之邪，感而即病者，成为风温病。

②脉浮弦而数：脉浮弦者，风也；脉数者，热也。

③若头不痛者：风温之邪未上乘于脑也，较241条"风温病，风温之邪上乘于脑，则头痛"者为轻。

④桂枝去桂加黄芩牡丹汤主之：应当用桂枝去桂加黄芩牡丹汤治疗，以和外清营，祛风解热。

⑤若伏气病温，误发其汗：假如伏气之邪病温（包括第234条春温、第235条秋温、第236条冬温），邪发血分，误发其汗，必致伤阴精而动脏气。

⑥则大热烦冤：阴竭阳强，而生大热。大热者，身热也；烦冤者，懊闷烦躁无可奈何之状。大热烦冤，乃肾热冲逆也。

⑦唇焦目赤：脾阴内灼，则唇焦；肝阳上乘，则目赤。

⑧或衄或吐：肺热迫血，则衄血；胃热迫血，则吐血。

⑨耳聋：浊气上壅，则耳聋。

⑩脉大而数者，宜白虎汤：若汗后脉象大而数者，为气热血沸，邪盛于经，治当用白虎汤，清肺胃，凉肌热。

⑪大实者，宜承气辈：若汗后脉象大而实者，为腑阳偏盛，中焦燥实满痛之证，根据证情轻重缓急，治当用承气辈，泄热除满，以荡中焦之气。

⑫若至十余日则入于里：迁延失治，至十余日不解，温热之邪入里，内陷血分。

⑬宜黄连阿胶汤：适宜用黄连阿胶汤治疗，以清营养血，滋液除烦。

⑭何以知其入里：何以知道它内陷血分。

⑮以脉沉而数，心烦不卧，故知也：脉呈沉数之象，此为邪陷少阴；邪陷血分，循脉于心，当心烦不得卧寐，所以知道其病在里。

（18方）桂枝去桂加黄芩牡丹汤方

方中：① 芍药酸敛而不碍邪，于解表中寓敛汗养阴之意，和营中有调卫散邪之功；② 配伍炙甘草，复加姜、枣，一方面解肌散风寒而益卫气，另一方面和中养脾胃而扶营血；③ 黄芩、牡丹皮合用，既可凉泄营血邪热，又可顾护津液。诸药相伍，表邪得解，里气得和，则温热之邪得除。

本条内容较繁，一述平素有热，更伤于时运之气，感而及发的风温病；二述对第241条风温病证治的补充；三述伏气病温误发其汗的证治；四述温热之邪留久入里干心之轻证，以与第243条温邪干心之重证相对比。

病温治不得法，留久移于三焦。其在上焦，则舌蹇神昏，宜栀子汤；其在中焦，则腹痛而利，利后腹痛，唇口干燥，宜白虎加地黄汤；其在下焦，从腰以下热，齿黑咽干，宜百合地黄牡丹皮半夏茯苓汤。（249）

① 病温治不得法：各种温病，若治疗不得要领。

② 留久移于三焦：邪气留恋已久，移于上、中、下三焦。

③ 其在上焦：邪气留连上焦心肺。

④ 则舌蹇神昏：温邪移于心肺，伏邪外发，自血分外出气分，留恋不解，初以血热怫气，转致气亢燔血，终而气血两损，津枯液竭，营涩卫阻。舌为心之苗，蹇者乃运动不灵活之谓，心气内滞，不能濡养外润心窍，则舌蹇；温邪上干于脑，则神昏。

⑤ 宜栀子汤：适宜用栀子汤治疗，以使窍通神清。

⑥ 其在中焦：邪气留连中焦脾胃。

⑦ 则腹痛而利：温邪移于脾胃，胃肠津液被灼，肠失泌别之职，气血相搏则痛生，水谷不化则下注为利。

⑧ 利后腹痛：得利则气郁乍通，痛则暂缓，虽利而气血之搏击不解，旋复聚气为痛。

⑨ 唇口干燥：津液下注，遂致液竭，则唇口干燥。

⑩ 宜白虎加地黄汤：温邪下利，暴注下迫，大便热，而腹中热痛，利后反快，胃纳不减，适宜用白虎加地黄汤治疗。

⑪ 其在下焦：邪气留连下焦肝肾。

⑫ 从腰以下热：肾阴灼，则从腰以下热。

⑬ 齿黑咽干：齿为诸骨之所终，咽为入胃之通路，齿焦且黑，水源竭则咽燥而干。

⑭ 宜百合地黄牡丹皮半夏茯苓汤：适宜用百合地黄牡丹半夏茯苓汤治疗。

方释

（19方）栀子汤方

方中：① 栀子清心而利气；② 黄芩凉胆而入血；③ 半夏降浊而通液；④ 甘草和缓而下行。诸药相伍，窍通神清，则舌蹇神昏自愈。

（20方）白虎加地黄汤方

方中：① 石膏、知母双清肺胃；② 粳米、甘草扶中以养谷气；③ 地黄滋液而清血热，血清气畅则脾复散津之权，水谷分行则病利自止。

（21方）百合地黄牡丹半夏茯苓汤方

方中：① 百合益肺生津；② 地黄汁滋肾化液；③ 牡丹皮入肝而凉血；④ 半夏疏导胃浊；⑤ 茯苓利水而下行。诸药合用，齿黑咽干可解。

讲析

本条阐述伏气诸多温病，邪气留恋时久，移于上、中、下三焦，异乎伤寒六经传变之序。上焦之气主于心肺，中焦之气主于脾胃，下焦之气主至肝肾。初病在合，舍于所合，如脾合于肉，肾合于骨，肝合于筋；留久内陷，乃干脏气。所谓"病温，治不得法，留久移于三焦"者，邪移三焦，留久，治不得法，非初病即有移于三焦之虑。

伤暑病脉证并治
第250—261条

原文

伤暑，肺先受之，肺为气府，暑伤元气，寸口脉弱，口渴汗出，神昏气短，竹叶石膏汤主之。（250）

直释

① 伤暑：伤于暑邪。

② 肺先受之：肺部首先感受暑邪。

③ 肺为气府，暑伤元气：暑热之邪入于肺，元气受伤。

④ 寸口脉弱：元气受伤，则寸口三部脉呈弱象。

⑤ 口渴汗出：热蒸津少液干，则口渴；暑热熏蒸肌腠，肌腠疏松，则汗出。

⑥ 神昏气短：暑热干脑，卫微营缓，则神昏；营郁迫肺，血浊气消，则气短。

⑦ 竹叶石膏汤主之：治宜竹叶石膏汤，以救津液之竭，凉而不寒，润而不腻，补而不壅，一方备升降温凉之用，补扶正祛邪之需，为消暑生津、保肺定喘之剂。

讲析

暑为夏季主气，为火热所化。暑者，六淫之一，天地之蒸气，暑盛则地热。盖冬至之后，阳气自下而上，升半则为春，升极则为夏，至夏而热浮地上，水蒸化气，暑蒸之气则气热而含水，最易伤肺。肺为气府，一吐一纳，皆与空气接触。暑邪致病有明显的季节性，暑病主要发生在夏至以后、立秋以前，其时天暑地热，人在其中，感之皆称暑病。

伤暑，发热，汗出，口渴，脉浮而大，名曰中暍，白虎加人参黄连阿胶汤主之。（251）

直释

① 发热：暑热熏蒸，则发热。

② 汗出口渴：暑热熏蒸肌腠，肌腠疏松，则汗出；热蒸津少液干，则口渴。

③ 脉浮而大：脉呈浮大之象，脉浮者暑热之伤，脉大者素热之变。

④ 名曰中暍：称之为中暍，中暍者，伤暑也。中暍之候，肺胃两伤，并兼伏邪，搏及血分所致。

⑤ 白虎加人参黄连阿胶汤主之：应当用白虎加人参黄连阿胶汤治疗。

方释

（22方）白虎加人参黄连阿胶汤方

方中：① 白虎加人参汤清肺胃而解肌热；② 黄连、阿胶滋津液以凉血分。表里两解，而气血之暑热清矣。

讲析

素有伏热，更伤于暑，伏热与伤暑合邪则化热愈甚，内热外蒸，则发热，汗出，口渴，证似阳明经证。

原文

伤暑，汗出已，发热，烦躁，声嘶，脉反浮数者，此为肺液伤，百合地黄加牡蛎汤主之。（252）

直释

① 汗出已，发热，烦躁：暑为郁蒸之气，中人则腠疏汗泄，汗出后，津液外竭，营气内灼。暑邪由气陷血，外则发热不解，内则烦躁不安。

② 声嘶：气府津液伤，喉干声嘶。嘶者，声破而不鸣也。

③ 脉反浮数者：暑伤元气，脉当虚弱；今液枯化燥，阴虚阳动，气行急促，则脉反为浮数。

④ 此为肺液伤：暑热伤及水之上源气府，肺的津液损伤。

⑤ 百合地黄加牡蛎汤主之：暑邪在气，化燥陷血，应当用百合地黄加牡蛎汤治疗。

方释

（23方）百合地黄加牡蛎汤方

方中：① 百合、地黄汁为清肺津，滋心液之妙品，故双清营卫；② 牡蛎咸寒，敛心阳以消痞结，导热下行水府，此治源之法也。血清则气畅，而津液自和，当汗出津津，而声嘶烦躁愈矣。

讲析

本条为暑邪侵袭气府，致成肺液损伤的证治。证为"发热，烦躁，声嘶，脉反浮数"，治为清肺津、敛心阳之法。

原文

伤暑，心下有水气，汗出，咳嗽，渴欲饮水，水入则吐，脉弱而滑，瓜蒌茯苓汤主之。（253）

直释

① 心下有水气：心下，当心包之下，胃脘之上，膈膜之间，为水湿内蓄之廓。

② 汗出：咳则气逆，与暑热相合，致腠理开而汗出。

③ 咳嗽：外感暑热，水热交蒸，不得外越，上舍于肺，饮动而气上，则为咳嗽。

④ 渴欲饮水：水气内蓄，中焦不能散津，以水气阻其津液上升之路，水津不能上承则渴欲饮水。

⑤ 水入则吐：水入于胃，不能消，得水则吐矣。

⑥ 脉弱而滑：脉弱为气伤，脉滑为停饮，故伤气停饮使脉呈弱而滑之象。

⑦瓜蒌茯苓汤主之：暑证因暑蒸腠疏，非热邪外闭，不可发汗，治宜瓜蒌茯苓汤。

（24方）瓜蒌茯苓汤方

方中：①瓜蒌清肺开结以止咳；②茯苓利水；③半夏降逆；④黄连清暑热；⑤甘草和中气。合之，热除饮消，而渴自止。

本条为暑湿合邪为患。湿之与水，异名同类，盖水散而成湿，水含于气中；湿结聚而成水，气合于水中。故暑湿为病，上下内外皆可流行为患。

伤暑，发热无汗，水行皮中故也，脉必浮而滑。先以热水灌之，令汗出，后以竹茹半夏汤与之。（254）

①发热无汗：热盛，水蒸化汗，则烦渴汗出；湿盛，热涵水中，则发热无汗。

②水行皮中故也：此为水湿蓄积而水行皮中的缘故。

③脉必浮而滑：脉浮为邪气外越，脉滑为饮流行所致。

④先以热水灌之：宜以热水频频沐浴其身。

⑤令汗出：暖皮肤助卫阳以化汗，使水气得热则散。

⑥后以竹茹半夏汤与之：然后用竹茹半夏汤治疗，俟表气一通，津津有汗而解。

（25方）竹茹半夏汤方

方中：①竹茹解经脉之湿热；②瓜蒌根清肺燥以生津；③茯苓、半夏化水气而渗湿，未至多汗之变，已先顺其津液，此治暑化湿之法也。

講析

暑为阳邪，热熏皮腠，若皮腠素有留湿，水行皮中，暑热之邪袭入，水与热搏，治宜祛暑化湿之法。

原文

太阳中热者，暍是也，其人汗出，恶寒，身热而渴，白虎加人参汤主之。（255）

直釋

① 太阳中热者：太阳肌表感受暑热之邪，引起的伤暑病。

② 暍是也：称为暍病。暍、中热、伤暑，只是名称不同，其意一也。

③ 其人汗出，恶寒：暑为阳邪，暑热伤人致病始于肌表，因暑热熏蒸，肌腠开泄，迫津液外泄，故汗出；汗出多而腠理空疏，卫外阳气不足，故恶寒。但须注意，伤暑的汗出恶寒，是汗出在先，因汗出而恶寒，与一般表证先恶寒后发热不同。

④ 身热而渴：暑为阳邪，暑热炽盛，则身热；热盛汗多伤津，津液枯竭，无津液以上润，故口渴。这种口渴，多为大渴引饮，且喜凉饮。

⑤ 白虎加人参汤主之：由于暑热炽盛，气阴两伤，故用白虎加人参汤清热解暑，益气生津，使暑热解，气阴复，则暍病自愈。这是暍病的正治法。

鑒別

暍病恶寒与伤寒恶寒两者病机有异，前者之恶寒，是因腠理开泄，汗出所致，并伴有汗出身热、口渴、心烦、脉虚等暍病见证；后者之恶寒，是因腠理闭塞，阳气被郁所致，并伴有表证见证。

中风、伤寒、温病、暍病，皆有太阳表证。汗出恶寒，身热不渴者，为中风；恶寒无汗，身热不渴者，为伤寒；汗出，身热而渴，不恶寒者，为温病；汗出恶寒，身热而渴者，为暍病。

本条冠首云："太阳中热者，暍是也。"暍者，暑也。暑为热邪，感受暑热之邪，首先侵犯太阳，故称太阳中热，其主证为"汗出恶寒，身热而渴"，实为感受暑热之邪所出现的典型症状。

原文

太阳中暍，身热疼重而脉微弱者，以夏月伤冷水，水行皮中所致也，猪苓加人参汤主之，一物瓜蒂汤亦主之。（256）

直释

① 太阳中暍：暍，即外感暑热，又称中热。太阳肌表感受暑热之邪，暑邪伤人，自表而入，故称"太阳中暍"。

② 身热疼重：暑热夹湿犯于人体，郁蒸肌腠，阻遏卫阳，表气不宣，暑热不得外泄，所以身热；水湿停留于肌表，阻遏肌腠之邪不能借汗液向外排泄，故引起身体疼痛且沉重。

③ 而脉微弱者：暑热伤气，湿邪困体，暑热夹湿遏阳，则脉象微弱。

④ 以夏月伤冷水：以上脉证，是盛夏炎热之际，乘凉露卧，贪凉饮冷，沐浴冷水，以解其暑热，虽为人之所喜，但应适可而止。

⑤ 水行皮中所致也：炎热酷暑纳凉太过，必然会抑制汗液的排泄，在内则热郁难出，在外则水湿之邪停留于肌腠，中阳不得运，热不能散，汗不能泄，故水湿之邪行于皮肤肌腠之间。

⑥ 猪苓加人参汤主之，一物瓜蒂汤亦主之：至于伤暑湿盛的治疗，亦散皮肤肌腠之水气，水气去则暑热无所依附，湿去暑解而病自愈。凡血虚而有水者，宜猪苓加人参汤；若体素盛而脉不甚弱者，以一物瓜蒂汤治之。

方释

（26方）猪苓加人参汤方，由猪苓汤加人参组成。

方中：① 猪苓汤为育阴利水之剂，治从血分渗湿，使水去而津液不伤；② 加人参者，以暑伤气府，必以益气生津为助，始得化气枢转之力。

诸药相伍，不仅能滋阴生津，清热利水，而且因诸药不属温燥或苦寒，故而利水不伤阴，清热不碍阳。

（27方）一物瓜蒂汤方

瓜蒂苦寒有毒，长于涌吐，去湿热。本证用瓜蒂，是借吐得汗，以驱除肌表皮腠之水湿，寓有自然发汗之意，阳气宣通，开泄腠理，水道通调，行水化湿，使湿邪得除，暑热自解。口服甜瓜蒂30个或9g以上可中毒，甚则死亡，所以临床运用瓜蒂时应谨慎。凡体虚、老年、病后、产后、失血、孕妇、上焦无实邪者，均忌服。如服瓜蒂后，中毒剧烈呕吐不止者，用麝香0.1～0.15g，开水冲服即可解。

讲析

暑邪中人后，如其人阴虚多火者，则暑从燥化，而为"汗出恶寒，身热而渴"；如其人阴虚多湿者，则暑从湿化，而为"身热疼重，而脉微弱"。"身热疼重"为太阳中暍的主证，而伤寒与湿家均有疼病，所异者，伤寒为身疼腰痛，骨节疼痛；湿家多一身尽痛，或关节疼痛，四肢沉重；而本条的疼重，是病在肌表，痛势不甚，很少关节痛。由于致病因素不同，所以疼痛亦有所区别。

鉴别

本条一物瓜蒂汤证与第327条白虎加人参汤证，均属暍病范畴，前者为暑邪夹湿，阻遏阳气，证见身热疼重，而脉微弱；后者为暑热偏重，气津两伤，证见汗出恶寒，身热而渴。

原文

凡病暑者，当汗出，不汗出者，必发热；发热者，必不汗出也。不可发汗，发汗则发热，烦躁，失声，此为肺液枯。息高气贲者，不治。（257）

直释

①凡病暑者，当汗出：凡是暑病，热蒸腠疏，本应当汗出。素有伏热，若汗出，则发热当解。

②不汗出者，必发热；发热者，必不汗出也：唯暑湿相搏，或暴寒

折热，或风暑杂合，乃有无汗之候；暑热夹湿犯于人体，郁蒸肌腠，阻遏卫阳，表气不宣，暑热不得外泄，则发热。所以说，如果不汗出，必然发热；如果发热，必然不汗出。

③ 不可发汗：暑伤气，热灼津，感邪后肺先受邪，故治暑病不可发汗。

④ 发汗则发热，烦躁，失声：肺合皮毛，上通喉咙，若治暑误汗，必致内伤肺津，甚者重伤心液，暑湿搏击，热含湿中，则发热；心液伤，则烦噪不安；肺津伤，则发音声嘶。

⑤ 此为肺液枯：这是肺中津枯液竭的缘故。

⑥ 息高气贲者，不治：如果呼吸时呼多吸少，为不治之证。

讲析

凡是暑病，本应当汗出。如果暑湿相搏，不汗出，必然发热；发热，必然不汗出。治暑病，不可发汗。误发其汗，则出现发热，烦躁，失声，这是肺中津枯液竭的缘故。若呼吸时呼多吸少，为不治之证。

原文

伤暑，夜卧不安，烦躁谵语，舌赤脉数，此为暑邪干心也，黄连半夏石膏甘草汤主之。（258）

直释

① 夜卧不安，烦躁谵语：暑邪袭入，肺部首先受邪，然后逆传心包，其邪自气陷血，内干于心，心热神乱，则夜卧不安，烦躁谵语。

② 舌赤脉数：心开窍于舌，心火上越其窍，则舌赤；气热内搏于营血，则脉数。

③ 此为暑邪干心也：这是暑邪干于心的缘故。

④ 黄连半夏石膏甘草汤主之：应当用黄连半夏石膏甘草汤治疗。

方释

（28方）黄连半夏石膏甘草汤方

方中：① 黄连清营而入心；② 半夏降逆气以导浊邪下行；③ 石膏清气

而入肺；④甘草调和诸药。合之，则诸证愈矣。

讲析

伤于暑邪，夜卧不安，烦躁谵语，舌赤脉数，这是暑邪干于心的缘故。

原文

太阳中暍，发热恶寒，身重疼痛，其脉弦细芤迟，小便已，洒洒然毛耸，手足厥冷，小有劳，身即热，口开，前板齿燥。若发汗，则恶寒甚；加温针，则发热甚；数下之，则淋甚。白虎加桂枝人参芍药汤主之。（259）

直释

①太阳中暍：中暍，即夏季的伤暑证。伤暑之后，邪在肌腠。太阳主人体之藩篱，为人身之表。若暑热之邪侵犯体表，太阳首当其冲，所以称为"太阳中暍"。

②发热恶寒：中暍初期与其他热性病初期不同，外感热病初起多实证，而中暍初期多虚证。中暍发热是暑伤元气，恶寒是汗出过多，卫表阴虚所致，所以中暍与其他外感疾病的病机有虚实之分。

③身重疼痛：中暍的发生与其他热性病初期一样，先从太阳开始，但有严格的季节性。暑多夹湿，若其中人，每与湿邪相搏，除一般所见的"发热恶寒"表证外，更兼有"身重疼痛"的特征。因夏季暑热阴雨连绵，或纳凉露卧，或贪凉饮冷，或冷水沐浴，湿袭肌腠，阻滞经络，故有此候。

④其脉弦细芤迟：炎暑季节，容易出汗，夏月人身之阳随汗外泄，阳气伤则阳气不足而阳虚；暑热多汗，汗多则伤津液，人身之阴随热内耗，阴液不足则阴虚。由于气阴两伤，阴阳两虚，所以脉象弦细芤迟，脉弦细为气耗阳虚之象，脉芤迟为津伤阴虚之证。

⑤小便已，洒洒然毛耸：太阳内合膀胱，外应皮毛，为身躯之表层。体表受暑热之邪侵袭，阳气早已不足，小便后阳气随之下泄，阳气不能达于周身，感觉形体寒冷，而周身毫毛竖起。

⑥手足厥冷：阳虚不能温煦四末，则手足感觉寒冷。

⑦ 小有劳，身即热，口开，前板齿燥：暑为阳热之邪，其性易升易散，又易耗伤阴津，所以稍微疲劳则扰动其阳而益虚其阴，阳虚则阳气外浮，而身热，张口气喘；阴虚则津耗失润，而前门齿干燥。

⑧ 若发汗，则恶寒甚：如见发热恶寒，以为邪在肌表，误发其汗，势必使阳气随汗泄而更虚，故恶寒甚。

⑨ 加温针，则发热甚：如因"洒洒然毛耸，手足厥冷"而误加温针，则火热内扰，助热伤阴，阴津愈虚，故发热甚。

⑩ 数下之，则淋甚：如因"口开，前板齿燥"以为内有实热，而频频攻下，则津液更伤，阴津内耗，必致小便短少涩痛如淋状。

⑪ 白虎加桂枝人参芍药汤主之：中暍属于暑热炽盛，气阴两虚之证，治宜用白虎加桂枝人参芍药汤，以解暑清热，益气养阴。若妄施汗、下、温针，则耗阳竭阴，将致变证迭出。所以中暍证，不可发汗、温针与数下。

方释

（29方）白虎加桂枝人参芍药汤方

方中：① 石膏辛寒，以清泄暑热；② 知母凉润，以滋内耗之阴；③ 人参益气生津；④ 甘草、粳米益胃和中；⑤ 再加桂枝、芍药解肌，调和营卫。诸药配伍，共奏清热祛暑、生津益气之效。

讲析

由于气阴两伤，阴阳两虚，所以脉象弦细芤迟。脉弦细为气耗阳虚之象，脉芤迟为津伤阴虚之征。这四种脉象虽均为伤暑所见，但由于病人的体质和感邪轻重不同，四种脉象不一定集中在一个病人或病程中同时出现。在临床上很难遇到芤脉和细脉同时并见。

原文

伤暑，脉弱，口渴，大汗出，头晕者，人参石膏汤主之。（260）

直释

① 脉弱：暑伤气弱之意。

② 口渴，大汗出：伤于暑邪，暑热之邪内舍心肺，热蒸液泄，气血两燔，则口渴，大汗出。

③ 头晕者：暑热上熏于脑，故头晕而似胀似痛。

④ 人参石膏汤主之：应当用人参石膏汤治疗。

方释

（30方）人参石膏汤方

方中：① 人参益气生津；② 石膏清肺胃之燥；③ 竹叶利水；④ 黄连入心；⑤ 半夏降逆。合之，气血两清，自无干心之变矣。

讲析

伤于暑邪，脉呈弱象，其证为口渴、大汗出、头晕。

原文

伤暑者，头不痛。头痛者，风也；头重者，湿也。（261）

直释

① 头不痛：暑邪为郁蒸之气，中伤气府，卫微营缓，气微则运血乏力而非搏激之争，营缓则神藏失养，当见头晕之候。故伤暑之证，以头不痛者为常。

② 头痛者，风也：夏令头痛恶寒者，皆暴寒折热，非为暑邪；伤暑而兼头痛者，乃杂感于风邪使然，证为暑风相搏。

③ 头重者，湿也：若伤暑兼头重者，乃杂感于湿邪使然，证为暑湿合邪。

讲析

伤于暑邪，头不痛；暑风相搏，则头痛；暑湿合邪，则头重。

热病脉证并治

第 262 — 267 条

热之为病，有外至，有内生。外至可移，内有定处，不循经序，舍于所合。与温相似，根本异源，传经化热，伏气变温。医多不晓，认为一体，如此杀人，莫可穷极。为子条记，传与后贤。（262）

①热之为病：热邪为病。

②有外至：有由外至者，如天时之加，地气之感，保温过暖，皆属外至之热。

③有内生：有由内生者，如嗜热中之物，过服温燥之品，感喜怒忧思无节，使脏器之热偏盛。

④外至可移：自外移内，自下移上，热邪随人体经脉之表里上下干移，无有定处。

⑤内有定处：内生之热，无六经循序之传变，脏腑之用各有所偏，物性之殊，久而增气，故内生之热病，随人体秉赋多热的经脉，发有定处。

⑥不循经序：热邪不循六经传变规律，但外合、内舍有序。

⑦舍于所合：热邪内干五脏，外舍所合。五脏者，外有所合也；热邪者，内有所舍也。如热舍于心，则外合于脉；热合于脉，则内舍于心。热舍于肝，则外合于筋；热合于筋，则内舍于肝。热舍于脾，则外合于肉；热合于肉，则内舍于脾。热舍于肺，则外合于皮毛；热合于皮毛，则内舍于肺。热舍于肾，则外合于骨；热合于骨，则内舍于肾。五脏舍于所合也，热邪合于所舍也，五脏之外合，与热邪之内舍，途殊证同。

⑧ 与温相似：热邪为病，虽身热，但不恶寒，此症状与温病相似。热邪不遵循六经传变之规律而发病，舍于所合，多与温病发病规律相似。

⑨ 根本异源：热病病因与温病病因根本不同。

⑩ 传经化热，伏气变温：传经化热始自外寒，温病之热源于伏气。外寒之传经，伏气之温病，皆与热病证治相隔霄壤。

⑪ 医多不晓：此义医者多有不晓。

⑫ 认为一体：误将伤寒、温病、热病为一体而误治。

⑬ 如此杀人：如此误治，将危及生命。

⑭ 莫可穷极：后患无穷。

⑮ 为子条记：仲景把这条经验记录下来。

⑯ 传与后贤：以启迪后人。

讲析

热病，有由外至者，外至之热随人体经脉之表里上下干移，无有定处；有由内生者，内生之热随人体秉赋多热的经脉，发有定处。热邪不遵循六经传变之规律而发病，舍于所合，多与温病发病规律相似。误将伤寒、温病、热病为一体而误治，将危及生命。

原文

热病，面赤口烂，心中痛，欲呕，脉洪而数，此热邪干心也，黄连黄芩泻心汤主之。（263）

直释

① 热病：心，形似倒垂的莲蕊，位于胸腔，膈膜之上，两肺之间，偏于左侧，外有心包护卫。心热病，是外感热邪而内干于心。

② 面赤口烂：诸阳脉皆上会于面，心开窍于舌，故热邪干心则面赤口烂。

③ 心中痛，欲呕：心合于脉，脉为血府。凡热入血分，易循脉内陷，热邪由脉干心，则心中疼痛；心不受邪而热移于胆，胆热乘胃，则气逆，意欲作呕，心热而胃气未逆，故欲呕而实不呕。

④ 脉洪而数：心脉洪热，邪干于心，则脉呈洪而数之象。

⑤ 此热邪干心也：此为热邪干于心的缘故。

⑥ 黄连黄芩泻心汤主之：应当用黄连黄芩泻心汤治疗，心热自愈。

方释

（31方）黄连黄芩泻心汤方

方中：① 黄连泻心；② 黄芩泻胆，泻心而必以泻胆为佐者，以心热未有不胆热者。连、芩直清心火治其源，而痛、呕诸证皆随之愈矣。

讲析

热病，热邪干于心，其脉证为面赤口烂，心痛欲呕，脉洪而数。

原文

热病，身热，左胁痛，甚则狂言乱语，脉弦而数，此热邪乘肝也，黄连黄芩半夏猪胆汁汤主之。（264）

直释

① 热病：肝为阴尽之经，外合筋膜，肝与心同为血脏。肝热病，是外感热邪而内乘于肝。

② 身热，左胁痛：身热者，热邪在血也。身热与发热不同，身热只觉烦在体，而不似发热外蒸之状，只身热不恶寒，此血分之留热也。胁痛者，血郁而气阻也。总之，肝气行身之左，布于胁肋热邪乘之，则身热而左胁疼痛。

③ 甚则狂言乱语：甚则肝热，由络以乘心，乘心乱其神志，所以称为"甚则狂言乱语"。

④ 脉弦而数：肝脉弦，热邪乘于肝，则脉呈弦而数之象。

⑤ 此热邪乘肝也：此为热邪乘于肝的缘故。

⑥ 黄连黄芩半夏猪胆汁汤主之：应当用黄连黄芩半夏猪胆汁汤治疗，肝热自解。

方释

（32方）黄连黄芩半夏猪胆汁汤方

方中：① 黄连清心；② 黄芩泄胆；③ 半夏降逆；④ 猪胆苦寒，以胆入胆，用为引导。胆气清而肝热自解，胃浊降而心气亦和矣。

热病，热邪乘于肝，其脉证为身热，左胁痛，甚则狂言乱语，脉弦而数。

热病，腹中痛不可按，体重不能俯仰，大便难，脉数而大，此热邪乘脾也，大黄厚朴甘草汤主之。（265）

① 热病：脾，形如刀镰，位于中焦，在左膈下，脾与胃以膜相连，足太阴脾经属脾络胃，足阳明胃经属胃络脾，脾与胃互为表里，是人体消化系统的主要脏器。脾热病，是外感热邪而内乘于脾。

② 腹中痛不可按：热邪袭脾则脾热，脾热则气壅热胀，故腹痛拒按。

③ 体重不能俯仰：脾热则三焦气阻，故身体沉重，不能俯仰。

④ 大便难：脾热则肠液干枯，故大便困难。

⑤ 脉数而大：脉数为热甚，脉大为气盛。

⑥ 此热邪乘脾也：此为热邪乘于脾的缘故。

⑦ 大黄厚朴甘草汤主之：脉证皆实，其治则同阳明之治，应当用大黄厚朴甘草汤治疗。

（33方）大黄厚朴甘草汤方

方中：① 大黄泄肠胃之热；② 厚朴降气直下；③ 佐甘草以和中。非热实在肠胃者，不宜用枳实、芒硝也。

热病，热邪乘于脾，其脉证为腹痛拒按，身体沉重，不能俯仰，大便困难，脉数而大。

热病，口渴，喘嗽，痛引胸中，不得太息，脉短而数，此热邪乘肺也，黄连石膏半夏甘草汤主之。(266)

直释

①热病：肺热病，是外感热邪而内乘于肺。

②口渴：肺为气府，热邪犯肺，气府液灼，肺胃津干，津不四布，则口渴。

③喘嗽：津干液涸，液不涵气，气失宣降，则喘嗽。

④痛引胸中，不得太息：肺热津枯，上焦不利，胸膜液阻气逆，则痛引胸中，不得太息。

⑤脉短而数：脉短而数者，脉短为肺津竭，脉数则热邪乘也。

⑥此热邪乘肺也：此为热邪乘于肺的缘故。

⑦黄连石膏半夏甘草汤主之：应当用黄连石膏半夏甘草汤治疗，以双清气血之热。热邪为病，法当苦寒清解，非滋润之剂所能治也。

讲析

热病，热邪乘以肺，其脉证为口渴，喘嗽，痛引胸中，不得太息，脉短而数。

原文

热病，咽中干，腰痛，足下热，脉沉而数，此热邪移肾也，地黄黄柏黄连半夏汤主之。(267)

直释

①热病：肾热病，是外感热邪而内移于肾。

②咽中干：肾足少阴，其直行的经脉，从肾上行，穿过肝脏，通过膈膜，络于肺，沿喉咙，挟于舌根部。少阴脉又上结于廉泉，而为津液之道路，灌津于咽喉，故肾热则咽中干。

③腰痛，足下热：腰者肾之府，而肾脉下低足心，故肾热则腰痛，足下热。

④脉沉而数：肾位于里，热邪移肾，故脉沉而数。

⑤此热邪移肾也：肾脏不能直接受热邪侵袭，必热邪先入经脉而内移，才能始及于肾，故仲景曰"此热邪移肾也"。

⑥地黄黄柏黄连半夏汤主之：应当用地黄黄柏黄连半夏汤治疗。

方释

（34方）地黄黄柏黄连半夏汤方

方中：①地黄滋水而凉血；②黄柏解下焦之热；③黄连泄火而清营；④佐半夏以降逆气。凡欲导浊邪自胃下行者，必用半夏，温凉皆可用之。

讲析

热病，热邪移于肾，其脉证为咽干，腰痛，足下焦，脉沉而数。

湿病脉证并治

第 268—283 条

原文

湿气为病，内外上下，四处流行，随邪变化，各具病形，按法诊治，勿失纪纲。（268）

直释

① 湿气为病：湿气为病，有出于天气者，雾露之属是也，多伤人脏气；有出于地气者，泥水之属是也，多伤人皮肉筋脉；有由于饮食者，湿从内生是也，多伤人六腑。

② 内外上下：湿证，有外湿、内湿之分，在上、在下之别。

③ 四处流行：湿邪四处流行，在肌表，则发热，恶寒，自汗；在经络，则为痹，为重，筋骨疼痛，腰痛不能转侧，四肢痿弱酸痛；在肌肉，则麻木，胕肿，黄疸；在脏腑，则呕恶，胀满，小便黄赤，大便泄泻，腹痛，后重脱肛。无论人体的表里上下，前后左右，都为湿邪流行之处。

④ 随邪变化：凡肌表经络之病，湿由外而入也；饮食所伤者，湿由内而生也。在外者为轻，在内者为重。

⑤ 各具病形：湿邪可随患病部位的不同，外而皮腠，内而腑脏，化寒化热，合暑合风，因病异形。

⑥ 按法诊治，勿失纪纲：按平脉辨证法诊治，不要违背这个治疗原则。

讲析

湿为与水，体一用殊，异名同类。湿者，地气之所生，由水化气，蒸而上腾，水含气中，称为湿气。湿为长夏的主气，夏秋之交，阳热之气逐渐下降，阴寒之气逐渐上升，氤氲熏蒸，水湿之气充斥，故为一年之中湿气最盛的季节。外湿多由外在湿邪侵犯人体所致，内湿则由脾失健运、水湿停聚而成。外湿和内湿虽有不同，但在发病过程中，又常相互影响。伤于外湿，湿邪困脾，健运失职，则乃形成湿浊内生；而脾阳虚损，水湿不化，亦易招致外湿的侵袭。

原文

湿气在上，中于雾露，头痛项强，两额疼痛，脉浮而涩，黄芪桂枝茯苓细辛汤主之。（269）

直释

　　① 湿气在上，中于雾露：湿气袭上，伤于雾露之气，湿气由外至。
　　② 头痛项强，两额疼痛：因人之虚，与风相合，邪气中于头项，则头痛项强，额两侧疼痛。证颇似太阳中风，但无发热汗出、洒淅恶寒之候，知非风邪伤卫，而为雾露之湿在颠也。
　　③ 脉浮而涩：脉呈浮而涩之象，脉浮为在表，脉涩为中湿。湿未成水，故与风水之证有轻浅深重之别。
　　④ 黄芪桂枝茯苓细辛汤主之：湿邪在上，其人头面阳气必然素虚，应当用黄芪桂枝茯苓细辛汤治疗，使之湿邪散，正气复，升气即所以固表也。

方释

　　（35方）黄芪桂枝茯苓细辛汤方
　　方中：① 黄芪升气固表之品，使药力上行头颠；② 桂枝、茯苓、细辛解风邪，以散水寒之气。头额微汗，则风湿俱解。

讲析

　　湿气袭上，伤于雾露之邪，其脉证为头痛项强，两额疼痛，脉浮而涩。

原文

湿气在下，中于冷水，从腰以下重，两足肿，脉沉而涩，桂枝茯苓白术细

辛汤主之。（270）

①湿气在下，中于冷水：湿邪袭下，伤于水寒之邪。，湿邪袭虚，则病起于下。若其人肾阳内衰，胫寒骨弱，偶涉冷水，玄府不秘，则水寒之气自下而上袭。腰为肾府，府者，脏气之所聚也。

②从腰以下重，两足肿：寒湿伤于肾府，则腰以下沉重，两足浮肿。

③脉沉而涩：脉呈沉而涩之象，脉沉为在里，脉涩为中湿。

方释

（36方）桂枝茯苓白术细辛汤方

方中：①白术燥土温脾，以散水寒之气，以湿聚尚未成水，邪浅犹易宣散故尔；②桂枝、茯苓、细辛解风邪，以散水寒之气。若病进则肾气内著，水成则腹大胫冷，此邪以渐致者也，故此方不可用也。

讲析

湿气袭下，伤于水寒之邪，其脉证为腰以下沉重，两足浮肿，脉沉而涩。

原文

湿气在外，因风相搏，流于经络，骨节烦疼，卧不欲食，脉浮缓，按之涩，桂枝汤微发其汗，令风湿俱去。若恶寒，身体疼痛，四肢不仁，脉浮而细紧，此为寒气并，桂枝麻黄各半汤主之。（271）

直释

①湿气在外：值湿盛之时，或居处卑湿之地。

②因风相搏：汗出而风吹之，湿邪随风入肌腠，称为湿气与风气相搏。

③流于经络：相搏之邪内注于经络骨节之间。

④骨节烦疼：湿气留著筋膜，则气阻而血滞，气阻则痛，血滞则烦。烦者，似热似酸，而无可奈何。

⑤卧不欲食：湿盛必含气化水，卫阻营涩，胃阳不宣，则多卧而不欲饮食。

⑥脉浮缓，按之涩：脉呈浮缓而按之涩之象，脉浮缓颇似中风，脉按之涩者，湿也。伤风当能食，今反不能食，故知病为湿邪。

⑦桂枝汤微发其汗，令风湿俱去：宜用桂枝汤，疏营气以宣胃阳，微发其汗，使风湿之邪俱解。

⑧若恶寒，身体疼痛，四肢不仁：此为寒束其湿而为痹，故恶寒，身体疼痛，夹感湿气为四肢皮肤麻木，非不遂与不举也。

⑨脉浮而细紧：脉浮者为风，脉细紧者，寒入而营气内束。此先病风湿未愈，更加客寒气。

⑩此为寒气并：感风湿，更加寒邪并病，故曰寒气并也。

⑪桂枝麻黄各半汤主之：风、寒、湿三气杂合而为痹，应当用桂枝麻黄各半汤治疗，双解营气卫气之邪，仍小发汗法也。

讲析

湿气在外，与风气相搏，湿邪随风邪流注于经络骨节之间，其脉证为骨节烦疼，多卧，不欲饮食，脉象浮缓，按之涩。若风湿未愈，更加客寒，风湿杂寒为痹，则其脉证为恶寒，身体疼痛，四肢不仁，脉浮而细紧。

原文

湿气在内，与脾相搏，发为中满；胃寒相将，变为泄泻。中满，宜白术茯苓厚朴汤；泄泻，宜理中汤。若上干肺，发为肺寒，宜小青龙汤；下移肾，发为淋漓，宜五苓散。流于肌肉，发为黄肿，宜麻黄茯苓汤；若流于经络，与热气相乘，则发痈脓。脾胃素寒，与湿久留，发为水饮；与燥相搏，发为痰饮，治属饮家。（272）

直释

①湿气在内：湿邪在内，变化尤多，人体的表里上下，前后左右，都为湿邪流行之处，可随患病部位的不同，变换湿邪致病的不同形态。

②与脾相搏，发为中满：中焦如沤，水谷入胃，全赖脾气散津。若

湿气干脾，与脾相搏，伤脾络转输之职，胃阳虽能消水，脾气无力散津，则气滞湿凝中焦，自觉中脘满闷，若有所阻。

③胃寒相将，变为泄泻：若脾湿更与胃寒相合，则阳明不实，而水谷之气下陷，湿流于肠，变为泄泻。

④中满，宜白术茯苓厚朴汤：脾湿而胃不寒，故中满而不下利，适宜用白术茯苓厚朴汤治疗。

⑤泄泻，宜理中汤：脾湿而加胃寒，其势下坠，适宜用理中汤治疗。

⑥若上干肺，发为肺寒：若湿邪内发，中焦不病，水气郁蒸，上归于肺，肺虚与湿气相搏，津液不布而蓄积，外不得泄越皮腠，下不得通调水道，水气舍肺，气为水寒，故发为肺寒。

⑦宜小青龙汤：其证呼吸有声，咳而微喘，适宜用小青龙汤治疗。

⑧下移肾，发为淋漓：若湿气下注移邪于肾，气停湿滞，水道不行，肾合膀胱，肾阳不化膀胱之气，故发为淋漓。

⑨宜五苓散：其证少腹胀满，溺涩频数，适宜用五苓散治疗。

⑩流于肌肉，发为黄肿：若湿气在脾，外流肌肉，瘀热以行，则发为黄肿。

⑪宜麻黄茯苓汤：湿邪蓄于皮里，不得汗泄，适宜用麻黄茯苓汤治疗。

⑫若流于经络，与热气相乘，则发痈脓：若湿气流于经络，更加热气之乘，湿热相搏，营气不通，热壅肉腐，则发痈脓，治当清营化热。以上皆湿邪在内之变，病而即发者是也；若湿邪久留在内不化，随人体禀赋，病变各殊。

⑬脾胃素寒，与湿久留，发为水饮：若脾胃素有寒邪，与湿邪相搏而久留，湿渍水停，则发为水饮。水饮者，饮之稀薄者也。

⑭与燥相搏，发为痰饮：湿聚成水，更与燥邪相搏，燥胜则干，称之"发为痰饮"，痰饮者，饮之稠浓者也。

⑮治属饮家：宿有饮邪之在体者，谓之饮家，应按饮证辨证论治。

方释

（37方）白术茯苓厚朴汤方

方中：①白术、茯苓消水而运脾；②厚朴除逆而消满。气行，水津布，而湿化，中满消矣。

（38方）麻黄茯苓汤方

方中：① 麻黄得茯苓、白术，则化水不至过汗；② 防己、赤小豆泄肌里营分之湿。此温脾化水，内外分消之法也。

讲析

本条论述湿气为病，人体内外上下都为湿邪流行之处：湿气与脾气相搏，发为中满；湿气与胃寒相搏，变为泄泻。湿气上干于肺，发为肺寒；湿气下移于肾，发为淋漓。湿流于肌肉，发为黄肿；湿流于经络，则发痈脓。脾胃素有寒邪，与湿邪相搏而久留，发为水饮；与燥邪相搏而久留，发为痰饮。

原文

太阳病，关节疼痛而烦，脉沉而细者，此名湿痹。湿痹之候，其人小便不利，大便反快，但当利其小便。（273）

直释

① 太阳病：湿从外入，外湿侵袭人体，与风寒之邪侵袭人体一样，太阳首当其冲，出现一系列的太阳表证，故曰太阳病。

② 关节疼痛而烦：烦，此引申为剧烈之意，形容关节疼痛的程度。风寒之邪多伤肌腠，重浊的湿邪易于流注关节，阻遏阳气，致血行不利，所以关节疼痛剧烈而烦犹不宁。

③ 脉沉而细者：湿为阴邪，其性重浊凝滞，湿邪为患，易走窜筋骨，流注关节，营卫不畅，气血受阻，阳气不足，所以脉象沉而细。

④ 此名湿痹：因为这些症状都是由于湿邪闭阻，阳气不通所致，所以称为湿痹。

⑤ 湿痹之候：湿痹的主要证候。

⑥ 其人小便不利：湿邪不仅流注关节，而且内合于脾，湿邪困脾，脾失健运，湿从内生，而阻于中，影响脏腑功能，阻遏膀胱气化，则小便小利。

⑦ 大便反快：水湿偏盛于里，而下趋大肠，则大便溏薄而易排解。

⑧ 但当利其小便：由于里湿不去，则阳气难于内蒸外达以祛外湿，

故其治法"但当利其小便"。小便得利，则里湿得去，气机得畅，阳气得通，脾气得运，大便得调，湿痹得除。

鉴别

湿痹与血痹是有区别的。湿痹由外感湿邪闭阻经脉引起，以"关节疼痛而烦，脉沉而细者"为主证；湿邪不仅流注关节，而且内合于脾，内外合邪，故"其小便不利，大便反快"。治当利其小便，小便通利，里湿得去，阳气得通，外湿自除。血痹不同于湿痹，是由气血不足，外感风寒引起，以肢体局部麻木为主证。除受邪较重者可有酸痛感外，一般皆无疼痛。其轻证可用针刺法引动阳气，重证治以温阳行痹。由此可见，血痹虽是血行不畅，实则阳气痹阻，治疗时通阳即可除痹。

讲析

湿邪致病，一般有外湿、内湿之分。外湿多因冒雨露宿，坐卧湿地，汗出当风，久伤取冷所致；内湿多因脾虚不运，水湿内停所致。但内湿、外湿常相互影响，如素有内湿，因同气相求，容易招致外湿，临床表现以"关节疼痛而烦，脉沉而细"为主证，而外湿侵袭人体后，湿盛则可伤脾，水湿不运，以致内湿由生，临床表现以"其人小便不利，大便反快"为主证。所以，湿痹一证，有是很难将外湿、内湿截然分开。本条内湿、外湿合邪之湿痹，素患内湿，复感外湿，引动内湿，即内湿重于外湿，故治疗主张利小便，从而确立治疗内湿的基本原则，"治湿不利小便，非其治也"，对后世治疗湿病具有指导意义。

原文

湿家之为病，一身尽疼，发热，身色如熏黄。（274）

直释

① 湿家之为病：素体湿邪内盛之人。

② 一身尽疼：复感湿邪，湿邪侵袭并留于皮肉筋脉之间，湿侵于外，又感于内，气机被湿邪阻滞，肌表之气不宣，湿阻气滞，所以一身尽疼。

③ 发热：湿为阴邪，本不发热，如湿郁气分，郁久则必发热。

④身色如熏黄：湿邪久郁化热，湿热郁蒸不解，逗留于肌腠之间，湿盛于热，故周身皮肤色黄而晦暗，犹如烟熏之状。

讲析

本条进一步阐述上条湿痹的症状。除补述上述症状外，还应考虑到：若病人有汗，则在表之湿可由汗散；若小便通利，则在里之湿可小便排出。湿有去路，必不发黄。

以上两条（第273、274条）叙述湿痹的常见症状：湿阻肌表，流注关节，则关节疼痛而烦，或一身尽疼；湿热蕴郁，熏蒸肌肤，则身色如熏黄；湿遏气机，膀胱气化受阻，则大便不利；湿阻脾胃，脾不健运，水湿流注大肠，则大便反快。

原文

湿家，其人但头汗出，背强，欲得被覆向火。若下之早，则哕，胸满、小便不利，舌上滑苔者，以丹田有热，胸中有寒，渴欲得水而不能饮，口燥烦也。（275）

直释

①湿家：平素湿盛而阳气素虚的人。

②其人但头汗出：复感外湿，湿邪蓄积肌表，肌腠闭塞，阳气微弱，又被外湿郁遏，不能抗邪于外，仅能蒸腾于上，所以其人但头汗出。

③背强：太阳经脉为寒湿之邪所客，太阳经气不利，则背部强硬不舒。

④欲得被覆向火：阳气本虚，湿又伤之，寒湿在表，湿阻肌腠，郁遏阳气，卫阳不得外达，肌表失于温煦，故病人只想盖被，或近火以御寒。此盖被烤火，犹言恶寒之甚也。

⑤若下之早：湿遏阳郁，不至郁久化热，若非内蕴化燥成实，尚不可过早攻下。

⑥则哕：误用攻下之法，不仅病邪难祛，反而更伤其阳，导致变证迭出。医者见病"但头汗出"，以为属阳明湿热，而误用苦寒攻下，则必更加损伤中焦阳气，以致湿浊反盛，胃气上逆，则哕。

⑦ 胸满，小便不利：表湿内陷，中焦为湿所困，气化不行，上焦之阳气被寒湿所阻遏而不布，在上则见胸满；寒湿滞于上焦，肺失宣肃，肺为水之上源，通调失职，下焦之阳气不化，在下则见小便不利。

⑧ 舌上滑苔者：寒湿在于上焦，下焦阳热不能升腾，舌上无热化燥结之苔，故舌布湿润白滑苔垢。

⑨ 以丹田有热，胸中有寒：湿病误下后，形成一种寒热错杂、内外交阻、下热上寒的病理变化。下焦郁热熏蒸上焦寒湿，浊邪壅聚于上，所以舌上附着一种似苔非苔、刮之易去的垢腻苔状物。

⑩ 渴欲得水而不能饮：误下后，使阳气内陷，郁于下焦，下焦有热，则渴欲得水以自救；但寒湿仍聚于胸中，胸阳不能布津化水，水津失布，而非津液不足，故口渴想饮水却不饮。

⑪ 口燥烦也：所以感到口中特别干燥。

鉴别

湿家与湿痹是不同的。湿家为湿病或久患湿病之意；湿痹为湿邪所痹阻，阳气不通，致成关节疼痛而烦之候。两者命名不同，而涵义亦有所区别。湿家发热，多绵绵发热，而朝暮不分轻重，其身痛多为身体酸痛而重；风湿发热则有起伏，日晡较重，其身痛多为骨节疼烦掣痛，甚至游走作痛。总之，这些不同之处，是由于风与湿的属性不同所致，这是临床辨证的关键，从而掌握"风性善行，湿性黏腻；风性易泄，湿难骤祛"的治疗要点。

讲析

从本条可知，治外湿宜微汗，治内湿宜利小便。若非真正蕴结成实而湿去化燥之际，切忌早用下法。

原文

湿家下之，额上汗出，微喘，小便利者，死；若下利不止者，亦死。(276)

直释

① 湿家下之：平素患有湿病的人，误用攻下法治疗。

② 额上汗出，微喘：湿为阴邪，易伤阳气；久患湿病，阳气必伤；若再误用苦寒攻下，更伤其阳。阳气一伤再伤，则阳微阴盛，虚阳上越，则额上汗出，息微气喘。

③ 小便利者，死：小便利，此处并非指"小便自利"，或"小便清长频数"，而湿"小便失禁"之意。小便失禁为阴寒内盛、阴液下脱之危候，故预后不良。

④ 若下利不止者，亦死：如果泄泻不止，也是阴寒内盛、阴液下脱之危候，也为预后不良。

鉴别

本条（第276条）与上条（第275条）均属误下，第275条为湿病误下后，下热上寒、寒热错杂之变证；第276条为湿病误下后，阳越阴脱、阳亡阴遏之危候。第275条为湿邪客表之人，误下后出现哕、胸满、小便不利、口燥烦，因阳气未虚，仅是湿郁化热于下焦，寒湿仍聚于胸中，致成下热上寒；第276条为湿盛阳微之体，误下后出现额上汗出、微喘、小便失禁、泄泻不止，则阳亡于上，阴竭于下，为虚阳上越、阴液下脱之候。第276条为湿家之下而致阳亡阴脱，故仲景之"死""亦死"，即预后不良之意。若误下仅见额汗、微喘，而无二便失禁，则阳虽上越，而阴犹未绝；若误下仅见二便失禁，而无额汗、微喘，是阴虽下脱，而阳犹未越。这两种情况，都未至于阴阳离绝之危候，用回阳、救阴两法急治之，尚可有挽救之机，有可能转危为安。

第276条与第275条均有头额汗出，但两者病理不同，不可不辨。第275条的"但头汗出"，是湿郁肌表，阳气逆于上，见于病初，与背强恶寒同时出现，缘于湿邪，不关误下；第276条"额汗出"，为虚阳上越，见于误下后，与微喘、小便失禁、泄泻不止并见，属阳虚重证。两者一表一里、一实一虚，应当详辨。

本条之危候，误下伤肾，则小便自利，气喘而死；误下伤脾，则大便下利不止而死。若误下伤肾，致使肾气衰竭，真阳浮越，故额上汗出，此汗当是额汗如油；肾不纳气则微喘，当是气息微弱，呼多吸少；肾气不固，膀胱不约，其小便必清长频数，甚至失禁。若误下伤脾，脾失健运，清阳不升，中气下陷，更因命火衰微，釜底无薪，关门不利，故其下利必澄澈清冷，完谷不化，甚至滑脱不禁。此似阳亡于上，阴竭于下，故预后不良。

湿病治法，湿邪在表，与太阳有关，法当微汗；湿邪在里，与太阴有关，当利小便。这是治湿病的两大原则。若非湿邪化热、化燥成实，切不可妄投下法。故治疗湿病，当顾护阳气，不到真正湿郁化热、蕴结成实、湿去燥存而纯属里证时，断不可擅自以下法为治。

问曰：风湿相搏，一身尽疼，法当汗出而解，值天阴雨不止，医云"此可发汗"，汗之病不愈者，何也？师曰：发其汗，汗大出者，但风气去，湿气在，是故不愈也，若治风湿者，发其汗，但微微似欲出汗者，风湿俱去也。（277）

① 风湿相搏：风为阳邪，其性轻浮善走，易犯体表；湿为阴邪，其性重浊黏滞，易伤肌腠。风邪与湿邪两者并见，谓之风湿相搏。

② 一身尽疼：风湿之邪相互搏结，卫外之阳气痹阻，风湿之邪首犯体表，客于肌腠，流注关节，令气血运行不畅，邪气留连人体筋骨关节皮肉之间，痹阻阳气，以致体表、肌腠、关节等处酸楚、疼痛等症状同时出现。

③ 法当汗出而解：风湿搏结，痹阻肌表，治疗应当发汗，使风湿由表而去，故曰"法当汗出而解"。

④ 值天阴雨不止：不止，不停止之意。适逢天气阴雨连绵，空气潮湿，湿邪留连，不易尽除。

⑤ 此可汗：这种病可以发汗。

⑥ 汗之病不愈者：发汗时注意不宜急骤，因为风邪易于表散，湿邪黏腻难除，湿气非阳气内蒸难以速去。若发汗不得其法，使汗出过多，风邪虽然可以随汗出而解，但湿邪犹存，很难骤除。对非阳不化的湿邪，大汗后一时难以蒸发，复由毛孔返归腠理，体内之湿不去而反增，故曰"汗之病不愈"。

⑦ 汗大出者：骤发其汗而汗大出。

⑧ 但风气去：只是风邪随汗出而解。

⑨ 湿气在：而湿邪却依然存在。

⑩ 是故不愈也：时逢阴雨连绵的气候变化，湿气较盛之时，汗大出不仅湿邪不易驱除，还可使卫阳耗伤，外湿必乘虚内侵，加重病情，这是汗出太过所致。正因为这个原因，所以病未能治愈。

⑪ 若治风湿者，发其汗：凡是治疗风湿在表，宜用汗法。

⑫ 但微微似欲出汗者：正确的发汗方法，是使周身似欲汗出，微微湿润，这样才能使阳气内蒸，充盈于全身肌肉关节之间，营卫畅通。

⑬ 风湿俱去也：营卫通畅，滞留于肌肉关节间的风湿之邪自无容留之地，而缓缓排除，即表湿则可化汗随风而去；表气一通，里气亦和，内湿则可随三焦气化为尿，由小便而出。风湿通过微微出汗，而风湿之邪始能俱去，病证自然痊愈。

讲析

一般来说，形成风湿的原因主要有两个方面。其一，得了太阳表证，经过服药发汗，正值身上有汗之时，又被风吹，风邪与汗湿相合，侵袭肌腠相互搏结，可以形成风湿。其二，天气阴雨连绵，气候潮湿，人在其中，湿气交感，再感受风邪，亦可风湿相合，侵袭人体，搏结于肌腠关节之间，形成风湿病。本条首述风湿在表的主证"一身尽疼"；续言风湿禁忌汗大出，"发其汗，汗大出者，但风气去，湿气在，是故不愈也"；再述风湿宜微微出汗，"若治风湿者，发其汗，但微微似欲出汗者，风湿俱去也"。说明治疗风湿病宜微微出汗，禁忌汗大出，这对临床治疗风湿病具有指导性意义。同时也说明外界气候的变化，对人体疾病的治疗亦有影响，所以在辨证论治中也应有所注意。

原文

湿家病身上疼痛发热，面黄而喘，头痛鼻塞而烦，其脉大，自能饮食，腹中和无病，病在头中寒湿，故鼻塞，内药鼻中则愈。（278）

直释

① 湿家病身上疼痛发热：素患湿病的人，外受寒湿，湿邪滞留肌表

经脉，流注关节，则全身疼痛；寒束肌表，郁遏卫阳，所以发热。

②面黄而喘：湿郁不去，则颜面色黄；肺合皮毛而主皮，肺与卫气相通，寒湿郁塞肌腠，表阳被郁，湿郁不去，肺气失宣，其气上逆，则气喘。

③头痛鼻塞而烦：寒湿在上，清阳不升，则头痛；寒湿阻塞鼻窍，则鼻塞；头中清气蒙蔽而不畅，则烦躁。

④其脉大：寒湿伤于上部，清窍不利，其病偏表，但肠胃调畅，里和无病，所以其脉大。

⑤自能饮食，腹中和无病：寒湿之邪并未传里，病不在胃肠，中焦无病，脾胃调和，所以仲景曰"自能饮食，腹中和无病"。

⑥病在头中寒湿，故鼻塞：寒湿之邪伤于头部，滞留于鼻窍，所以鼻塞。

⑦内药鼻中则愈：治宜宣泄在上之邪，可将辛香之药纳入鼻腔，使寒湿宣散，肺气通利，清阳上达，则可获愈。

方释

（39）鼻塞方

方中：①蒲灰为生蒲黄炒炭，其性收涩而专擅止血；②细辛其味浓烈，辛香走窜，善于通窍；③皂荚其性辛散走窜，专擅开窍，有较强的祛痰导滞作用；④麻黄辛散苦降温通，善开宣肺气，散风寒以平喘。四药相伍，辛温走窜，宣肺通窍，研末吹鼻，令嚏出窍痛，则头痛鼻塞自愈。

讲析

文中重提"鼻塞"二字，是为了突出寒湿在上，肺窍不利的机理，借以说明病变部位不在腹部而在头部，不必服药以伤其和。治宜宣泄上焦寒湿之邪，将辛香之药纳入鼻腔宣散，则鼻塞可愈。

原文

湿家身烦疼，可与麻黄加术汤发其汗为宜，慎不可以火攻之。（279）

① 湿家身烦疼：久患湿病的人，身体剧烈疼痛并兼有烦扰不宁之象，是素体湿邪偏盛，复感寒湿，阻滞肌表，则表气被郁，营卫运行不畅，邪留肌腠，所以身烦疼。

② 可与麻黄加术汤发其汗为宜：久患湿病，湿盛阳微，若无寒邪与湿邪为伍，是不可能用麻黄汤的；纵有身烦疼，若不具备"恶寒发热无汗""脉浮紧"等表实的脉证，更不可能用辛温发汗的麻黄汤。只有明确者两点，才能理解"身烦疼"这一症状是素有湿盛之人，又感寒湿伤于肌表，阳气被阻。正因为有寒邪夹杂，伴有一派伤寒表实的脉证，可斟酌用麻黄加术汤治疗。由于寒湿在表，用麻黄汤治寒，加白术去湿，使其微汗，这种配伍不仅适用于寒湿的病情，而且也是湿邪在表微微汗出的具体方法。本文不曰"发汗则愈""汗出乃解"，而曰"发其汗为宜"，言中之意，使用汗法要适宜，不可过汗。因为表寒应当发汗，而湿又不宜过汗，因此用麻黄加术汤，既解在表之风寒，又除在表之湿邪，使寒湿之邪微微似欲汗出而解。

③ 慎不可以火攻之：寒湿在表，宜发汗而不可过汗，治湿病之表，以取微汗为第一义也。尤忌用火攻发汗。如火劫以后，必致大汗淋漓，风寒虽去，湿邪不除，病必不愈；火劫以后，伤津耗液，湿邪不但不解，反而促使湿邪化热，湿邪郁蒸，导致发黄、衄血之虑，仲景所谓"火气虽微，内攻有力，焦骨伤筋，血难复也"。故文中谆谆告诫"慎不可以火攻之"，因为用艾灸、烧针、温烫、火熏诸法治疗，强迫取汗，可导致外热与内热相互搏结而互相熏灼，难免变证蜂起。

麻黄加术汤证（第279条）与麻黄汤证（第336条），均有发热、恶寒、无汗等表证，前者为寒湿在表，经脉闭阻之湿病，以身烦疼为主证；后者为风寒外袭，腠理闭塞，肺气不宣，属伤寒表实证，以恶寒重、无汗而喘为主证。

（40方）麻黄加术汤方

由麻黄汤加白术组成，寒湿痹阻肌腠，宜发汗解表，宣肺平喘以散邪，故用麻黄汤；但湿又不宜过汗，所以重加白术除湿，借其甘缓偏守之性，兼制麻黄发散太过。本方配伍关键在于麻黄与白术用量，若麻黄量大于白术量，仍以开表发汗为主，不合"微微似欲汗出"之旨；必须白术量大于麻黄量，则药力始先入肌腠，而后汗液蒸蒸外出，湿邪始能尽除。

讲析

本条略于证而详于方，叙证简略，以方测证，由于湿家寒湿外袭，肌表闭塞，所以还应有恶寒、发热，无汗等症状。这些症状，条文虽未明言，但从所用麻黄加术汤推测，此属以方略证的省文法。

原文

病者一身尽疼，发热日晡所剧者，此名风湿。此病伤于汗出当风，或久伤取冷所致也，可与麻黄杏仁薏苡甘草汤。（280）

直释

①病者一身尽疼：风湿侵袭，郁留肌表，则一身尽疼，形成无汗发热的表实证。279条"湿家身烦疼"与280条"一身尽疼"，两者似乎相似，但有所区分：烦疼为重著不能转侧，痛势较重；尽疼为轻掣不可屈伸，痛势较轻。

②发热日晡所剧者：湿家发热，朝暮不分微甚；风湿之热，日晡必剧。日晡，为申时，即下午三时到五时。所，不定之词，表示约数，即左右之意。日晡所，大约傍晚的时候。日晡所剧，指发热在每天的申时加剧。日晡为什么发热增剧，这是由于风为阳邪，湿为阴邪，风与湿合，相互搏结，则欲将化热，而阳明为燥土，傍晚阳明当令，故日晡阳明主旺之时，以助风湿之邪化燥化热，所以发热在阳明所主之时增剧。

③此名风湿：这是风湿病。

④此病伤于汗出当风：当汗出时，腠理疏松，感受风邪，风邪乘隙而入，离经之汗液，既不得外出于皮毛，又不能内返于经络，致汗液留着于肌腠则为湿。汗出者必缘于热，今汗不得泄，热不得散，故有化热趋向。

⑤ 或久伤取冷所致也：或，"有的"之意。久伤，过于长时间的劳累。取冷，贪凉的意思。有的天气炎热之时，长时间劳累，过度贪凉，或久居阴冷之处，或经常饮冷受凉，使欲出之汗不得外泄，留滞于肌腠而为湿。

⑥ 可与麻黄杏仁薏苡甘草汤：本病属于风湿在表，所以用麻黄杏仁薏苡甘草汤解表除湿，宣肺利气，使风湿之邪得微汗而解。

方释

（41方）麻黄杏仁薏苡甘草汤方

方中服药剂量用钱匕，通常一钱匕的剂量是指用五铢钱抄满药物（以不落为度）为准。《外台》卷三十一记载："钱匕者，以大钱上全抄之，若云半钱匕者，则是一钱抄取一边耳"。一钱匕折合现在的药秤（十六两为一斤）约为五分六厘，或相当于2克左右。方中：① 麻黄解表发汗，宣肺化湿，使风湿从汗而解；② 杏仁宣利肺气，以助麻黄之力，使之气化则湿亦化；③ 薏苡甘淡微寒，利湿兼治湿郁所化之热，既可渗利除湿，又制约麻黄之温性，以免麻黄助热化燥之势；④ 甘草甘以缓之，既可缓急止痛，又缓麻黄之峻。诸药合用，轻清宣化，发汗宣肺，祛湿清热，有散有利，表里分消，使风湿之邪从微汗而解。全方药力轻缓，用量亦轻，为治风湿在表稍有化热趋向而设，服药取微汗，邪有去路，使之风湿之邪外散而病则愈，故本方为轻清宣发之剂。

鉴别

麻黄杏仁薏苡甘草汤与麻黄加术汤治外湿在表之表实证，同有周身疼痛之症状，均微发其汗使邪从表解，但在病因、兼证、治则、用药方面有明显区别：

（1）病因：前者属风湿表实证，为风湿袭表，且有化热之势；后者属寒湿表实证，为寒湿袭表。

（2）兼证：前者恶寒轻，发热重，且日晡加剧，其疼痛游走不定；后者发热轻恶寒重，发热无朝轻暮重之变化，其疼痛固定不移。

（3）治则：前者偏于凉散，以疏风祛湿，兼以清热为法，清化在表之风湿，兼清内郁之热；后者偏于温散，以散寒除湿为法，温化在表之寒湿。

（4）用药：前者全方用量较轻，麻黄配薏苡，轻清宣散，甘草用量又倍于麻黄，更属微汗之剂；后者麻黄配桂枝，重在温散，加白术以除湿，且其用量多于麻黄，正欲其得汗而不致过汗。

人身之正气与致病之邪气，都与天时阴阳的转换有相互消长的影响。病邪得天时之助，则病势增强；正气得天时之助，而病则能获得缓解。至于湿邪之为病，其对气候变化的反应是较为明显的，即汗出当风，则阻碍汗腺的分泌，滞而成湿；久伤取冷，当劳累之余，贪凉素冷，有碍汗液蒸发而成湿。这两种情况，都为临床所常见。

原文

风湿，脉浮身重，汗出恶风者，防己黄芪汤主之。（281）

直释

①脉浮身重：脉浮、身重并见，为风湿在表之候。风湿之邪侵袭肌表，则脉浮；湿郁滞留肌腠，则身重。此皆外受风湿，风客皮毛，湿渍肌腠所致。

②汗出恶风者：汗出恶风，为表虚卫气不固，肌腠疏松所致。这种恶风是汗后才出现的，属于卫阳不足之象。

③防己黄芪汤主之：风湿在表，仍当使用汗法，使风湿之邪从汗而解。今汗出恶风，是不待发汗而汗已自出，其表已虚，乃风湿之表虚证，非辛温发汗之剂所宜，故用防己黄芪汤益气固表，使湿得微汗而解。

鉴别

第281条防己黄芪汤证与第280条麻黄杏仁薏苡甘草汤证，同为风湿在表证，但两者同中有异。前者为风湿在表，卫表气虚证，证见身重，汗出，恶风，脉浮；后者为风湿偏胜且有化热之象的表实证，证见周身疼痛无汗，发热日晡较甚，脉浮缓。

方释

（42方）防己黄芪汤方

方中：①防己祛风泄湿；②黄芪温分肉，实肌腠，以益气固表，两者相伍，对于表虚而外受风湿者，可收祛风不伤正、固表不留邪之效。③白术健脾胜湿，既能协防己以除湿，又助黄芪以固表；④甘草培土制水；⑤生姜、大枣调和营卫。

本条所治之风湿与风水之证，皆系表虚不固，外受风湿，水湿郁于肌表经络之间所致。药共六味，配伍严谨，使表虚得固，脾气得运，风邪得除，湿邪得泄，则风湿、风水表虚之证悉得治愈。本方是为虚多邪少者而设，若水湿壅盛，汗不出者，虽有脉浮恶风，亦非所宜。

加减

方后注加药方：

喘者，加麻黄：风湿之邪犯肺，肺气失宣而喘，故加麻黄宣肺平喘。

胃中不和者，加芍药：湿困脾胃，血脉不畅，而致脘腹作痛，加芍药缓急止痛。

气上冲者，加桂枝：下焦阳虚，水湿聚下，气逆上冲，加桂枝温阳降逆。

下有陈寒者，加细辛：下焦素有寒湿凝聚痹着不通，加细辛以散陈寒痼冷。

服药后分肉肌腠间有如虫行感，正是卫阳振奋，风湿欲外泄之征兆；若从腰以下冷者，为阳虚振奋无力，当以衣被绕盖之，使得温暖，阳气发越，借微汗以驱除湿邪。此方乃属微汗之剂，故仲景曰"温令有微汗，差"。

讲析

本条与第303条同有"汗出恶风"的症状，同属表虚，但湿家的表虚与风家的表虚不同。前者兼有湿邪，故身重，治宜防己黄芪汤以利湿固表；后者兼有风邪，故发热，治宜桂枝汤以祛风散邪。

本条风湿病与第877条风水病，脉证并治同为"脉浮身重，汗出恶风者，防己黄芪汤主之"，"风湿"与"风水"仅一字之差，湿与水不同，湿者雾露弥漫之气，水者洋溢四射者也。可见病名不同，脉证并治则同，此为异病同治也。

伤寒八九日，风湿相搏，不能自转侧，不呕不渴，脉浮虚而涩者，桂枝附子汤主之；若大便坚，小便自利者，白术附子汤主之。（282）

直释

①伤寒八九日："伤寒"二字，实非病名，泛指表证而言，是指初起即有恶寒发热症状，已经缠绵八九日而不愈。

②风湿相搏：卫虚无力祛邪外出，邪尚未离体表，风寒湿邪相互搏结。

③不能自转侧：风寒湿邪痹着滞留于肌表经络，导致营卫不调，气血运行不畅，故周身疼痛沉重，乃至转侧困难。

④不呕不渴：邪传少阳则呕，邪入阳明则渴。邪未入里，故不呕不渴。

⑤脉浮虚而涩者：脉浮虚为表阳不足，脉兼涩为表有湿邪，此属表阳已虚而风寒湿仍逗留于肌表，且风邪偏盛，说明本证与太阳、阳明、少阳无关。

⑥桂枝附子汤主之：用桂枝附子汤，温经助阳，祛风化湿。

⑦若大便坚，小便自利："若"字，承上文而言，是说虽然服桂枝附子汤，但病邪并未传里，仍滞留于肌表经络，只是风邪已去，而寒湿并未消除，湿气犹存。因湿不在里，里和无病，故大坚便坚，小便自利。

⑧白术附子汤主之：一般来讲，风性疏泄，易于表散；湿性凝滞，难以骤除。此属表阳已虚，风寒湿仍逗留于肌表，且湿邪偏盛，故用白术附子汤，温经祛湿。

方释

（43方）桂枝附子汤方

由桂枝汤减芍药加附子组成。方中：①方中桂枝、甘草辛甘化阳，以实表逐湿，兼行膀胱气化而利小便；②附子用量较大，温经逐湿，散寒止痛，桂、附伍用，助阳以温散经络之风寒湿邪；③生姜辛散走表，助桂附温散之力；④大枣、甘草、生姜辛甘化阳而调和营卫，以利邪从外解；⑤炙甘草、生姜、附子配伍，能解其毒而延长药效。诸药合用，振奋卫阳，使风湿之邪得以从外而解。

（44方）白术附子汤方

由桂枝汤减桂芍加术附组成，方中：① 白术既培土胜湿，又可与附子并驱表湿；② 附子温经驱逐寒湿；③ 炙甘草健脾益气；④ 生姜、大枣调营助卫。

因本证较桂枝附子汤湿气偏盛，阴湿之邪难以骤除，故小制其方，除白术外，其余药量均较桂枝附子汤方少一半，服药量亦小，意在缓除其湿。

至于方后注云服用本条方后，可能出现身如痹状，全身觉得有麻木感，或出现头目昏冒的感觉，不要惊慌，这是白术、附子并用，药力作用于皮肉，所驱逐的水邪还没有完全得以解除的征兆，是正邪交争，逐邪外出的反应。有此"身如痹状，头如冒状"的症状，是药已中病的正常现象，提醒人们不必惊异，待病邪尽除则诸证自安。至于白术附子汤的药量较桂枝附子汤为轻，这是因为桂枝附子汤系风湿在表，风为阳邪，容易表散，利于速除，故用药量大；白术附子汤系湿邪滞留，湿为阴邪，难以骤除，故用药量小。

鉴别

第282条的桂枝附子汤，与第323条的桂枝去芍药加附子汤，两方药味相同，仅药量不同，而攻效与主治则异。

桂枝附子汤，用于风寒湿邪痹着肌表，身体疼痛不能转侧，故重用桂附，旨在温经逐寒湿以止痛；芍药阴柔酸敛，有碍温通经络，故减之。

桂枝去芍药加附子汤，用于太阳表虚证兼胸满恶寒，脉微，以桂枝去芍药治表虚兼胸满；加附子温经复阳，以治恶寒、脉微；去芍药，是免其酸敛之性，有碍温通胸阳。

讲析

本条论述一证两方，为风湿相搏与风去湿存之证而设。冠首"伤寒八九日"之"伤寒"二字，实非病名，泛指表证而言，是指初起即有恶寒发热症状，已经缠绵八九日而病不愈。这是因为卫虚无力祛邪外出，邪尚未离体表，风寒湿邪相互搏结，即《素问·痹论》"风寒湿三气杂至，合而为痹也"之意。

风湿相搏，骨节疼烦，掣痛不得屈伸，近之则痛剧，汗出短气，小便不利，恶风不欲去衣，或身微肿者，甘草附子汤主之。（283）

直释

①风湿相搏：卫虚无力祛邪外出，邪尚未离体表，风寒湿邪相互搏结。

②骨节疼烦：风寒湿邪由肌腠而侵入关节，则关节抽掣作痛，疼得发烦。

③掣痛不得屈伸：气血凝滞，经脉不利，则牵拉疼痛，不能随意屈伸。

④近之则痛剧：痛处拒按，一有外物触及，则疼痛更加严重。

⑤汗出短气：表阳不足，卫外不固，则汗出；阳虚不化，湿邪阻滞，呼吸不利，故感到短气。

⑥小便不利：里阳亏虚，湿邪内阻，气化失常，则小便不利。

⑦恶风不欲去衣：肌疏不胜风袭，则恶风不愿脱减衣服。

⑧或身微肿者：因体之内外之阳皆虚，湿邪不化，侵淫肌表，有的可能出现轻微浮肿。

⑨甘草附子汤主之：病属风湿两盛，表里阳气俱虚之证，故当用甘草附子汤，温经助阳，祛风除湿以治之。

鉴别

第282条、第283条同为风寒湿邪相互搏结所致的风湿阳虚证，但第282条风湿之邪主要侵犯肌肉，表现为身体疼烦，不能自转侧。若风湿侵犯肌腠而风邪偏盛者，选用桂枝附子汤温经通阳以祛风除湿；若风湿侵犯肌腠而湿邪偏盛者，选用白术附子汤，温经通阳以除湿祛风。第283条风湿之邪主要侵犯关节，而风湿之邪俱盛，表现为骨节疼烦，掣痛不得屈伸，近之则痛剧，选用甘草附子汤以温经助阳，风湿俱除。可见第282条病情轻而病变位于肌肉，第283条病情重而病变位于骨节，故两者治法、方药亦有所不同。

（45方）甘草附子汤方

方中：① 甘草以其甘缓之性，调和诸药，并能补益中焦，有助于扶正祛邪，亦能缓和附子、白术、桂枝合用后的峻烈药性，使之缓慢的发挥作用，以期风寒湿之邪一并驱除，故以甘草冠首名方，称为甘草附子汤。② 甘草与附子同用，辛甘相合，温阳益气，使里阳振奋，以化水湿。③ 甘草与白术同用，健中气，温脾阳以化湿。④ 甘草与桂枝同用，助表阳，散风湿，又不致太过。诸药合用，可使表里阳气振奋，在表之风湿有微汗而解，在里之湿邪由小便而利。

本证风湿俱盛，表里阳气皆虚，服药时要注意因人随证变化其剂量，意在微汗，不宜过汗，故服法颇为审慎。方后注指出："恐一升多者，服六七合为佳"，是说初服一升，得微汗则解；恐服一升太多者，则服六七合；服药汗出复烦者，服药量应减至五合。因温热复阳之品应渐用缓图，若刚燥太过，则可使阳气骤复而烦躁，所以服药量减之。

讲析

本条风湿两盛，表里阳虚之证，应当用甘草附子汤温经助阳，祛风除湿以治之。甘草附子汤证比桂枝附子汤证、白术附子汤证的病情为重，然附子、桂枝用量反轻，这是因为风湿之邪注于＋关节之内，较之风湿留着肌肉更难于从速驱除，剂量过大，徒使风去湿存，故不宜之。

伤燥脉证并治
第284—289条

第284—289条

原文

伤燥，肺先受之，出则大肠受之。移传五脏，病各异形，分别诊治，消息脉经。（284）

直释

①伤燥：燥者，水分之不及也。脏腑、经脉皆赖水津濡润，燥胜则干，涸其津液，减身形含水之量，称为伤燥。

②肺先受之：肺为气府，又称娇脏，其质绵软，易伤寒热，故湿停则胀，热灼则痿，暑蒸则驰，燥敛则结。是以秋燥大行，菁英之草木，乘燥金之气，忽而改容，焦其上首；人病唇干皮燥，外合所舍，燥邪干肺，肺结燥气，液涸病生，故伤燥之候，肺先受之。

③出则大肠受之：燥邪自脏泄之于腑，仲景称之为"出"。肺属脏，大肠属腑，肺与大肠通过经脉的相互络属构成表里关系，脏内而腑外，大肠为肺之所合也。燥邪伤肺，外出可以移传大肠，故曰"出则大肠受之"。

④移传五脏：燥邪在人体自内脏而出外腑。

⑤病各异形：各病的证候不同，但其燥邪亡液则一也。

⑥分别诊治：分别确诊治疗，使经气通而不结，津液生而不枯，气血利而不涩。

⑦消息脉经：据证论治，则燥病诸证愈矣。

讲析

燥为秋季主气，因天地之气不断收敛而燥胜，使空气中缺乏水分濡润，出现劲急干燥的秋凉气候。燥邪为病，又有温、凉之分。初秋有夏热之余气，燥与温热之邪结合而侵犯人体，则为温燥；深秋又有近冬之寒气，燥与寒冷之邪结合侵犯人体，则为凉燥。燥与湿有霄壤之殊，燥者天之气也，湿者地之气也，火性燥，水性湿，各从其类，此胜彼负，两不相谋。春月地气动而湿胜，则草木繁茂；秋月天气肃而燥胜，则草木黄落。故春分以后之湿，秋分以后之燥，各司其职。燥胜则干，指燥气偏盛导致干燥少津的病理过程。干燥之为害，有干于外而皮肤成摺痕者，有干于内而精血枯涸者，有干于津液而营卫气衰者，有肉烁而皮著于骨者，皆随其经络所属，上下内外，前后左右，各为病所。

原文

燥病，口渴咽干，喘咳，胸满痛，甚则唾血，脉浮短而急，此燥邪干肺也，柏叶石膏杏子甘草汤主之；若移于大肠，必大便难，口渴欲饮热，脉急大，在下者，麻仁白蜜煎主之。（285）

直释

①燥病：燥邪干肺形成的病，称为燥病。

②口渴咽干：燥邪涸津，肺胃之津干，则口渴咽干。病非热邪，故干而不苦。

③喘咳，胸满痛：液涸，气失肃降而上逆，则喘咳；经气涩阻，则胸满痛。

④甚则唾血：燥邪初在气，渐及入血，燥伤络脉，所以甚则唾血。

⑤脉浮短而急：脉浮短而兼急象，液涸气结，燥邪干肺而化热。

⑥此燥邪干肺也：在五行中外邪侵袭所主之脏的经脉，称为"干"。燥邪侵袭所主之肺脏的经，称为"燥邪干肺"。

⑦柏叶石膏杏子甘草汤主之：应当用柏叶石膏杏子甘草汤治疗。

⑧若移于大肠：大肠为传道之腑，肺合大肠，脏腑相应，肺与大肠相表里，故燥邪出肺，移传于大肠。

⑨必大便难：燥邪出肺移传大肠，浊物下行，于病为顺，但肠燥液涸，又不似热结之甚，所以排便不畅。

⑩口渴欲饮热：胃土性燥而喜凉，肠金性寒而喜热，虽肠枯化热而口渴，但不宜寒饮之助，仍欲饮热以济之，否则气上迫胃而呕逆。

⑪ 脉急大，在下者：燥化于下焦，使肠腑之糟粕排出不畅，故脉急大见于关脉以下，并非仅独见于尺脉也。

⑫ 麻仁白蜜煎主之：宜和缓润燥之剂麻仁白蜜煎治疗。

方释

（46方）柏叶石膏杏子甘草汤方

方中：① 柏叶清血而降肺气之逆；② 石膏凉气以泄胃浊之燥；③ 杏仁滋润利肺以定喘止咳；④ 佐甘草以缓中，则燥润津生，气和血敛，喘咳、胸满痛诸证皆愈。

（47方）麻仁白蜜煎方

方中：① 麻仁性滑微凉，专润肠胃之燥；② 白蜜生用滑肠，熟用补中，肠润则传导恢复正常，燥邪自下。若有兼证，可随证加减治疗。

讲析

燥病，燥邪干肺的脉证为口渴咽干，喘咳，胸满痛，甚则唾血，脉浮短而急。

原文

燥病，口烂，热气上逆，胸中痛，脉大而涩，此燥邪乘心也，栀子连翘甘草瓜蒌汤主之。（286）

直释

① 燥病：燥邪乘心形成的病，称为燥病。

② 口烂：营热上干于肺胃，则口腔糜烂。

③ 热气上逆：心包经之气逆冲于上。

④ 胸中痛：脉受燥化，则营气内壅而化热，故胸中痛。燥邪在脉而不在肺，故胸中痛而不满。

⑤ 脉大而涩：脉大为心脉，脉涩为燥化。

⑥ 此燥邪乘心也：在五行中，外邪侵袭非所主之脏的经脉，称为"乘"。燥邪侵袭非所主之心脏的经脉，称为"燥邪乘心"。

⑦ 栀子连翘甘草瓜蒌汤主之：应当用栀子连翘甘草瓜蒌汤治疗。

（48方）栀子连翘甘草瓜蒌汤方

方中：① 栀子、连翘清解上焦之郁热；② 甘草、瓜蒌根缓解收引而生津。凡治燥，多用甘寒者，因甘以缓解气之劲敛也。

燥病，燥邪乘心的脉证为口烂、胸中痛，脉大而涩。

燥病，目赤，口苦，咽干，胁下痛，脉弦而数，此燥邪乘肝也，黄芩牡丹瓜蒌半夏枳实汤主之。（287）

① 燥病：燥邪乘肝形成的病，称为燥病。

② 目赤：燥邪乘肝犯络血，肝开窍于目，故血燥则目赤。

③ 口苦咽干：肝与胆相表里，胆热上乘，故口苦咽干。

④ 胁下痛：肝脉行于胁，燥伤则经气涩阻，故胁下痛。

⑤ 脉弦而数：肝脉弦，脉数为血燥热化之兆，燥邪乘于肝，故脉呈弦数之象。

⑥ 此燥邪乘肝也：燥邪侵袭非所主之肝脏的经脉，称为"燥邪乘肝"。

⑦ 黄芩牡丹瓜蒌半夏枳实主之：治宜清血燥以生津液，降浊邪而通气之阻，应当用黄芩牡丹瓜蒌半夏枳实汤治疗，不宜柴芍和解少阳，以免转炽风发之势。

（49方）黄芩牡丹瓜蒌半夏枳实汤方

方中：① 黄芩清胆气；② 牡丹皮凉肝血；③ 瓜蒌根润肺津而开胸结；④ 半夏、枳实降逆气而通液阻。不用麦冬、地黄之类者，因燥性收敛，治不可滋液腻邪也。

燥病，燥邪乘肝的脉证为目赤，口苦咽干，胁下痛，脉弦而数。

燥病，色黄，腹中痛不可按，大便难，脉数而滑，此燥邪乘脾也，白虎汤主之。（288）

① 燥病：燥邪乘脾形成的病，称为燥病。

② 色黄：脾外合肌肉而内主脂膏，燥邪乘脾，气血两燔，瘀血以行，故脾之黄色外现。

③ 腹中痛不可按：太阴主腹，以燥气收引，瘀热内敛，燥与血并行于腹之经脉，挛急为痛，腹痛拒按为实。

④ 大便难：大便困难，但仍能传导，非热结也，乃肠燥液干之候。

⑤ 脉数而滑：脉数为燥邪在气，脉滑为燥邪入血，脾为气血化生之源，燥邪乘于脾，故脉呈数滑之象。

⑥ 此燥邪乘脾也：燥邪侵袭非所主之脾脏的经脉，称为"燥邪乘脾"。

⑦ 白虎汤主之：应当用白虎汤治疗。若误攻其实，则阴津转伤，燥邪愈陷，宜白虎汤，双清气血，以存津液，治其源而诸证自解。

燥病，燥邪乘脾的脉证为皮肤色黄，腹痛拒按，大便难，脉数而滑。

燥病，咽干喉痛，少腹急痛，小便赤，脉沉而急，此燥邪移肾也，地黄黄柏茯苓瓜蒌汤主之。（289）

① 燥病：燥邪移肾形成的病，称为燥病。

② 咽干喉痛：燥邪涸津，津涸于上，则咽干喉痛。

③ 少腹急痛：肝肾同居少腹，燥邪内移少腹之经脉，血枯筋脉挛急，故少腹急痛。

④ 小便赤：肾热泄之于膀胱，则小便赤。

⑤ 脉沉而急：肾脉沉，燥邪移于肾，则脉呈沉急之象。

⑥ 此燥邪移肾也：在五行中，外邪侵袭非所主之脏的经脉，称为"移"。燥邪侵袭非所主之肾脏的经脉，称为"燥邪移肾"。

⑦ 地黄黄柏茯苓瓜蒌汤主之：应当用地黄黄柏茯苓瓜蒌汤治疗。

方释

（50方）地黄黄柏茯苓瓜蒌汤方

方中：① 地黄凉血以滋水；② 瓜蒌根清气以生津；③ 黄柏、茯苓导下焦之热，滋肾水则肝血得养，治肾即治肝也。

讲析

燥病燥邪移肾的脉证为咽干喉痛，少腹急痛，小便赤，脉沉而数。

伤风脉证并治

第 290 — 295 条

原文

风为百病之长，中于面则下阳明，甚则入脾；中于项则下太阳，甚则入肾；中于侧则下少阳，甚则入肝。病变不一，慎毋失焉。（290）

直释

①风为百病之长：风为百病之长，说明风邪是六淫之邪中最常见最易中人之邪，凡暑、热、湿、燥、寒诸邪，常依附于风而侵袭人体，所以说风邪常为外邪致病的先导。风为春季主气，但四季皆有风，故风邪引起的疾病虽以春季为多，但不限于春季，其他季节亦可发生，所以说风邪是外感六淫中最为重要的致病因素。

②中于面则下阳明：邪气中伤于人，一般都是乘经脉空虚之时，邪气侵袭面部，称为风邪"中于面"。病邪由浅而深，由渐而甚。病邪久留于体表而不去，便侵入于其所合的内脏，则沿阳明经脉下传于胃。

③甚则入脾：脾与胃以膜相连，互为表里，胃是受纳水谷之腑，足太阴脾经属脾络胃，足阳明胃经属胃络脾，且脾与胃的气化相通，两者通过经脉的互相络属构成表里关系。甚则传入足太阴脾。

④中于项则下太阳：邪气侵袭项部，沿太阳经脉下传于膀胱。

⑤甚则入肾：肾与膀胱相表里，膀胱是贮藏津液之腑，足少阴的经脉属肾而上膈络肺，所以它的气化通行于肾、肺两脏。足少阴肾经属肾络膀胱，足太阳膀胱经属膀胱络肾，且肾与膀胱的气化相通，两者通过经脉的互相络属构成表里关系。甚则传入足少阴肾。

⑥中于侧则下少阳：邪气侵犯颊部，沿少阳经脉下传于胆。

⑦甚则入肝：肝与胆相表里，胆附于肝，胆是贮藏精汁之腑，足厥

阴肝经属肝络胆，足少阳胆经属胆络肝，且肝与胆的气化相通，两者通过经脉的互相络属构成表里关系。甚则传入足厥阴肝。

⑧病变不一，慎毋失焉：病情变化不同，应慎重辨别。

风，生于地面空气寒热调剂之动荡，每随四时八节之气候而转移。从人与自然密切相关的观念出发，根据天体的运行规律，提出九宫图说。其法是确立中央和四正、四隅的九个方位，用以测定八个节气（立春、立夏、立秋、立冬"四立"，春分、秋分"二分"，夏至、冬至"二至"）的循序交换日期，从而推测八方气候变化的正常与否，及对人体的不同影响，使得预防疾病有所依据。凡是风来自当令的方位，与季节相适应的气候，叫作实风，主生长，养育万物；若风从当令相对的方位来，与季节相抵触的气候，叫作虚风，能够伤人致病，主摧残危害万物。测知这种气候，必须注意预防，所以对养生之道素有修养的人，深知及时防避虚邪贼风，不受外邪之侵害。

风病，头痛，多汗，恶风，腋下痛不可转侧，脉浮弦而数，此风邪干肝也，小柴胡汤主之；若流于府，则口苦，呕逆，善太息，柴胡枳实芍药甘草汤主之。（291）

① 风病：风邪干肝形成的病，称为风病。

② 头痛：风为阳邪，中人则上先受之，故头痛。

③ 多汗：肌表受风邪外袭，腠理开泄，故头痛。

④ 恶风：伤于风邪，故恶风。

⑤ 腋下痛不可转侧：风邪中于侧则袭少阳，少阳经气失常，则腋下疼痛，不能转侧。

⑥ 脉浮弦而数：少阳病兼里有热，故脉象浮弦而数。

⑦ 此风邪干肝也：风邪侵袭所主之肝脏的经脉，称为"风邪干肝"。

⑧ 小柴胡汤主之：治宜小柴胡汤，解少阳之郁结，兼清肝脏之风热。

⑨ 若流于府，则口苦呕逆：足少阳经脉因受风邪侵犯，风气流传于胆腑，胆液外泄，溢于胃而上逆，则口苦呕逆。

⑩ 善太息：胆郁则气不舒，故时常叹气。

⑪ 柴胡枳实芍药甘草汤主之：治宜柴胡枳实芍药甘草汤，以清胆腑之风热，兼降气逆。

方释

（51方）柴胡枳实芍药甘草汤方

方中：① 柴胡宣阳解郁，使阳气外达；② 枳实破滞气；③ 芍药和血；④ 甘草缓中调胃，以解郁热。诸药配伍，有疏肝和胃、透达郁阳之效。

讲析

风病，风邪干肝的脉证为头痛，多汗，恶风，腋下痛不可转侧，脉浮弦而数。

原文

风病，胸中痛，胁支满，膺背肩胛间痛，嗌干，善噫，咽肿喉痹，脉浮洪而数，此风邪乘心也，黄连黄芩麦冬桔梗甘草汤主之。（292）

直释

① 风病：风邪乘心形成的病，称为风病。

② 胸中痛，胁支满：手少阴，心脉也。心是五脏六腑的主宰，又是蕴藏精神的中枢，器质坚固，不容邪气侵入。假使有邪气侵入，就会损伤心脏，以至神气耗散，人即死亡。凡是各种病邪侵犯心脏，都在心包络上。因为包络是心主之脉，能够代心受邪。心包络之脉起于胸中，其支者循胸出胁下，风邪中伤其经，则胸中痛，胁支满。

③ 膺背肩胛间痛：膺背肩胛部位是风邪中人之门户，所以风邪袭入，则膺背肩胛间疼痛。

④ 嗌干：手少阴经脉从心系上挟咽，风邪袭之，则嗌干。

⑤ 善噫：心气郁结，故善噫。

⑥ 咽肿喉痹：手少阴经脉上循喉咙，风热干之，则咽肿喉痹。

⑦脉浮洪而数：风邪乘心，而里有热，则脉浮洪而数。

⑧此风邪乘心也：风邪侵袭非所主之心脏的经脉，称为"风邪乘心"。

⑨黄连黄芩麦冬桔梗甘草汤主之：应当用黄连黄芩麦冬桔梗甘草汤治疗。

方释

（52方）黄连黄芩麦冬桔梗甘草汤方

方中：①黄连、黄芩泄心清上焦之风热；②麦门冬生津以滋干；③桔梗、甘草开喉之郁结，而诸证自愈矣。

讲析

风病，风邪乘心的脉证为胸中痛，胁支满，膺背肩胛间痛，嗌干，善噫，咽肿喉痹，脉浮洪而数。

原文

风病，四肢懈惰，体重不能胜衣，胁下痛引肩背，脉浮而弦涩，此风邪乘脾也，桂枝去桂加茯苓白术汤主之；若流于府，则腹满而胀，不嗜食，枳实厚朴白术甘草汤主之。（293）

直释

①风病：风邪乘脾形成的病，称为风病。

②四肢懈惰，体重不能胜衣：脾主四肢与肌肉，风邪伤脾，则四肢懈惰，肢体沉重，不能胜衣。

③胁下痛引肩背：胁下者，脾之部。肩背者，手阳明经脉之所过。风邪中于面，则下阳明，甚则入脾，故胁下痛引肩背。

④脉浮而弦涩：风邪在里而血涩，故脉象浮而弦涩。

⑤此风邪乘脾也：风邪侵袭非所主之脾脏的经脉，称为"风邪乘脾"。

⑥桂枝去桂加茯苓白术汤之：应当用桂枝去桂加茯苓白术汤治疗。

⑦若流于府，则腹满而胀，不嗜食：足阳明经脉受风邪侵犯，风邪流传于胃腑，郁滞胃气，则腹满而胀，不嗜食。

（53方）枳实厚朴白术甘草汤方

方中：① 枳实、厚朴行气滞以消胀满；② 白术、甘草健脾以和胃。

风病，风邪乘脾的脉证为四肢懈惰，肢体沉重，不能胜衣，胁痛引肩背，脉浮而弦涩。

风病，咳而喘息有音，甚则唾血，嗌干，肩背痛，脉浮弦而数，此风邪乘肺也，桔梗甘草枳实芍药汤主之；若流于大肠，则大便燥结，或下血，桔梗甘草枳实芍药加地黄牡丹汤主之。（294）

① 风病：风邪乘肺形成的病，称为风病。

② 咳而喘息有音：肺主气，司呼吸，风邪迫之，则咳喘有音。

③ 甚则唾血，嗌干：甚则风热伤肺，故唾血嗌干。

④ 肩背痛：手太阴经脉之邪气有余，则肩背疼痛。

⑤ 脉浮弦而数：风邪乘肺而里有热，则脉象浮弦而数。

⑥ 此风邪乘肺也：风邪侵袭非所主之肺脏的经脉，称为"风邪乘肺"。

⑦ 桔梗甘草枳实芍药汤主之：应当用桔梗甘草枳实芍药汤治疗。

⑧ 若流于大肠，则大便燥结：手阳明经脉受风邪侵犯，风邪流传于大肠腑，津液耗竭，则大便燥结。

⑨ 或下血：有的热伤脉络，导致肠风下血。

（54方）桔梗甘草枳实芍药汤方

方中：① 桔梗、甘草清上焦之风热；② 枳实开气滞；③ 芍药行血痹。

（55方）桔梗甘草枳实芍药加地黄牡丹汤方

方中：① 桔梗、甘草清上焦之风热；② 枳实开气滞；③ 芍药行血痹；

④ 地黄牡丹皮滋燥以清血分之郁热。

风病，风邪乘肺的脉证为咳喘有音，唾血嗌干，肩背疼痛，脉浮弦而数。

原文

风病，面目浮肿，脊痛不能正立，隐曲不利，甚则骨痿，脉沉而弦，此风邪乘肾也，柴胡桂枝汤主之。（295）

直释

① 面目浮肿：风邪入肾，夹水气上升，则面目浮肿。

② 脊痛不能正立：肾脉贯脊，故风邪侵袭，则脊痛不能直立。

③ 隐曲不利：隐曲，谓隐蔽委曲之处，即二阴也。肾开窍于二阴，故二阴之处有难言之情。

④ 甚则骨痿：肾主骨，甚则厥气逆于下，则骨痿。

⑤ 脉沉而弦：肾脏属阴而在里，故脉沉而弦。

⑥ 此风邪乘肾也：风邪侵袭非所主之肾脏的经脉，称为"风邪乘肾"。

⑦ 柴胡桂枝汤主之：风邪中于项，则下太阳，甚则入肾，足太阳与足少阴相表里，治宜柴胡桂枝汤，上焦得通，津液得下，表里和调，诸证得解。

讲析

风病，风邪乘肾的脉证为面目浮肿，脊痛不能直立，二阴有难言之处，甚则骨痿，脉沉而弦。

寒病脉证并治

第 296—301 条

原文

寒之为病，肾先受之，其客于五脏之间，脉引而痛；若客于八虚之室，则恶血住留，积久不去，变而成著，可不慎欤！（296）

直释

①寒之为病，肾先受之：肾阳素虚，缺乏抵御外寒之力，一旦感受寒邪，肾先受累。

②其客于五脏之间，脉引而痛：寒邪侵袭五脏之间所属的经脉，经脉阻滞而牵引疼痛。

③若客于八虚之室：寒性凝滞，寒邪侵袭左右肩、肘、髀、膝关节，人体两侧的腋窝、肘窝、髀窝、腘窝八处，称为八虚之室。

④则恶血住留：寒邪侵入血络之中，小络血脉滞涩，不能灌注到大的经脉里去，血气稽留，不能循环，则血涩滞留。

⑤积久不去：血脉凝涩瘀阻，积久黏着不去，阻塞经脉气血运行之路。

⑥变而成著：著，留滞附着之意。此处指寒邪客于四肢关节的腋、肘、髀、腘等处溪谷之间，营卫气血流行不畅，血脉瘀阻，邪气恶血停留，疼痛显著。

⑦可不慎欤：诊治时应该慎重啊！

讲析

寒性凛冽，伤人最重，为冬季主气。在气温较低的冬季，或气温骤降，人体防寒保温不够，是受寒邪侵袭的重要原因。寒邪为病，有伤寒、中寒之别。寒邪外袭，伤于肌表，郁遏卫阳者，称为"伤寒"；寒邪直中于里，进而伤及脏腑阳气者，则为"中寒"。寒邪侵入人体，可使人体气血收敛，腠理、经络、筋脉、肌肉等收缩挛急。寒邪侵袭肌表，毛窍腠理闭塞，卫阳被郁，则恶寒、发热、无汗；寒客血脉，气血凝滞，血脉挛缩，则头身疼痛，脉紧；寒客经络关节，经脉拘急收引，则可使肢体屈伸不利，或冷厥不仁。其脉证并治及变证各候，详叙于仲景辨六经病脉证并治。

本篇仲景所言寒病脉证并治，是以肢体为寒邪所伤，致阴经血脉凝涩，寒邪由经脉干、乘五脏之外府为病。

关于八虚之室：① 肺与心受邪，能随其经脉流注到左右两肘；② 肝受邪，能随着经脉流注到左右两腋窝；③ 脾受邪，能随着经脉流注到左右两胯部；④ 肾受邪，能随着经脉流注到左右两膝窝。左右肘、腋、髀、腘的部位，叫作八虚，都是四肢关节屈伸的枢纽，也是真气和血络通行会合的要冲，因此不能容纳邪气恶血停滞。如果有邪气恶血停留，就会损伤经络筋骨，以致关节的枢纽不得屈伸，发生显著疼痛。

原文

寒病，骨痛，阴痹，腹胀，腰痛，大便难，肩背颈项引痛，脉沉而迟，此寒邪干肾也，桂枝加葛根汤主之：其著也，则两腘痛，甘草干姜茯苓白术汤主之。（297）

直释

① 寒病：寒邪干肾形成的病，称为寒病。

② 骨痛：肾位于腰部，脊柱之两侧，左右各一，腰为肾之府，肾在体合骨。寒伤肾，则骨痛。

③ 阴痹：足少阴经上行，经小腿内侧，出腘窝内侧，再沿股内侧后缘，贯穿脊柱，会属本经肾脏。若邪伤其经脉，则腿之阴部血痹不通，称之阴痹。

④ 腹胀，腰痛：足少阴行腹中，寒邪留着于肾经和肾之外府腰部，故腹胀腰痛。

⑤ 大便难：肾开窍于二阴，气化不行，故大便难，所谓阴结也。

⑥ 肩背颈项引痛：寒邪注于肩背颈项之肌腠，阳气痹着不行，故肩背颈项相互牵引疼痛。

⑦ 脉沉而迟：寒邪由经脉干于肾脏，故脉象沉而迟。

⑧ 此寒邪干肾也：寒邪侵袭所主之肾脏的经脉，称为"寒邪干肾"。

⑨ 桂枝加葛根汤主之：治宜桂枝加葛根汤，以调和荣卫，宣阳益阴，温经散寒。

⑩ 其著也：寒阻血涩积久留着不去，而疼痛显著。

⑪ 则两腘痛：寒邪积久不去，留于膝后曲节两腘处，疼痛剧烈。

⑫ 甘草干姜茯苓白术汤主之：应当用甘草干姜茯苓白术汤治疗，以温经祛寒，利水渗湿。

鉴别

"其著也"为第 297 条至第 301 条所共有，所异者，第 297 条寒邪干肾为"其著也，则两腘痛"。第 298 条寒邪乘肝为"其著也，则两腋急痛，不能转侧"。第 299 条寒邪乘心为"其著也，则肘外痛，臂不能伸"。第 300 条寒邪乘脾为"其著也，髀枢强痛，不能屈伸"。第 301 条寒邪乘肺为"其著也，则肘内痛，转侧不便"。此五条是第 296 条寒邪"客于八虚之室"，即对四肢的腋、肘、髀、腘等八处寒邪侵袭，血脉凝涩瘀阻黏着不去，疼痛显著的补述。

方释

（56 方）甘草干姜茯苓白术汤方

方中：① 干姜辛温散寒，以通利关节；② 茯苓甘淡渗湿而暖腰膝，引导水湿下行，重用干姜、茯苓二味，具温通阳气、散寒除湿之功；③ 助以白术苦温，以健脾燥湿；④ 再和以炙甘草，益其脾气，脾气健运则湿邪易除。诸药配伍，能使脾肾阳气充足而寒湿得去，则寒湿之邪痹着引起腰部冷痛可愈。

本方理中焦，兼顾病属下焦的腰部，实乃审因论治之方。论其治疗，病属下焦而治以中焦，不温肾之本脏，而以祛除腰部经络之寒湿为主，故宜温行阳气，散寒除湿，燠土制水，体现了辛甘化阳、甘淡渗水之法。

寒病，寒邪干肾的脉证为骨痛，阴痹，腹胀，腰痛，大便难，肩背颈项牵引疼痛，脉沉而迟。

原文

寒病，两胁中痛，寒中行善掣节，逆则头痛，耳聋，脉弦而沉迟，此寒邪乘肝也，小柴胡汤主之；其著也，则两腋急痛，不能转侧，柴胡黄芩芍药半夏甘草汤主之。（298）

直释

①寒病：寒邪干肾形成的病，称为寒病。

②两胁中痛，寒中行善掣节：肝居胁下，经脉布胁肋，主身之筋膜，故寒邪乘肝，则两胁疼痛，寒中行善掣节也。

③逆则头痛：五脏经脉，唯足厥阴肝经上颠，故寒气上逆则头痛。

④耳聋：厥阴之表为少阳，少阳之脉入耳中，里气逆则表应之，故耳聋。

⑤脉弦而沉迟：故脉弦而沉迟，为寒邪乘于肝。

⑥此寒邪乘肝也：寒邪侵袭非所主之肝脏的经脉，称为"寒邪乘肝"。

⑦小柴胡汤主之：治宜小柴胡汤升清降浊，通调经府，和其表里，以转其枢机，诸证自愈。

⑧其著也：寒阻血涩积久留着不去，而疼痛显著。

⑨则两腋急痛，不能转侧：寒邪积久留着不去，滞留少阳经脉所过之腋，则两腋急痛，不能转侧。

⑩柴胡黄芩芍药半夏甘草汤主之：应当用柴胡黄芩芍药半夏甘草汤治疗。

方释

（57方）柴胡黄芩芍药半夏甘草汤方

方中：①用柴胡、黄芩以调肝胆之气；②芍药以通血痹；③半夏以降逆气；④加甘草以益胃而调和诸药。

寒病，寒邪乘肝的脉证为两胁疼痛，头痛耳聋，脉弦而沉迟。

原文

寒病，胸胁支满，膺背肩胛间痛，甚则喜悲，时发眩仆而不知人，此寒邪乘心也，通脉四逆汤主之；其著也，则肘外痛，臂不能伸，甘草泻心汤主之。（299）

直释

①寒病：寒邪乘心形成的病，称为寒病。

②胸胁支满，膺背肩胛间痛：心病在心包络，因心中寒病，故胸胁支满，膺背肩胛间痛。

③甚则喜悲：手少阴经，起于心中，其直行的经脉，再从心系上行至肺。心脏居肺间，病甚则气并于肺，故喜悲。

④时发眩仆而不知人：心者，神明出焉。寒邪乘心，脏中寒，则神明失守，故时发眩仆而不知人。

⑤此寒邪乘心也：寒邪侵袭非所主之心脏的经脉，称为"寒邪乘心"。

⑥通脉四逆汤主之：急宜通脉四逆汤治疗，祛寒邪以挽回绝阳。

⑦其著也：寒阻血涩积久留着不去，而疼痛显著。

⑧则肘外痛，臂不能伸：手少阴脉行肘内，其表为手太阳。里病则病发于表，寒邪留著经脉而不去，则肘外疼痛，臂不能伸。

⑨甘草泻心汤主之：主之以甘草泻心汤者，内之脏腑寒热调，气血和，则外之经脉自通畅也。

讲析

寒病，寒邪乘心的脉证为胸胁支满，膺背肩胛间疼痛，甚则喜悲，时发眩仆而不知人。

寒病，腹满肠鸣，食不化，飧泄，甚则足痿不收，脉迟而涩，此寒邪乘脾也，理中汤主之；其著也，则髀枢强痛，不能屈伸，枳实白术茯苓甘草汤主之。（300）

直释

① 寒病：寒邪乘心形成的病，称为寒病。

② 腹满肠鸣，食不化，飧泄：脾居腹中，为胃行其津液，以消化水谷。腹中寒则腹满肠鸣，食不化，飧泄。

③ 甚则足痿不收：脾主四肢，而足太阴经脉起于足。寒甚阳衰于下，则足痿不收。

④ 脉迟而涩：寒邪乘脾，则脉象迟而涩。

⑤ 此寒邪乘脾也：寒邪侵袭非所主之脾脏的经脉，称为"寒邪乘脾"。

⑥ 理中汤主之：治宜理中汤，脏温寒散，则气化复行，诸证自愈。

⑦ 其著也：寒阻血涩积久留着不去，而疼痛显著。

⑧ 则髀枢强痛，不能屈伸：寒邪留著于太阴循行之髀关穴部位而不去，则强痛挛急，不能屈伸。

⑨ 枳实白术茯苓甘草汤主之：治宜枳实白术茯苓甘草汤，健脾和胃，以除寒湿，内治而外自安矣。

方释

（58方）枳实白术茯苓甘草汤方

方中：① 枳实苦泄辛散，行气之力较猛，具有通塞导滞之功；② 茯苓、白术健脾祛湿，顺其喜燥恶湿的生理特点；③ 合以甘草加强甘温益气补中之效。四药合用，则中焦运化复常，脾运健则化源足，化源足则气得补，使之脾健胃和，湿祛寒除，则内治而外自安矣。

讲析

寒病，寒邪乘脾的脉证为腹满肠鸣，完谷不化，飧泄，足痿，脉迟而涩。

寒病，喘咳少气，不能报息，口唾涎沫，耳聋，嗌干，此寒邪乘肺也，故其脉沉而迟，甘草干姜汤主之；其著也，则肘内痛，转侧不便，枳实橘皮桔梗半夏生姜甘草汤主之。（301）

直释

①寒病：寒邪乘肺形成的病，称为寒病。

②喘咳少气，不能报息，口唾涎沫：肺主气，司呼吸，喜温而恶寒。如外受风寒，有饮冷水，两寒相迫，则伤肺，肺气失于肃降则上逆，故肺中寒喘咳，少气不能报息，口唾涎沫。

③耳聋：手太阴之表为阳明之别，里中寒则气不通于表，故耳聋。

④嗌干：肺之上端为喉，与咽相邻，肺寒则津液不能上升，故嗌干。

⑤此寒邪乘肺也：寒邪侵袭非所主之肺脏的经脉，称为"寒邪乘肺"。

⑥故其脉沉而迟：肺为太阴，寒为阴邪，肺中虚冷，所以脉象沉迟。

⑦甘草干姜汤主之：治宜甘草干姜汤以温里散寒。

⑧其著也：寒阻血涩积久留着不去，而疼痛显著。

⑨则肘内痛，转侧不便：寒邪留着于太阴循行之肘内经脉而不去，则肘内疼痛而转侧不便。

⑩枳实橘皮桔梗半夏生姜甘草汤主之：治宜枳实橘皮桔梗半夏生姜甘草汤，温肺降逆，开结散寒，脏腑之气和则经脉通畅，而外邪自消矣。

方释

（59方）枳实橘皮桔梗半夏生姜甘草汤方

方中：①枳实、橘皮理气化痰，以缓和湿痰之结；②桔梗开宣肺气而祛痰，为治肺之要药；③半夏以温燥之性，燥湿止咳而化痰浊；④生姜为辛温发散之品，有温肺止咳之功；⑤甘草润肺祛痰止咳，且药力和缓。诸药相伍，温肺开结，脏腑之气和而经脉之气畅，诸证皆愈。

讲析

寒病，寒邪乘肺的脉证为喘咳少气，口唾涎沫，耳聋嗌干，脉沉而迟。

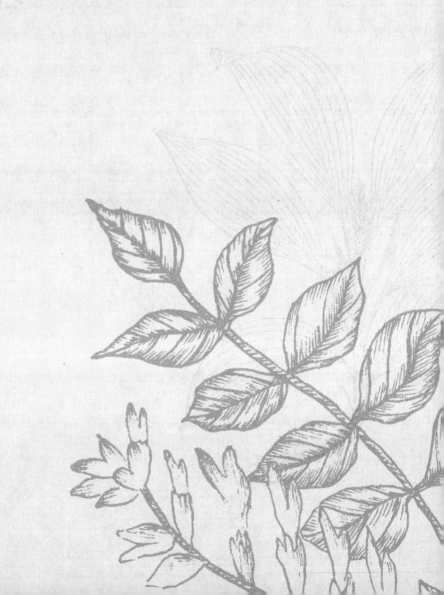

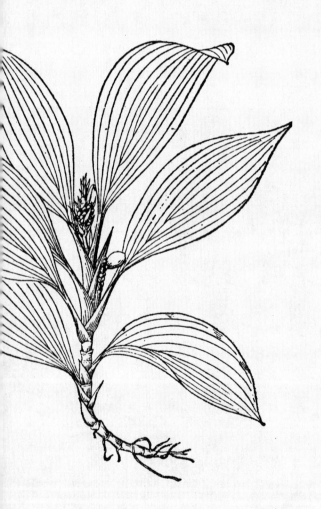

伤寒例之脉释

温病脉证并治之脉释

伤暑脉证并治之脉释

热病脉证并治之脉释

湿病脉证并治之脉释

伤燥脉证并治之脉释

伤风脉证并治之脉释

寒病脉证并治之脉释

仲景脉释

辨太阳病脉证并治之脉释　上　　　　　　　第 302—332 条

辨太阳病脉证并治之脉释　中　　　　　　　第 333—432 条

辨太阳病脉证并治之脉释　下　　　　　　　第 433—484 条

辨阳明病脉证并治之脉释　　　　　　　　　第 485—591 条

辨少阳病脉证并治之脉释　　　　　　　　　第 592—602 条

辨太阴病脉证并治之脉释　　　　　　　　　第 603—618 条

辨少阴病脉证并治之脉释　　　　　　　　　第 619—664 条

辨厥阴病脉证并治之脉释　　　　　　　　　第 665—740 条

辨霍乱吐利病脉证并治之脉释　　　　　　　第 741—763 条

辨痓阴阳易差后劳复病脉证并治之脉释　　　第 764—784 条

辨百合狐惑阴阳毒病脉证并治之脉释　　　　第 785—796 条

辨疟病脉证并治之脉释　　　　　　　　　　第 797—801 条

辨血痹虚劳病脉证并治之脉释　　　　　　　第 802—817 条

辨咳嗽水饮黄汗历节病脉证并治之脉释　　　第 818—894 条

辨瘀血吐血下血疮痈病脉证并治之脉释　　　第 895—911 条

辨胸痹病脉证并治之脉释　　　　　　　　　第 912—920 条

辨妇人各病脉证并治之脉释　　　　　　　　第 921—959 条

伤寒例之脉释

原文

尺寸俱浮者，太阳受病也，当一二日发，以其脉上连风府，故头项痛，腰脊强。（147）

脉释

尺寸俱浮者，太阳受病也：尺寸俱浮，犹言从寸至尺三部脉皆呈浮象。表证之中，由于病证涉及的经脉不同，分为太阳、阳明、少阳足三阳经病，太阳为足三阳之长，其气浮于外，故脉尺寸俱浮为足太阳经感受病邪。

原文

尺寸俱长者，阳明受病也，当二三日发，以其脉夹鼻络于目，故身热汗出，目疼，鼻干，不得卧。（148）

脉释

尺寸俱长者，阳明受病也：尺寸俱长，犹言从寸至尺三部脉皆呈长象，为足阳明经感受病邪。

原文

尺寸俱弦者，少阳受病也，当三四日发，以其脉循胁络于耳，故胸胁痛而耳聋。此三经受病，未入于府者，皆可汗而已。（149）

脉释

尺寸俱弦者，少阳受病也：尺寸俱弦，犹言从寸至尺三部脉皆呈弦象，少阳系胆，邪热居胆，故少阳受病，脉尺寸俱弦。

原文

尺寸俱沉濡者，太阴受病也，当四五日发，以其脉布胃中，络于嗌，故腹满而嗌干。(150)

脉释

尺寸俱沉濡者，太阴受病也：尺寸俱沉濡，犹言从寸至尺三部脉皆呈沉濡之象，阳邪传阴，邪气内陷，故太阴受病，脉尺寸俱沉濡。

原文

尺寸俱沉细者，少阴受病也，当五六日发，以其脉贯肾，络于肺，系舌本，故口燥舌干而渴。(151)

脉释

尺寸俱沉细者，少阴受病也：尺寸俱沉细，犹言从寸至尺三部脉皆呈沉细之象。少阴肾水，性趋下，故脉尺寸俱沉细，为足少阴肾经感受病邪。

原文

尺寸俱弦微者，厥阴受病也，当六七日发，以其脉循阴器，络于肝，故烦满而囊缩。此三经皆受病，已入于府者，皆可下而已。(152)

脉释

尺寸俱弦微者，厥阴受病也：尺寸俱弦微，犹言从寸至尺三部脉皆呈弦微之象。邪热已剧，近于风，故脉尺寸弦微，为足厥阴经感受病邪。

伤寒传经在太阳，脉浮而急数，发热，无汗，烦躁，宜麻黄汤。(153)

脉释

伤寒传经在太阳，脉浮而急数：伤于寒邪，寒邪传于足太阳经，脉呈浮而急数之象，浮为邪气在表，急数为热盛。

原文

传阳明，脉大而数，发热，汗出，口渴舌燥，宜白虎汤；不差，与承气汤。(154)

脉释

传阳明，脉大而数：若邪传足阳明经，脉呈大而数之象，大为邪实，数为热盛。

原文

传少阳，脉弦而急，口苦，咽干，头晕，目眩，往来寒热，热多寒少，宜小柴胡汤；不差，与大柴胡汤。(155)

脉释

传少阳，脉弦而急：若邪传足少阳经，脉呈弦而急之象。足少阳属胆，胆为肝之腑，故脉象弦而急。

原文

传太阴，脉濡而大，发热，下利，口渴，腹中急痛，宜茯苓白术厚朴石膏黄芩甘草汤。(156)

传太阴，脉濡而大：若邪传足太阴经，脉呈濡而大之象。足太阴属脾，故脉濡而大。

传少阴，脉沉细而数，手足时厥时热，咽中痛，小便难，宜附子细辛黄连黄芩汤。（157）

传少阴，脉沉细而数：若邪传足少阴经，脉呈沉细而数之象，此为热邪入里，邪自气陷血，故脉沉细而数。

传厥阴，脉沉弦而急，发热时疏，心烦呕逆，宜桂枝当归汤；吐蛔者，宜乌梅丸。（158）

传厥阴，脉沉弦而急：若邪传足厥阴经，脉呈沉弦而急之象，此为热邪陷里，入阴已尽，故脉沉弦而急。

若两感于寒者，一日太阳受之，即与少阴俱病，则头痛、口干、烦满而渴，脉时浮时沉，时数时细，大青龙汤加附子主之。（160）

脉时浮时沉，时数时细：热邪在足太阳经，则脉象浮数；邪陷足少阴经，则脉象沉细，今表里同病，正邪相争，故脉呈时浮时沉、时数时细之象。

二日阳明受之，即与太阴俱病，则腹满身热、不欲食、谵语，脉时高时卑，时强时弱，宜大黄石膏茯苓白术枳实甘草汤。（161）

脉时高时卑，时强时弱：高卑，犹上下也。热邪在足阳明经，则脉高强；邪在足太阴经，则脉卑弱；今表里同病，正邪相争，故脉呈时高时卑、时强时弱之象。

三日少阳受之，即与厥阴俱病，则耳聋，囊缩而厥，水浆不入，脉乍弦乍急，乍细乍散，宜当归附子汤主之。（162）

脉乍弦乍急，乍细乍散：热邪在足少阳经，则脉弦细，邪在足厥阴经，则脉急散，今表里同病，正邪分争，故脉呈乍强乍急、乍细乍散之象。

若更感异气，变为他病者，当依坏病证法而治之。若脉阴阳俱盛，重感于寒者，变成温疟；阳脉浮滑，阴脉濡弱，更伤于风者，变为风温；阳脉洪数，阴脉实大，更遇温热者，变为温毒，温毒，病之最重者也；阳脉濡弱，阴脉弦紧，更遇温气者，变为温疫。以此冬伤于寒，发为温病，脉之变证，方治如说。（165）

①温疟。若脉阴阳俱盛：阴指尺脉，阳指寸脉，盛指旺盛，脉阴阳俱盛，即尺寸脉均呈强盛之象，是重感于寒邪。

②风温。阳脉浮，阴脉濡弱：寸脉呈滑，尺脉呈濡弱之象，是重感风邪。

③温毒。阳脉洪数，阴脉实大：寸脉呈洪数，尺脉呈实大之象，是重感温热之邪。

④温疫。阳脉濡弱，阴脉弦紧：寸脉呈濡弱，尺脉呈弦紧之象，是重感温邪。

原文

凡得病厥脉动数，服汤更迟，脉浮大减小，初躁后静，此皆愈证也。（174）

脉释

①凡得病厥脉动数：厥，作"其"字解。凡得病时，其脉呈动数之象，为阳热亢盛的脉象。

②服汤更迟，脉浮大减小：更，指改变之意。服药后，脉转变为迟象，表明邪热已退。邪热在表，则脉呈浮大；服药后，转变为小脉，表明表邪已散。

原文

脉盛身寒，得之伤寒；脉虚身热，得之伤暑。脉阴阳俱盛，大汗出，下之不解者死；脉阴阳俱虚，热不止者死；脉至乍数乍疏者死，脉至如转索，按之不易，其日死。谵言妄语，身微热，脉浮大，手足温者，生；逆冷，脉沉细者，不过一日死矣，此以前是伤寒热病证候也。（180）

脉释

①脉盛：感受阴寒之邪，易伤卫表，故脉象盛实有力。

②脉虚：感受暑热之邪，易伤肌腠，故脉象虚弱无力。

③脉阴阳俱盛：寸关尺三部脉象盛实有力，为邪气内实。

④脉阴阳俱虚：寸关尺三部脉象虚弱无力，为正气大虚。

⑤脉至乍数乍疏者，死：脉搏跳动忽快忽慢，是心气已竭，为死候。

⑥脉至如转索，按之不易，其日死：脉搏跳动劲急有力，状如转索，按之不移，是胃气已绝，故当日将至死亡。

⑦脉浮大：脉象浮大，为阳脉，预后较好。

335

⑧脉沉细者，不过一日死矣：脉象沉细，为神气将脱之兆，甚至短期内死亡。

原文

脉濡而弱，弱反在关，濡反在巅；微反在上，涩反在下；微则阳气不足，涩则无血。阳气反微，中风汗出，而反躁烦；涩则无血，厥而且寒。阳厥发汗，躁不得眠；阳微则不可下，下之则心下痞硬。（181）

脉释

①脉濡而弱，弱反在关，濡反在巅："巅"字，乃"浮"之意。关脉无论沉取，还是浮取，皆呈细软之象，即关脉濡弱，为中气虚乏。

②微反在上，涩反在下；微则阳气不足，涩则无血：脉微之象为极细极软，"上"指寸脉，说明寸脉呈微象；脉涩之象为往来艰涩，"下"指尺脉，说明尺脉呈涩象。故寸脉微，为阳气不充；尺脉涩，为阴血不足。

③阳气反微：阳气不足，则寸脉呈微象。

④涩则无血：尺脉呈涩象，为阴血不足。

原文

脉微而弱，弱反在关，濡反在巅；弦反在上，微反在下；弦为阳运，微为阴寒。上实下虚，意欲得温。微弦为虚，不可发汗，发汗则寒栗，不能自还。（188）

脉释

①脉微而弱，弱反在关，濡反在巅："脉微"的"微"字，据"濡反在巅"考证，"微"字应为"濡"字，此乃传抄之误，并不源于仲景之错简。"巅"字，乃"浮"之意。"关"，即关部脉。关脉无论沉取，还是浮取，皆呈细软之象。即关脉濡弱，为中气虚乏。

②弦反在上，微反在下，弦为阳运，微为阴寒：弦脉之象，为端直以长，如按琴弦，"上"指寸脉，说明寸脉呈弦象；微脉之象，为极细极软，若有若无，"下"指尺脉，说明尺脉呈微象。故寸脉弦为少阳

热邪为患，称为"弦为阳运"；尺脉微为少阴寒邪为患，称为"微为阴寒"。

③微脉为虚：脉象微弦并见，说明脉弦之轻微，故呈虚象。

原文

厥逆脉紧，不可发汗，发汗则声乱，咽嘶，舌萎，声不得前。（190）

脉释

厥逆脉紧：肾为生气之源，肾气不能布达，则手足逆冷，脉呈紧象。

原文

凡病胸上诸实，胸中郁郁而痛，不能食，欲使人按之，而反有涎唾，下利十余行，其脉反涩，寸口脉微滑，此可吐之，吐之利则止。（195）

脉释

其脉反涩，寸口脉微滑：下利频数，其脉反涩，寸脉呈微滑之象。

原文

脉濡而弱，弱反在关，濡反在颠；弦反在上，微反在下；弦为阳运，微为阴寒。上实下虚，意欲得温。微弦为虚，虚者不可下也；微弦为咳，咳则吐涎，下之则咳止，而利因不休，利不休则胸中如虫啮，粥入则出，小便不利，两胁拘急，喘息为难，颈背相引，臂则不仁，极寒反汗出，身冷若冰，眼睛不慧，语言不休，而谷气多入，此为除中，口虽欲言，舌不得前。（204）

脉释

①脉濡而弱，弱反在关，濡反在颠："颠"字乃"浮"之意。关脉无论沉取，还是浮取，皆呈细软之象，即关脉濡弱，为中气虚乏。

②弦反在上，微反在下；弦为阳运，微为阴寒：脉弦之象为端直以

337

长，如按琴弦，"上"字指寸脉，说明寸脉呈弦象；微脉之象为极细极软，若有若无，"下"字指尺脉，说明尺脉呈微象。此为关脉濡弱，寸脉弦，尺脉微。寸脉弦为少阳热邪为患，称为"弦为阳运"；尺脉微为少阴寒邪为患，称为微为阴寒。

③微弦为虚：脉象微弦并见，说明脉弦之轻微，故呈虚象。

④微弦为咳：初伤太阴肺气引起的轻微咳嗽，故言脉象微弦为咳。

原文

脉濡而弱，弱反在关，濡反在巅；浮反在上，数反在下；浮为阳虚，数为无血；浮为虚，数生热。浮为虚，自汗出而恶寒，振寒而栗；微弱在关，胸下为急，喘汗而不得呼吸；数为痛，呼吸之中，痛在于胁，振寒相搏，形如疟状。医反下之，故令脉数发热，狂走见鬼，心下为痞，小便淋沥，小腹甚硬，小便尿血也。（205）

脉释

①脉濡而弱，弱反在关，濡反在巅："巅"字乃"浮"之意。关脉无论沉取还是浮取，皆呈细软之象，即关脉濡弱，为中气虚乏。

②浮反在上，数反在下，浮为阳虚，数为无血：脉浮之象为轻按即得，按之不足，"上"字指寸脉，说明寸脉呈浮象；脉数之象为往来急促，一息五至，"下"字指尺脉，说明尺脉呈数象。此为关脉濡弱，寸脉浮，尺脉数。寸脉浮而无力，为阳气虚弱；尺脉数而无力，为阴血不足。

③浮为虚，数生热：脉浮无力为阳虚，脉数为血热。

④浮为虚：脉浮无力为阳虚。

⑤微弱在关：关脉微弱，为中气虚乏。

原文

脉濡而紧，濡则卫气微，紧则荣中寒。阳微卫中风，发热而恶寒；荣紧胃气冷，微呕心内烦。医谓有大热，解肌而发汗，亡阳虚烦躁，心下苦痞坚。表里俱虚竭，卒起而头眩，客热在皮肤，怅怏不得眠。不知胃气冷，紧寒在关元，技巧无所施，汲水灌其身，客热应时罢，栗栗而振寒，重被而覆之，汗出而冒颠，体惕而又振，小便为微难。寒气因水发，清谷不容闲，呕变反肠出，颠倒不得安，手足为微逆，身冷而内烦，迟欲从后救，安可复追还。（206）

脉释

脉濡而紧，濡则卫气微，紧则营中寒；脉呈濡紧之象，脉濡为卫气虚弱，脉紧为营气感寒。

原文

脉浮而紧，浮则为风，紧则为寒，风则伤卫，寒则伤营，营卫俱病，骨节烦疼，当发其汗，而不可下也。（207）

脉释

脉浮而紧，浮则为风，紧则为寒：寸、关、尺三部脉呈浮而紧之象。浮者阳脉也，风者阳邪也，故脉浮为风寒犯表；紧者阴脉也，寒者阴邪也，故脉紧为风寒外束。

原文

脉浮而大，心下反硬，有热，属脏者，攻之，不令发汗；属腑者，不令溲数，溲数则大便硬，汗多则热甚。脉迟者，尚未可攻也。（208）

脉释

①脉浮而大：脉呈浮大之象，胃脘硬满，说明邪实阳盛。
②脉迟者：脉呈迟象，说明寒邪盛，里无热。

原文

伤寒，脉阴阳俱紧，恶寒发热，则脉欲厥。厥者，脉初来大，渐渐小，更来渐大，是其候也。如此者，恶寒甚者，翕翕汗出，喉中痛；若热多者，目赤脉多，晴不慧。医复发之，咽中则伤；若复下之，则两目闭；寒多便

339

清谷，热多便脓血；若熏之，则身发黄；若熨之，则咽燥。若小便利者，可救之；若小便难者，危殆也。（209）

脉释

脉阴阳俱紧：脉尺寸部位均呈紧象，为风寒表证。

温病脉证并治之脉释

病春温，其气在上，头痛咽干，发热目眩，甚则谵语，脉弦而急，小柴胡加黄连牡丹汤主之。（238）

脉弦而急：邪气在上焦，脉呈弦急之象。

病秋温，其气在中，发热口渴，腹中热痛，下利便脓血，脉大而短涩，地黄知母黄连阿胶汤主之；不便脓血者，白虎汤主之。（239）

脉大而短涩：邪气在中焦，脉呈大而短涩之象。

病冬温，其气在下，发热，腹痛引少腹，夜半咽中干痛，脉沉实，时而大数，石膏黄连黄芩甘草汤主之；不大便六七日者，大黄黄芩地黄牡丹汤主之。（240）

脉沉实，时而大数：邪气在下焦，脉呈沉实，时而大数之象。

病温，头痛，面赤，发热，手足拘急，脉浮弦而数，名曰风温，黄连黄芩栀子牡丹芍药汤主之。（241）

脉释

脉浮弦而数：平素蕴热，又感于风邪；或乍受温热，旋遇风邪，故脉呈浮弦而数之象。

原文

病温，其人素有湿，发热，唇焦，下利，腹中热痛，脉大而数，名曰湿温，猪苓加黄连牡丹汤主之。（242）

脉释

脉大而数：平素有湿邪，更感温热之邪；或先伤湿邪，后受温热之邪，外热侵袭，内湿相感，故脉呈大而数之象。

原文

病温，舌赤，咽干，心中烦热，脉急数，上寸口者，温邪干心也，黄连黄芩阿胶甘草汤主之。（243）

脉释

脉急数，上寸口者：上，表示脉象趋势在某范围以内；寸口，指寸部脉。温热之邪干涉于心脏，阳迫气血则化热，故寸部脉呈急数之象。

原文

病温，口渴，咳嗽不止，脉浮而数大，此温邪乘肺也，黄芩石膏杏子甘草汤主之。（244）

脉浮而数大：温热之邪乘袭于肺脏，燥盛热伏，故脉呈浮而数大之象。

原文

病温，发热，腰以下有水气，甚则少腹热痛，小便赤数，脉急而数，下尺中者，此温邪移肾也，地黄黄柏秦皮茯苓泽泻汤主之。（245）

脉释

脉急而数，下尺中者：下，表示脉象趋势在某范围以内；尺中，指尺部脉。温热之邪下趋移于肾，故尺部脉呈急数之象。

原文

病大温，发热，头晕目眩，齿枯唇焦，谵语，不省人事，面色乍青乍赤，脉急大而数者，大黄香蒲汤主之；若喉闭难下咽者，针少商令出血；若脉乍疏乍数，目内陷者死。（246）

脉释

①脉急大而数者：邪胜而正未夺，故脉呈急大而数之象。
②若脉乍疏乍数：脉呈乍疏乍数之象，为胃气绝。

原文

风温者，因其人素有热，更伤于风而为病也。脉浮弦而数，若头不痛者，桂枝去桂加黄芩牡丹汤主之。若伏气病温，误发其汗，则大热烦冤，唇焦目赤，或衄或吐，耳聋，脉大而数者，宜白虎汤；大实者，宜承气辈；若至十余日，则入于里，宜黄连阿胶汤。何以知其入里？以脉沉而数，心烦不卧，故知之也。（248）

① 脉浮弦而数：脉浮弦者，风也；脉数者，热也。

② 脉大而数者：若汗后脉呈大而数之象，为气热血沸，邪盛于经。

③ 大实者：若汗后脉呈大而实之象，为腑阳偏盛。

④ 以脉沉而数：邪陷少阴血分，故脉呈沉数之象。

伤暑病脉证并治之脉释

原文

伤暑，肺先受之。肺为气府，暑伤元气，寸口脉弱，口渴汗出，神昏气短，竹叶石膏汤主之。（250）

脉释

寸口脉弱：暑热之邪入于肺，元气受伤，故寸口三部脉呈弱象。

原文

伤暑，发热，汗出，口渴，脉浮而大，名曰中暍，白虎加人参黄连阿胶汤主之。（251）

脉释

脉浮而大：脉浮者，暑热之伤；脉大者，素热之变。伤于暑热之邪，故脉呈浮大之象。

原文

伤暑，汗出已，发热，烦躁，声嘶，脉反浮数者，此为肺液伤，百合地黄加牡蛎汤主之。（252）

脉释

脉反浮数者：暑伤元气，脉当虚弱，今液枯化燥，阴虚阳动，气行急促，则脉反为浮数之象。

伤暑，心下有水气，汗出，咳嗽，渴欲饮水，水入则吐，脉弱而滑，瓜蒌茯苓汤主之。（253）

脉弱而滑：脉弱为气伤，脉滑为停饮，故伤气停饮使脉呈弱而滑之象。

伤暑，发热，无汗，水行皮中故也，脉必浮而滑，先以热水灌之，令汗出，后以竹茹半夏汤与之。（254）

脉必浮而滑：脉浮为邪气外越，脉滑为饮邪流行所致。素有留湿，伤于暑邪，故蓄湿之体伤于暑邪，使脉呈浮而滑之象。

太阳中暍，身热疼重，而脉微弱者，以夏月伤冷水，水行皮中所致也，猪苓加人参汤主之，一物瓜蒂汤亦主之。（256）

脉微弱者：暑热伤气，湿邪阻遏肌腠，暑热夹湿遏阳，则脉呈微弱之象。

伤暑，夜卧不安，烦躁谵语，舌赤，脉数，此为暑邪干心也，黄连半夏石膏甘草汤主之。（258）

脉数：气热内搏于营血，则脉呈数象。

太阳中暍，发热恶寒，身重疼痛，其脉弦细芤迟，小便已，洒洒然毛耸，手足逆冷，小有劳，身即热，口开，前板齿燥。若发汗，则恶寒甚；加温针，则发热甚；数下之，则淋甚。白虎加桂枝人参芍药汤主之。（259）

其脉弦细芤迟：酷暑季节，容易出汗，人身之阳依汗而外泄，阳气伤则阳气不足而阳虚；暑热多汗，汗多则伤津液，人身之阴依热而内耗，阴液不足则阴虚。由于气阴两伤，阴阳两虚，所以脉象弦细芤迟。脉呈弦细之象，为气耗阳虚；脉呈芤迟之兆，为津伤阴虚。

伤暑，脉弱，口渴，大汗出，头晕者，人参石膏汤主之。（260）

脉弱：暑伤气弱，故脉呈弱之象。

热病脉证并治之脉释

热病，面赤，口烂，心中痛欲呕，脉洪而数，此热邪干心也，黄连黄芩泻心汤主之。（263）

脉释

脉洪而数：心脉洪，热邪干于心，则脉呈洪而数之象。

原文

热病，身热，左胁痛，甚则狂言乱语，脉弦而数，此热邪乘肝也，黄连黄芩半夏猪胆汁汤主之。（264）

脉释

脉弦而数：肝脉弦，热邪乘于肝，则脉呈弦而数之象。

原文

热病，腹中痛，不可按，体重，不能俯仰，大便难，脉数而大，此热邪乘脾也，大黄厚朴甘草汤主之。（265）

脉释

脉数而大：热邪乘于脾，热甚则脉呈数之象，气盛则脉呈大之象。

热病，口渴，喘嗽，痛引胸中，不得太息，脉短而数，此热邪乘肺也，黄连石膏半夏甘草汤主之。（266）

脉释

脉短而数：热邪乘于肺，肺津竭则脉呈短之象，热邪乘则脉呈数之象。

原文

热病，咽中干，腰痛，足下热，脉沉而数，此热邪移肾也，地黄黄柏黄连半夏汤主之。（267）

脉释

脉沉而数：肾脉沉，肾脏不能直接受热邪侵袭，热邪必先入经脉而内移，才能累及肾脏，故称热邪移于肾，脉呈沉而数之象。

湿病脉证并治之脉释

原文

湿气在上，中于雾露，头痛项强，两额疼痛，脉浮而涩，黄芪桂枝茯苓细辛汤主之。(269)

脉释

脉浮而涩：湿邪袭上，故脉浮而涩，浮为邪在表，涩象为中湿。

原文

湿气在下，中于冷水，从腰以下重，两足肿，脉沉而涩者，桂枝茯苓白术细辛汤主之。(270)

脉释

脉沉而涩：湿邪袭下，故脉沉而涩，脉呈沉象为邪在里，脉呈涩象为中湿。

原文

湿气在外，因风相搏，流于经络，骨节烦疼，卧不欲食，脉浮缓，按之涩，桂枝汤微发其汗，令风湿俱去。若恶寒，身体疼痛，四肢不仁，脉浮而细紧，此为寒气并，桂枝麻黄各半汤主之。(271)

脉释

①脉浮缓，按之涩：脉呈浮缓之象，颇似中风；脉按之涩，是湿盛，

350

故风湿相搏，脉浮缓，按之涩。

②脉浮而细紧：脉浮为感受风湿之邪，脉细紧为客寒外束，故脉浮而细紧为感风湿，更加客寒相并为病。

原文

太阳病，关节疼痛而烦，脉沉而细者，此名湿痹。湿痹之候，其人小便不利，大便反快，但当利其小便。（273）

脉释

脉沉而细者：湿为阴邪，重浊凝滞，易直窜筋骨，流注关节，气血受阻，阳气不充，故脉呈沉而细之象。

原文

湿家病，身上疼痛发热，面黄而喘，头痛鼻塞而烦，其脉大，自能饮食，腹中和无病，病在头中寒湿，故鼻塞，内药鼻中则愈。（278）

脉释

其脉大：寒湿之邪伤于上部，清窍不利，其邪偏表，但肠胃调畅，里和无病，所以其脉大。

原文

风湿，脉浮身重，汗出恶风者，防己黄芪汤主之。（281）

脉释

脉浮身重：脉浮、身重并见，为风湿在表之候。风湿之邪侵袭肌表，则脉浮；湿郁滞留肌腠，则身重。此为感受风湿，风客皮毛，湿渍肌腠所致。

伤寒八九日，风湿相搏，不能自转侧，不呕不渴，脉浮虚而涩者，桂枝附子汤主之；若大便坚，小便自利者，白术附子汤主之。(282)

脉浮虚而涩者：脉浮虚为表阳不足，脉涩为表有湿邪，此属表阳已虚，而风寒湿仍逗留于肌表，且风邪偏盛，说明本证与太阳、阳明、少阳无关。

伤燥脉证并治之脉释

原文

燥病，口渴咽干，喘咳，胸满痛，甚则唾血，脉浮短而急，此燥邪干肺也，柏叶石膏杏子甘草汤主之；若移于大肠，必大便难，口渴欲饮热，脉急大，在下者，麻仁白蜜煎主之。（285）

脉释

脉浮短而急：液涸气结，燥邪干肺而化热，所以脉呈浮短而急之象。

脉急大，在下者：燥化于下焦，使肠腑中糟粕排出不畅，故脉急大见于关脉以下，并非仅见于尺部脉。

原文

燥病，口烂，热气上逆，胸中痛，脉大而涩，此燥邪乘心也，栀子连翘甘草瓜蒌汤主之。（286）

脉释

脉大而涩：脉大为心脉，脉涩为燥化。心脉大，燥邪乘于心，则脉呈大而涩之象。

原文

燥病，目赤，口苦，咽干，胁下痛，脉弦而数，此燥邪乘肝也，黄芩牡丹瓜蒌半夏枳实汤主之。（287）

脉弦而数：肝脉弦，脉数为血燥热化之兆，燥邪乘于肝，故脉呈弦而数之象。

燥病，色黄，腹中痛不可按，大便难，脉数而滑，此燥邪乘脾也，白虎汤主之。（288）

脉数而滑：脉数为燥邪在气，脉滑为燥邪入血。脾为气血之化生之源，燥邪乘于脾，故脉呈数而滑之象。

燥病，咽干喉痛，少腹急痛，小便赤，脉沉而急，此燥邪移肾也，地黄黄柏茯苓瓜蒌汤主之。（289）

脉沉而急：肾脉沉，燥邪移于肾，则脉呈沉而急之象。

伤风脉证并治之脉释

风病，头痛，多汗，恶风，腋下痛不可转侧，脉浮弦而数，此风邪干肝也，小柴胡汤主之；若流于腑，则口苦，呕逆，善太息，柴胡枳实芍药甘草汤主之。（291）

脉浮弦而数：少阳病兼里有热，故脉象浮弦而数。

风病，胸中痛，胁支满，膺背肩胛间痛，嗌干，善噫，咽肿喉痹，脉浮洪而数，此风邪乘心也，黄连黄芩麦冬桔梗甘草汤主之。（292）

脉浮洪而数：心脉洪，里有热则脉数，风邪乘于心，故脉呈浮洪而数之象。

风病，四肢懈惰，体重不能胜衣，胁下痛引肩背，脉浮而弦涩，此风邪乘脾也，桂枝去桂加茯苓白术汤主之；若流于腑，则腹满而胀，不嗜食，枳实厚朴白术甘草汤主之。（293）

355

脉浮而弦涩：风邪在里而血涩，故脉呈浮而弦涩之象。

风病，咳而喘息有音，甚则唾血，嗌干，肩背痛，脉浮弦而数，此风邪乘肺也，桔梗甘草枳实芍药汤主之；若流于大肠，则大便燥结，或下血，桔梗甘草枳实芍药加地黄牡丹汤主之。（294）

脉浮弦而数：风邪乘肺而里有热，则脉象浮弦而数。

风病，面目浮肿，脊痛不能正立，隐曲不利，甚则骨痿，脉沉而弦，此风邪乘肾也，柴胡桂枝汤主之。（295）

脉沉而弦：肾脏属阴而在里，故脉沉而弦。

寒病脉证并治之脉释

寒病，骨痛，阴痹，腹胀，腰痛，大便难，肩背颈项引痛，脉沉而迟，此寒邪干肾也，桂枝加葛根汤主之；其著也，则两腘痛，甘草干姜茯苓白术汤方。（297）

脉沉而迟：寒邪由经脉而干于肾脏，故脉象沉而迟。

寒病，两胁中痛，寒中行善瘛节，逆则头痛，耳聋，脉弦而沉迟，此寒邪乘肝也，小柴胡汤主之；其著也，则两腋急痛，不能转侧，柴胡黄芩芍药半夏甘草汤主之。（298）

脉弦而沉迟：脉弦为少阳脉，脉沉迟主里寒，故脉弦而沉迟为寒邪乘于肝。

寒病，腹满肠鸣，食不化，飧泄，甚则足痿不收，脉迟而涩，此寒邪乘脾也，理中汤主之；其著也，则髀枢强痛，不能屈伸，枳实白术茯苓甘草汤主之。（300）

脉迟而涩：寒邪乘于脾，则脉象迟而涩。

寒病，喘咳少气，不能报息，口唾涎沫，耳聋，嗌干，此寒邪乘肺也，故其脉沉而迟，甘草干姜汤主之；其著也，则肘内痛，转侧不便，枳实橘皮桔梗半夏生姜甘草汤主之。（301）

故其脉沉而迟：肺为太阴，寒为阴邪，肺中虚冷，所以脉象沉迟。

辨太阳病脉证并治之脉释 上
第302—332条

原文

太阳之为病，脉浮，头项强痛而恶寒。（302）

脉释

　　脉浮：脉浮为脉搏表浅，轻按即得。太阳病初起时的脉浮，是由于邪气在表，正气自发地向外抗邪，气血因之趋于肌表所致。凡外感病初起，邪在肌表，或入之尚浅，而正气充足，有能力向外抗邪者，皆可出现浮脉。故脉浮并非太阳病的特有脉象。浮脉作表脉论，应是脉浮而有力；若脉浮而无力，按之即减，多为正气不足，不可作表证论；若浮脉出现于三阴病中，阳微阴浮，为欲愈，说明脉浮代表正气来复。

原文

太阳病，发热，汗出，恶风，脉缓者，名为中风。（303）

脉释

　　脉缓者：脉缓者，有脉弛缓、软缓之意，即指脉象宽柔和缓。脉缓与脉紧相对而言，仍在"太阳病脉浮"的前提下而见脉缓，即脉浮缓，反映风伤卫表，汗出营弱。这种脉符合"风为阳邪，其性疏散，易耗阴分"的特点，故名为中风。风与寒无法截然分开，"中"较"伤"为轻，"伤"为"中"之渐，因风之"中"不能无寒，"寒"之伤亦不能无风，故恶风者不能不恶寒，恶寒者不能不恶风。

　　第302条太阳病由脉到证，把脉浮放在第一位，"脉浮，头项强痛而恶寒"；第303条由证述脉，把症状放在前面，"发热，汗出，恶风，脉缓"。脉浮蕴于发热之机，脉缓显见于汗出。"缓"不是缓慢，而是疏缓不紧张。因为汗出，所以脉缓，说明太阳病中风证汗出与脉缓有关。因为表虚之体，感受风寒，肌腠疏松，卫气受伤，不能起到卫外固密的作用，必然有汗出的病理反映。脉缓的出现与汗出有直接关系，所以汗出为太阳病中风证的辨证关键。合参太阳病之脉浮而言，第303条之脉缓当为脉象浮而缓，脉浮为邪在表，脉缓为营阴弱。这种汗出为病理体征，不能与使用发汗解表药引起的汗出相提并论。这种汗出既不能使发热降低，达到汗出热解的效果；又不能驱散表邪，以达到汗出病愈的目的。

原文

太阳病，或已发热，或未发热，必恶寒，体痛，呕逆，脉阴阳俱紧者，名曰伤寒。（304）

脉释

脉阴阳俱紧者：阴阳在此指脉的部位，阴指尺部脉，阳指寸部与关部脉。"紧"与"缓"相反，为紧张有力之征。脉道为寒邪拘束，搏动必呈紧张有力之象。寸、关、尺三部之脉均见浮紧，这种脉符合寒邪致病的特性，故名曰伤寒。

第304条立足于鉴别诊断，正是承第303条太阳中风而来。中风为风伤卫阳，卫外不固，营阴外泄；伤寒为寒邪直透卫营，卫阳闭郁，营阴郁滞。两者同属表证，中风为表虚，伤寒为表实，其中以有汗与无汗症状为鉴别点。伤寒发热，缘于表闭阳郁，故以干热灼手而无汗为特点，这与中风发热肌肤潮润而有汗迥然有别。

原文

伤寒，一日太阳受之，脉若静者，为不传；颇欲吐，若躁烦，脉数急者，此为传也。（305）

① 脉若静者：有一部分外感病，在发病时只有一般性非特异性症状，无各病相应的典型脉证，无法及时确定是属何病，至于以后确诊为何病，则可在其发展过程中，根据各病所出现的时间规律，通过观察各自的特异性证候是否出现，逐步分析判定，运用观察排除法确定疾病的诊断。其人"脉若静"，指脉象尚未发生显著变化，与现证相符，表明病邪没有发生传变的迹象。

② 脉数急者："脉数急"与"脉若静"相对而言，脉由平静变得快速有力，表明病邪已经发生传变，反映邪气有化热入里的趋势。

太阳病，发热而渴，不恶寒者，为温病。若发汗已，身灼热者，名风温。风温为病，脉阴阳俱浮，自汗出，身重，多眠睡，鼻息必鼾，语言难出。若被下者，小便不利，直视失溲；若被火者，微发黄色，剧则如惊痫，时瘛疭；若火熏之，一逆尚引日，再逆促命期。（307）

脉阴阳俱浮：脉阴阳俱浮，是寸、关、尺三部脉都呈浮象。不言脉紧，说明与伤寒脉不同。风与温热都是阳邪，阳邪袭表，气血外应，故脉浮。

桂枝汤本为解肌，若其人脉浮紧，发热汗不出者，不可与也。常须识此，勿令误也。若酒客病，亦不可与桂枝汤，得之必呕，以酒客不喜甘故也。（318）

若其人脉浮紧："若"是假设连词，有"如果""假如"之意。脉道为寒邪拘束，搏动呈紧张有力之象，故称脉浮紧。

太阳病，下之后，脉促，胸满者，桂枝去芍药汤主之。（322）

脉促：此指不是阳盛，而是阳气郁遏，气血运行急速，并非指"脉来数，时一止复来"的促脉。脉搏的急速，一方面反映邪气由表入里，人体阳气尚能抗邪，正气与邪气相争；另一方面也反映阳气抗邪的能力已有所衰减，故脉搏急速而按之无力。

太阳病，得之八九日，如疟状，发热恶寒，热多寒少，其人不呕，清便欲自可，一日二三度发，脉微缓者，为欲愈也。脉微而恶寒者，此阴阳俱虚，不可更发汗、更吐、更下也；面色反有热色者，未欲解也。以其不能得小汗出，身必痒，宜桂枝麻黄各半汤。（324）

①脉微缓者："微"，非微脉，乃"略微"之意。脉微缓，即脉势减缓之意。脉来较前略微和缓，为脉渐见和缓之象，为邪气渐减、正气渐复之兆，是病证将要痊愈的征兆。

②脉微而恶寒者：脉象微弱，却反而恶寒，是表里皆虚之候，因为脉微为少阴阳虚之脉，恶寒为太阳阳气虚衰，有邪传少阴之势，太少之阳气俱虚，故表里阳气皆衰。

太阳病，服桂枝汤后，大汗出，脉洪大者，与白虎汤；若形似疟，一日再发者，宜桂枝二麻黄一汤。（326）

脉洪大者：服桂枝汤，不可大汗出，若汗不得法，致成大汗出，使病情发生变化，表热入里无疑，故见脉洪大，即脉来宽阔而大，应指滔滔，如洪水汹涌而来。表证得汤而大汗出，脉转洪大者，知其人胃阳素盛，胃热蒸肌，津液外泄，化燥而转属阳明经证。

原文

太阳病，服桂枝汤后，大汗出，大烦渴，脉洪大者，白虎加人参汤主之。（327）

脉释

脉洪大者：本条承上条继续论述"太阳病，服桂枝汤后，大汗出"的第二种转归。太阳中风证，服桂枝汤为正治之法。但服汤后，汗不得法，而致大汗出。汗生于阴而出于阳，乃阳气蒸化津液而成。今大汗出后，伤津耗气以助热，以致邪热内陷阳明气分，肌表之邪虽去，而阳明热盛，胃中津液反被耗伤，胃燥化热，故大烦渴，证明病势重心已由太阳转至阳明。其来源有两个方面：一是病人素体阳盛，易于化热化燥，所以在服桂枝汤后出现大烦渴；二是本属热证，误用辛温之桂枝汤，迅速形成津伤热炽的趋势，亦出现大烦渴。至于"脉洪大"，是指脉来宽阔而大，应指滔滔，如洪水汹涌而来盛去衰，既为阳热亢极之征，又为津伤液损之兆，故脉虽洪大而按之较软，与上条白虎汤证脉洪大有力有别。上条白虎汤证"大汗出，脉洪大"，本条白虎加人参汤证"大汗出，大烦渴，脉洪大"，两者相比较，其鉴别点在于"大烦渴"。"大烦渴"的"大"字含有两层意思，一指热甚，二指渴甚，即含有"心烦"与"大渴"之意在内，故"大烦渴"是本条的辨证关键。

原文

太阳病，发热恶寒，热多寒少，若脉微弱者，此无阳也，不可发汗；脉浮大者，宜桂枝二越婢一汤。（328）

脉释

① 若脉微弱者：脉微弱，是言脉之势，而非脉之象，指脉减弱之力，

并非指微脉、弱脉。脉微弱，盖由素秉血虚，复加外风之感，血虚化燥，故热多；气不布津，故无汗。营弱卫微，故不可发汗，免得更虚其表。

②脉浮大者：脉浮大，是阳邪偏盛于表，脉来其形阔大，按之盈指，轻取即得，为表郁化热之征。

问曰：太阳病，其证备，按桂枝法治之而增剧，厥逆，咽中干，烦躁，吐逆，谵语，其故何也？师曰：此阳旦证，不可攻也。寸口脉浮，浮为风，亦为虚，风则生热，虚则挛急。误攻其表，则汗出亡阳，汗多则液枯，液枯则筋挛，阳明内结，则烦躁谵语，用甘草干姜以复其阳，甘草芍药以救液，调胃承气以止其谵语，此坏病之治，必随脉证也。（331）

寸口脉浮，浮为风，亦为虚，风则生热，虚则挛急：寸口脉属手太阴肺经，指两手桡骨头侧桡动脉的搏动处，分寸、关、尺三部。桡骨茎突处为关，关前为寸，关后为尺。寸、关、尺三部的脉搏，分别称为寸脉、关脉、尺脉，仲景亦称为寸口、关上、尺中。根据寸口脉三部脉的脉象浮，为风邪袭表，亦为阴阳两虚。笔者认为，阳虚为表阳虚，阴虚为里阴虚，里阴虚有轻重之分。风邪袭表就会引起发热，表阳虚就会引起拘急，里阴虚之轻者就会出现两腿肌肉拘挛，里阴虚之重者则会出现阳明胃腑燥热内结。

辨太阳病脉证并治之脉释 中

第 333—432 条

太阳病，桂枝证，医反下之，利遂不止，脉促者，热未解也，喘而汗出者，葛根黄连黄芩甘草汤主之。（335）

脉释

脉促者：脉呈急促之象，表明阳气郁滞而欲伸不得，阳气虽受挫伤，仍欲有向外祛邪之势。表邪未解，而未全陷入里，表热尚盛，故曰热未解也。

原文

太阳病，十日已去，脉浮细而嗜卧者，外已解也。设胸满胁痛，与小柴胡汤；脉但浮者，与麻黄汤。（338）

脉释

①脉浮细而嗜卧者：脉象浮细，指脉搏和缓无力，轻取即得；喜欢静卧，为外感病欲愈之时，邪去正疲，心神得安，故困倦欲睡。从时间上来看，太阳病十日已去，既不见传经，又不见过经，当应太阳病自解。脉由浮紧变为浮细，即脉象虽浮，但不那么紧张有力，说明邪气渐退，正气已衰，表邪已去，精神不爽，正虚邪衰，只待正气来复。病体略有不适，略加休养，待正气渐复则愈，无须再服药治疗。同时说明太阳与少阴相表里，太阳病十日已去，本应是少阴主气之时，是否邪循表里之经而传入少阴，仲景示意应与"脉微细，但欲寐"相比较，本条脉浮细，

少阴病脉微细，全在这一脉浮而区别之。因脉浮为邪在表，微脉与细脉并见为阴阳俱虚，"嗜卧"虽与"但欲寐"是同义词，但本条"嗜卧"当是精神不爽或安卧静养的代名词，"但欲寐"则是神倦欲寐而不得寐，以此可鉴别之。

②脉但浮者：脉仍见浮象，即脉搏轻取有余，按之不足，不兼其他脉象，多属太阳表证日久，尚未传经，邪留在太阳经表之证。

原文

太阳伤寒，脉浮紧，发热恶寒，身疼痛，不汗出而烦躁者，大青龙汤主之。若脉微弱，汗出恶风者，不可服之。服之则厥逆，筋惕肉瞤，此为逆也。（339）

脉释

①脉浮紧：脉呈浮紧之象，多为脉来拘急，应指紧张有力，轻取即得，是寒邪束表，卫闭营郁，脉道收敛，气血外趋所致。

②若脉微弱："脉微弱"是与"脉浮紧"相对而言，力量较弱，亦中风表虚之浮缓脉。脉象浮而微弱，说明证属营卫俱虚，或卫强营弱，是脉象之虚，揭示阳气不足，此时太阳表证未罢，已露出少阴气之不足。

原文

太阳中风，脉浮缓，身不疼，但重，乍有轻时，无少阴证者，大青龙汤发之。（340）

脉释

脉浮缓：脉象浮缓，指脉搏柔软怠缓，轻取即得，主表，主湿。湿郁肌表，湿为阴邪，其性重着腻滞，能困遏阳气，故身重；湿邪不像寒邪具有敛缩性，筋脉不为所拘束，气血受限制较轻，因此身不疼痛；阳气被湿所困，偶有伸展之时，故身重亦偶尔减轻，不同于少阴病阳气虚衰之身重无减轻之时。少阴证以阳气虚衰为主，本证以风湿郁滞为主，故不可误作少阴证。

太阳病，外证未解，脉浮弱者，当以汗解，宜桂枝汤。（343）

脉释

脉浮弱者：脉象浮弱，指脉来缓而细弱无力，轻取即得，此因风邪袭表，卫强不固，营阴外泄，故脉浮弱。凭脉辨证，脉象浮弱提示营弱卫强的病机，故本条以脉象浮弱为辨证眼目。

原文

太阳病，先发汗不解而复下之，脉浮者，不愈。浮为在外，而反下之，故令不愈。今脉浮，故知在外，当须解外则愈，宜桂枝汤。（346）

脉释

脉浮者，不愈。浮为在外……今脉浮：太阳病，先用汗法未解，复用下法，脉仍呈浮象，可知病证未愈。脉浮为病邪在表，经治脉依旧呈现浮象，可知病邪仍然在表。这样一步一步地加深"表里同病，当先解表"的思路。表不解，虽有里证，亦不应下，误下必然会伤正气，引起表邪内陷，变生他病。表不解而复下之，察其脉仍见浮象，说明病邪仍在肌表，没有内传。值得强调的，病人已经发汗和误下，再予发汗，宜缓不宜峻。

原文

太阳病，脉浮紧，无汗，发热，身疼痛，八九日不解，表证仍在，此当发其汗。服药已，微除，其人发烦，目瞑，剧者必衄，衄乃解。所以然者，阳气重故也。麻黄汤主之。（347）

脉释

脉浮紧：本条明确提出"脉浮紧"是伤寒表实证的主脉。若患表病日久不解，由于表证未变，所以施治亦不变。

太阳病，脉浮紧，发热，身无汗，自衄者愈。（348）

脉释

    脉浮紧：本条系太阳病，据"脉浮紧"可确诊为太阳伤寒表实证。本条的病机是表邪郁闭，不得汗解，热郁于营，邪郁化热，上冲鼻窍，热伤血络则出血。

原文

二阳并病。太阳初得病时，发其汗，汗先出不彻，因转属阳明，续自微汗出，不恶寒。若太阳病证不罢者，不可下，下之为逆，如此可小发其汗。设面色缘正赤者，阳气怫郁在表也，当解之、熏之。若发汗不彻，彻不足言，阳气怫郁不得越，当汗之。不汗，则其人烦躁，不知痛处，乍在腹中，乍在四肢，按之不可得，更发汗则愈。若其人短气但坐者，以汗出不彻故也。何以知汗出不彻？以脉涩，故知之也。（349）

脉释

    以脉涩故知之也：太阳主皮毛，阳明主肌肉，二阳并病不解，汗出不透彻，脉呈涩滞之象。脉涩反映邪气凝滞不散，营卫郁遏不畅，其治仍当发汗，使二阳经表未尽之邪仍从肌表而解，其疾则愈。

原文

脉浮紧者，法当汗出而解。若身重心悸者，不可发汗，须自汗出乃愈。所以然者，尺中脉微，此里虚也。须里实，津液自和，便自汗出愈。（350）

脉释

    ①脉浮紧者：条首言"脉浮紧"，为太阳伤寒表实的脉象。伤寒表实，寒邪凝滞，营卫不利，故呈此脉象。

    ②尺中脉微：条首言"脉浮紧"，随后点出"尺中脉微"，尺脉以候里，

脉微为虚脉，尺脉微为里阳虚弱，鼓动血脉无力。虽然尺脉微，但寸、关部脉之浮象未变，此属伤寒夹阳虚之证。表邪仍在，阳气祛邪外解之力仍存，正气仍有祛邪外解之势，理当发汗。毕竟里气已虚，汗源不充，故不宜发其汗。此时若误发虚人之汗，会致邪气不去，正气易伤，使病情加重。因此，可借助饮食调养，待正气恢复，阴阳调和，津液自和，汗源有继，则自汗出乃愈。若不能自愈，仲景示以"须里实"之法，即用扶中补虚、外调营卫之法，此为"实人伤寒发其汗、虚人伤寒建其中"的理论。

原文

脉浮紧者，法当身疼痛，宜以汗解之。假令尺中迟者，不可发汗，所以然者，以荣气不足，血弱故也。（351）

脉释

①脉浮紧者：条首言"脉浮紧"，为太阳伤寒表实的脉象。伤寒表实，寒邪凝滞，营卫不利，故呈此脉象。

②假令尺中迟者：若其人脉象并非寸关尺三部脉俱见脉浮紧，而是尺部脉迟。尺部脉应指缓慢，微有滞涩之意，一息不足四至。尺以候里，脉迟为营血涩滞不足，血脉鼓动无力之象，故为里虚之证。此属虚人外感，虽有表邪，亦当忌用汗法，否则强发虚人之汗，将更伤营血而有劫阴耗液之变。此处仲景点出"尺中迟"，示意以脉象言营气不足，阴虚血弱的病机。

上条言伤寒兼阳虚，本条言伤寒兼血虚。发汗既需阳气之鼓动，又需阴液作为汗源。仲景比较尺脉微与尺脉迟，则有加深辨证意义。仲景示意对虚人病外感，不可强发其汗，为后世创立滋阴解表、养血解表、助阳解表、益气解表之诸法开辟先河。

原文

脉浮者，病在表，可发汗，宜麻黄汤。（352）

脉释

脉浮者：脉呈浮象，主病在表，代表一组太阳表证的必具症状。无论病程久暂，只要脉浮而不兼弱缓无力之象，则属表实证，是仲景从普通规律中总结出的经验，其用意从宏观作原则性的提示。"可发汗"，言中之意，必有无汗之证，故当用发汗法，使肌表之邪从汗而解。

原文

脉浮而紧者，可发汗，宜麻黄汤。（353）

脉释

脉浮而紧者：脉浮而紧，即脉来紧急有力，轻取即得。此乃寒邪束表，卫闭营郁，脉道收敛，气血外趋。上条以宏观笼统论述表证脉见浮象，已有定论；本条更具体地补述了表实证脉必见浮而紧之象，一个"而"字加强了此证所见浮紧脉的必然性。两条并不重复，本条是上条的具体应用，上条是本条原则性指导，暗示并肯定了可发汗的病在表之证必须脉浮，进而言之，必须脉浮紧。除脉浮兼紧象之外，其余浮脉所兼之脉，或浮紧脉兼尺脉微或尺脉迟，均在禁汗之列。

原文

伤寒，脉浮紧，不发汗，因致衄者，麻黄汤主之。（356）

脉释

脉浮紧：伤寒，脉象浮紧，提示证属太阳伤寒表实证。当用汗法解表而失于汗解，致邪郁不解，为"因致衄者"埋下了伏笔。"因致衄者"为"不发汗"之结果，说明邪盛于表，阳气被郁不解，内逼营分，损伤血络而致衄。致衄后，本应衄以代汗而邪随衄解，但今虽衄，邪未得解，犹如发汗不彻一样，不足以解表却邪，虽衄亦不足以泄邪热之势，故仍可用汗法解表，使邪从汗出，其衄自止。这具有普遍临床意义。

原文

伤寒，发汗已解，半日许复烦，脉浮紧者，可更发汗，宜桂枝汤。（358）

脉浮紧者：本条从"已解""复烦""可更"三词，佐证仲景论治之果断。条首冠以"伤寒，发汗已解"，说明汗后表证已经解除，但仅仅过了半天左右时间，又出现发热之象，说明汗后大邪已去，余邪未尽，半日后又复聚为患；或因腠理空虚，调养失时，重感外邪。脉象浮紧，说明表邪仍在。不管何种原因，无论余邪复聚，或复感外邪，表证再现，仍当再发汗解表。因已曾发过汗，故只宜缓，不宜峻，使之调和营卫，解肌发汗，祛邪而不伤正。

大下之后，复发汗，其人必振寒，脉微细，所以然者，内外俱虚故也。（361）

脉微细：本条先下后汗的治法，除了极少数属于表里同病，里证已急，表证尚轻者外，其他病证都是不适用的。用之对证，下之以后里实虽去，恐正气难免不伤，继而汗之以治其表，必然导致阳气更伤。一般来说，下法多从里损伤阴液，汗法多从表损伤阳气，阳虚使肌表失于温煦。阳气衰微，鼓动无力则脉微；阴血不足，脉道不充则脉细。脉微细，即指脉来如丝之应指，按之欲绝，似有似无，显然偏于阳虚，治之当急扶其阳，兼益其阴，使阳回阴复。

下之后，复发汗，昼日烦躁不得眠，夜而安静，不呕，不渴，无表证，脉沉而微，身无大热者，干姜附子汤主之。（362）

脉沉而微：脉来轻取不应，重按极细极软，若有若无，由阳气衰微，鼓动乏力所致。此由下后复汗，重伤阳气，阳衰阴盛，故脉沉而微。脉沉为阴盛之兆，脉微为阳衰之征，此乃少阴阳衰阴盛之候。由此测知身无大热，并非三阳证之发热，乃是虚阳外越之假热。

发汗后，身疼痛，脉沉迟者，桂枝去芍药加人参生姜汤主之。(363)

脉沉迟者：脉来轻取不应，重按始得，一息不足四至，即脉沉迟。脉沉主里，脉迟主寒，均非表证之脉，乃发汗太过，损伤营血，气血运行涩滞，脉道不充，鼓动乏力。故从脉理上讲，同一沉迟脉，出现在不同的疾病中，所反映的病机也不同，说明脉象是反映人体虚实寒热的主要指征。同一疾病在不同的病理机制下，可以出现不同的脉象；而不同的疾病，在某阶段的病理机制下，也可以出现相同的脉象，虽然临床表现不同，但其证的病机则一，只是程度不尽相同而已。这都须认真辨别，细心体察。

伤寒，若吐若下后，心下逆满，气上冲胸，起则头眩，脉沉紧，发汗则动经，身为振振摇者，茯苓桂枝白术甘草汤主之。(370)

脉沉紧：脉来轻取不应，重按应指紧张有力，为伤寒误治，损伤正气，水停心下，上凌心胸。脉沉紧是阳虚停饮的佐证，说明病在里而不在表，是寒饮内停的征兆。因脉沉主水，脉紧主寒，故脉沉紧是水气为患之象。

太阳病，发汗后，大汗出，胃中干，烦躁不得眠，欲得饮水，少少与之，今胃气和则愈。若脉浮，小便不利，微热消渴者，五苓散主之。(374)

脉释

若脉浮：太阳病，汗不得法，表证未解，如果脉仍呈浮象，身有微热，为邪气入里，影响膀胱气化功能。膀胱为津液之腑，膀胱气化不利，则水道失调，津液不行，邪与水结在下焦，形成蓄水证。

原文

太阳病，发汗已，脉浮弦，烦渴者，五苓散主之。（375）

脉释

脉浮弦：太阳病，发汗以后，脉象浮弦，浮主表，弦主疏泄，主痛，故表证未罢，表邪随经入里，膀胱气化失司，下焦蓄水，津液不能上承，所以口渴致甚。

原文

太阳病未解，脉阴阳俱微者，必先振栗，汗出而解，但阳脉微者，先汗出而解；若阴脉实者，下之而解。若欲下之，宜调胃承气汤。（398）

脉释

① 脉阴阳俱微者：论述战汗的概念及机理。脉阴阳俱微，为脉象沉取、浮取俱呈虚象，是积蓄力量准备作汗，为脉象有欲进先退之意，是战汗前的短暂反应。此时出现脉阴阳俱微，是因其人平素或一时正气之虚，邪正相争，气血俱虚而又被阻，脉道不利，故脉沉取、浮取一时出现微微波动。这是欲汗之机，必振栗汗出而解，汗出邪祛则脉搏自然恢复正常。这种脉瞬间即过，与气血不能运行的微脉有本质性的不同。邪气虽衰，而正气大虚，非振栗不能汗出也。

② 但阳脉微者：论述"但阳脉微"与"汗出而解"的关系。脉象浮取微微搏动，为虚邪在表，正气抗邪向外，里气安和，而阳亦不复盛，因之先汗出而解。复加一"先"字，即里有微结，其津回肠润，又在言外也。

③ 若阴脉实者：论述"若阴脉实"与"下之而解"的关系。脉象沉

取沉伏不起，病邪在里，须用下法而解。因正邪俱虚，虽有里证，而不宜大下。

原文

太阳病六七日，脉迟浮弱，恶风寒，手足温，医二三下之，不能食，胁下满痛，面目及身黄，颈项强，小便难者，与柴胡汤，后必下重；本渴而饮水呕者，柴胡不中与也，食谷者哕。（402）

脉释

脉迟浮弱：脉搏一息不足四至，轻取即得，细软无力，此为脾阳素虚，鼓动乏力，故脉迟；脾阳不足，感受风寒，邪犯太阴，表受风寒，故脉浮弱。此为脾阳虚弱，感受风寒，邪入里而表未解之征。

原文

伤寒，阳脉涩，阴脉弦，法当腹中急痛，先与小建中汤；不差者，与小柴胡汤。（404）

脉释

阳脉涩，阴脉弦：脉象浮取应指艰涩，迟滞不畅，此为脾气虚寒，阴阳不和，气血不足之征，少阳之邪乘虚而入，故阳脉涩；阴脉弦，脉象沉取应指端直以长，以为肝胆气旺，木郁乘土之兆。"法当"乃推断之词，根据切脉所得，通过脉理分析，应当有腹中拘急挛痛的症状，为脾虚肝侮，气机滞涩所致。论其治法，气血不足，不可不补；邪入少阳，不可不和。故其治疗须分步进行，可采取先补后和之法。

原文

伤寒十三日，过经谵语者，以有热也，当以汤下之。若小便利者，大便当硬，而反下利，知医以丸药下之，非其治也。若自下利者，脉当微厥，今反和者，此为内实也，调胃承气汤主之。（410）

脉释

脉当微厥，今反和者："厥"，相当于"其"，译为"他（们），这，那"，代词。"脉当微厥"，为主谓倒装句，即"厥脉当微"，译为"他脉象应当微弱"。今反和者，如果是自行腹泻，其脉象应当微弱，现在脉象反而调和，这是里实的依据。

原文

伤寒，腹满，谵语，寸口脉浮而紧，关上脉弦者，此肝乘脾也，名曰纵，刺期门。（413）

脉释

寸口脉浮而紧，关上脉弦者：仲景云："脉浮而紧者，名曰弦也"。脉弦，指脉搏端直而长，如按琴弦。今"寸口脉浮而紧"实寓有弦脉之意，"关上脉弦者"可为佐证，故证属肝经热盛。弦为肝脉，可知本证是脾胃之证而见肝胆之脉，即肝木气旺而克脾土所致。人体的正常功能活动，依赖各脏腑间在生理上的相互协调来实现，在病理状态下必亦相互影响。若平素肝气旺盛，又感受邪气，呈病理状态时，则脾土最易受其影响，而见到脾胃病的症状。

原文

伤寒，发热，啬啬恶寒，大渴欲饮水，其腹必满，自汗出，小便不利，寸口脉浮而涩，关上弦急者，此肝乘肺也，名曰横，刺期门。（414）

脉释

寸口脉浮而涩，关上弦急者：寸口脉，乃寸部脉。寸脉浮为肺之常脉，涩脉乃脉气往来艰涩，气机不畅，血行受阻。关上弦急者，为关脉弦而紧缩。脉浮属肺，脉弦属肝，肝乘肺，即逆次反克所致。因肺主皮毛而司治节，肺受肝郁而化热，使肌肤疏松，每每先觉发热，随之自汗出，继而又觉啬啬恶寒之感。肺为水之上源，肺受制约而失其肃降，则治节不行，因失其通调水道之功，以致水液下输膀胱受限，水之上源被劫，肝旺土必虚，气不布津，津液上布受限，饮入之水因其失布于上而停贮不化，气滞不畅，脾不转输，肝木气旺，则逆克于肺金。

原文

伤寒脉浮，医以火迫劫之，亡阳，必惊狂，卧起不安者，桂枝去芍药加牡蛎龙骨救逆汤主之。（417）

脉释

　　脉浮：伤寒脉浮，表示正气抗邪于外，是表证存在的表现，本当用药物发汗解表，以助正气抗邪于外的自然趋势，则会汗出表解而愈。医治误用火法强迫取汗，导致大汗淋漓，汗为心之液，大量出汗，心阳随之外泄而虚；由于心阳受损，心神不得潜敛，而浮越于外；又因心胸阳气不足，水饮痰邪乘虚扰心，且有心神浮越之势。

原文

形似伤寒，其脉不弦紧而弱，弱者必渴，被火必谵语；弱而发热，脉浮者，解之，当汗出愈。（418）

脉释

　　其脉不弦紧而弱：病证类似伤寒，因脉不弦紧而弱，即脉轻取即得，无弦紧之势，反按之无力，与紧脉相对，说明并非伤寒。此由温病初起，邪在卫分，热蒸气散所致。

　　弱者必渴……弱而发热，脉浮者，解之："弱者必渴""弱而发热，脉浮者"两句，脉证互参，指出同时有发热、口渴的症状，根据第307条"太阳病，发热而渴，不恶寒者，为温病"之意，可知本条所述病证属于温病。因为温病初起，邪在卫分，也有脉浮之象，宜用辛凉解表，当汗出则愈。

原文

脉浮，热甚，反以火灸之，此为实，实以虚治，因火而动，必咽燥唾血。（420）

脉浮：脉呈浮象，为邪袭卫表。热甚为正盛邪实，邪正斗争剧烈，反映表邪闭郁之表实，故称表实证。

微数之脉，慎不可灸，因火为邪，则为烦逆，追虚逐实，血散脉中，火气虽微，内攻有力，焦骨伤筋，血难复也。（421）

微数之脉：脉象微而数，微为虚，数为热，微数并见，说明素体阴虚内热，切不可使用灸法。若误用灸法，以热治热，则火邪内迫，必重伤其阴而助热，故灸法应慎用。

脉浮，宜以汗解，用火灸之，邪无从出，因火而盛，病从腰以下必重而痹，名火逆也。欲自解者，必当先烦，烦乃有汗而解。何以知之？脉浮故也。（422）

①脉浮：脉浮是气血趋外抗邪的表现。病邪在表，法当发汗解表，表邪可随汗出而解。

②脉浮故也：若误用火灸，阻遏正气外达宣泄之力，使邪无出路，病邪不得外解；并且火气助邪，其热愈炽，气血也会乘火势上沸，壅遏于上，气血下行受阻，使腰以下失去气血的温煦濡养，则腰部以下必感到沉重，而且似有麻痹之感。

太阳病，当恶寒发热，今自汗出，反不恶寒发热，关上脉细数者，以医吐之过也。一二日吐之者，腹中饥，口不能食；三四日吐之者，不喜糜粥，欲食冷食，朝食暮吐，此为小逆。若不恶寒，又不欲近衣者，此为内烦，皆医吐之所致也。（426）

脉释

关上脉细数者：关部脉，候中焦而主脾胃。关脉应指如线，为细脉，主虚；关脉一息脉来五至以上，为数脉，主热。关部脉呈细数之象，且此脉仅见于关，此为太阳病误用吐法，邪气内陷，损伤脾胃。

原文

病人脉数，数为热，当消谷，今引食而反吐者，此以发汗，令阳气微，膈气虚，脉乃数也。数为客热，故不能消谷，以胃中虚冷，故吐也。（427）

脉释

①病人脉数，数为热：病人脉数，为脉来急促，一息五至以上。邪热内蕴阳明，搏于血分，脉行加速，故脉数而有力。

②脉乃数也：本条围绕脉数与反吐这种脉证不符的现象进行分析，最后以胃中虚冷作结。这种数而无力的脉象，反映了病的本质是胃中虚冷，虚阳浮动。

③数为客热：客热，即假热。本条数而无力的脉象，是因为发汗大过，损伤阳气，胃阳受伤，胃中虚阳躁动，而见数而无力之脉；胃阳不足，和降失职。

原文

太阳病六七日，表证仍在，脉微而沉，反不结胸，其人发狂者，以热在下焦，少腹当硬满，小便自利者，下血乃愈。所以然者，以太阳随经，瘀热在里故也。抵当汤主之。（429）

脉释

脉微而沉：表邪尚未全离太阳之表，表证本当脉浮，今脉搏转为微而沉，即脉搏似有似无，轻取不应，按之不起。此乃血热瘀结，蓄积下焦，气血阻滞，脉道不利，为太阳病未解，而部分表邪内陷入里所致。

原文

太阳病，身黄，脉沉结，少腹硬，小便不利者，为无血也；小便自利，其人如狂者，血证谛也，抵当汤主之。（430）

脉释

脉沉结：脉呈沉结之象，即脉来轻取不应，重按应指缓慢，时一止复来，止无定数，此乃邪热与瘀血结于下焦所致。本条对蓄血重证的脉象作了补充。第429条曾经论述蓄血重证可见脉微而沉，是言其常脉；本条进一步提出尚见脉沉结，是述其变脉。

辨太阳病脉证并治之脉释 下

第 433—484 条

原文

问曰：病有脏结，有结胸，其状何如？师曰：寸脉浮，关脉小细沉紧者，名曰脏结也。按之痛，寸脉浮，关脉沉，名曰结胸也。（433）

脉释

寸脉浮，关脉小细沉紧者：脏结之寸脉浮，即寸部脉轻取始得，重按稍减，为脏虚寒凝，气血瘀滞，故寸脉浮而无力；关脉小细沉紧，指关部脉轻取不应，重按始得，细如线，且有绷急之象，此为表邪内陷，中焦虚寒，邪结于脏所致。

寸脉浮，关脉沉：结胸之寸脉浮，即寸部脉轻取始得，重按稍减，为邪热内陷，与痰水结于胸膈，故寸脉浮而有力；关脉沉，即关部脉轻取不应，重按始得，应指有力，说明水热入里，阻滞中焦的缘故。

原文

何谓脏结？师曰：脏结者，五脏各具，寒热攸分，宜求血分，虽有气结，皆血为之。假令肝脏结，则两胁痛而呕，脉沉弦而结者，宜吴茱萸汤。若发热不呕者，此为实，脉当沉弦而急，桂枝当归牡丹桃核枳实汤主之。（434）

脉释

脉沉弦而结者：肝气虚所致的肝脏结，寒凝络塞，气被血阻，则脉象沉弦而结塞。

脉当沉弦而急：肝气实所致的肝脏结，肝气热化，呈血阻而气欲强通之象，则脉象当沉弦而急速。

原文

心脏结，则心中痛，或在心下，郁郁不乐，脉大而涩，连翘阿胶半夏赤小豆汤主之；若心中热痛而烦，脉大而弦急者，此为实也，黄连阿胶半夏桃核茯苓汤主之。（435）

脉释

① 脉大而涩：心气虚所致的心脏结，心气郁结，血涩而气行中阻，则脉象举之大而按之涩。

② 脉大而弦急者：心气实所致的心脏结，血郁化热，心阳偏盛，气充其血，血凝其气，气盛而血分更实，有持实击强之兆，则脉象大而按之弦急。

原文

肺脏结，胸中闭塞，喘咳善悲，脉短而涩，百合贝母茯苓桔梗汤主之；若咳而唾血，胸中痛，此为实，葶苈瓜蒌桔梗牡丹汤主之。（436）

脉释

脉短而涩：肺气虚所致的肺脏结，肺气结塞，气阻血滞，则脉象短而涩，短则气结，涩则血滞。至于肺气实所致的肺脏结，独述证而不言脉者，以肺为气府，气结而肺伤，其变化无论或虚或实，皆为脉象短而按之涩也。

原文

脾脏结，腹中满痛，按之如覆杯，甚则腹大而坚，脉沉而紧，白术枳实桃核干姜汤主之；若腹中胀痛不可按，大便初溏后硬，转失气者，此为实，大黄厚朴枳实半夏甘草汤主之。（437）

脉沉而紧：脾气虚所致的脾脏结，谷气结于脾络，津液凝结，气阻不通，中气结塞，升降失常，气血俱结，则脉象沉紧。至于脾气实所致的脾脏结。独述证而不言脉者，气结而脾伤，其变化无论或虚或实，皆为脉象沉紧。

肾脏结，少腹硬，隐隐痛，按之如有核，小便乍清乍浊，脉沉细而结，宜茯苓桂枝甘草大枣汤；若小腹急痛，小便赤数者，此为实，宜桂枝茯苓枳实芍药甘草汤。（438）

脉沉细而结：肾气虚所致的肾脏结，下焦虚寒，血凝气微，津液凝涩，则脉象沉细，脉按之结者，血滞而气阻也。至于肾气实所致的肾脏结，独述证而不言脉者，气结而肾伤，其变化无论或虚或实，皆为脉沉细而结。

结胸证，其脉浮大者，不可下，下之则死。（442）

其脉浮大者：结胸证乃是邪气与痰水结于胸膈胃脘所致，其脉应见第433条之"寸脉浮，关脉沉"，或第445条之"脉沉紧而实"。今寸、关、尺三部脉俱见浮大之象，推其原因与脉象不符。若脉象浮大有力，说明表邪未解，误下伤其里气，尚引邪气入里，正气已表，邪气复结，攻补两难；若脉象浮大无力，说明正气大衰，不顾正虚而妄下，犯虚虚之戒，可使正气亡脱。这两种情况，均不应使用下法治疗，泻下则表邪内陷，正气更衰，加重病情。此时之治法，可先表后里，或扶正攻下。

原文

太阳病，脉浮而动数，浮则为风，数则为热，动则为痛，头痛发热，微盗汗出，而反恶寒者，表未解也。医反下之，动数变迟，膈内拒痛，胃中空虚，客气动膈，短气躁烦，心中懊侬，阳气内陷，心下因硬，则为结胸，大陷胸汤主之。若不结胸，但头汗出，余处无汗，剂颈而还，小便不利，身必发黄，五苓散主之。（444）

脉释

① 脉浮而动数：脉来躁动急速，一息五至，轻取即得。脉浮为表邪未解，脉数为阳热亢盛，脉动乃是阴阳相搏而主疼痛。动数脉见于浮脉之中，指肌表有风热之邪，身体必有所疼痛。此由风邪袭表，郁而化热，将欲传里所致。

② 动数变迟：太阳病，脉浮而动数，这是表邪尚未解除，医治反而误用下法攻里，胃中因误下而空虚，邪热乘误下之虚而内陷，乘正气损伤而结于胸膈，脉动数转变为迟缓，故脉迟是邪气凝结的体现。

原文

伤寒，六七日，结胸热实，脉沉紧而实，心下痛，按之后硬者，大陷胸汤主之。（445）

脉释

脉沉紧而实：第433条"寸脉浮，关脉沉"，第444条"脉浮而动数"，本条"脉沉紧而实"，脉来紧张有力，轻取不应，重按始得。脉沉为结胸的主脉，但第433条与第444条两条脉均兼有浮象，本条只言脉沉紧，并不言兼脉浮，这是由于其病机不同的缘故。第433条与第444条均是太阳病误下而成，表邪误下后，邪虽大部分内陷，势必仍有部分未尽之邪逗留于表，故多兼脉浮。本条是未经误下，由于邪盛而内传于里，表邪已不存在，所以不见脉浮，而只见脉沉。脉沉紧而实，说明邪结在里，即邪实病甚的脉象。

小结胸病，正在心下，按之则痛，脉浮滑者，小陷胸汤主之。(448)

脉释

　　脉浮滑者：小结胸病，多由表邪入里，或者表证误下，邪热内陷，与心下痰邪相结而成。其病位局限心下，与大结胸的病位相比较，从心下至少腹为小，一般不向上下延展。其脉象浮滑，即脉搏往来流利，应指圆滑，轻取即得。脉浮主阳热之邪，其结为浅；脉滑主痰热之邪，聚而未深。脉浮滑属痰热互结心下而病势较浅之象，这和大结胸证因水热相结部位深广而出现的脉沉紧而实自不相同。大结胸者，是水结在胸腹，故其脉沉紧而实；小结胸者，是痰结在心下，故其脉浮滑。

原文

太阳病，二三日，不能卧，但欲起，心下必结，脉微弱者，此本有寒分也。反下之，若利止，必作结胸；未止者，此作协热利也。(449)

脉释

　　脉微弱者：本条既有太阳未解之表证，又有邪结心下之里证。若见脉大有力，则为邪传阳明；若见脉弦长，则为邪传少阳。今见脉微弱，乃为痰饮结于心下，气滞不畅，心下邪气结滞不舒，是素有寒饮内停，外邪引动在里的伏饮所致。

原文

太阳病，下之后，其脉促，不结胸者，此为欲解也；脉浮者，必结胸；脉紧者，必咽痛；脉弦者，必两胁拘急；脉细数者，头痛未止；脉沉紧者，必欲呕；脉沉滑者，协热利；脉浮滑者，必下血。(450)

脉释

　　脉者裹血气而使之周流全身，不同脉象反映不同的病变，每一种病变都反映于各自的脉象，都有一定的发病机制。

①其脉促：仲景方"脉促"有三条，第322条太阳病误下而见"脉促胸满"，说明阳气抗邪，正邪抗争较剧，故与胸满同见；第335条太阳病误下，利遂不止，"脉促者"为表未解，显系阳气盛有抗邪外达之势；第450条"其脉促，不结胸者，此为欲解也"，言太阳病误下"其脉促"，是指正气抗邪有力，邪气不得内陷，因而未能形成结胸证。

②脉浮者：脉浮除作为太阳病的主脉外，还可见于其他经之病。本条言"脉浮者必结胸"，既然点明"必结胸"，肯定太阳病误下后，邪热内陷与水饮相结而成。说明太阳病误下后脉浮仍然存在，有形成结胸的可能，亦说明脉浮不可一概作表邪未解去论治。

③脉紧者：指脉来紧急，应指紧张有力，状如转索，左右弹指。因紧脉主痛，邪结咽喉，故咽痛。

④脉弦者：脉弦为少阳主脉，少阳经气不和，故两胁拘急。

⑤脉细数者：脉搏细直如线而软，来去薄疾，一息五至，此为太阳病误下，搏及正气，故脉细；表热未罢，故脉数。脉细主虚，脉数为热，虚热上攻，故头痛不止。

⑥脉沉紧者：太阳病误下，寒邪入里，胃阳被挫，格拒不纳，故有欲呕的感觉。

⑦脉沉滑者：脉搏轻取不应，重按往来流利，应指圆滑如珠走盘。脉沉主里病，脉滑为阳脉而主里热，邪热随误下之势，内陷于里，逼迫水谷下奔，则出现协热下利。

⑧脉浮滑者：脉浮主表未解，脉滑主里热，太阳病误下邪陷，随经郁热伤及血分，则大便下血。

原文

太阳与少阳并病，头项强痛，或眩冒，时如结胸，心下痞硬者，当刺大椎第一间、肺俞、肝俞。慎不可发汗，发汗则谵语，脉弦大，五日谵语不止，当刺期门。（452）

脉释

脉弦大：太阳病未罢，复见少阳病的证候，千万不要发汗，若误汗，既伤胃中津液，又使少阳之邪热乘于胃，胃燥不和，出现阳明证候，其脉弦大，反映少阳之邪仍未解，故虽有阳明里证，亦不可下。

原文

妇人中风，发热恶寒，经水适来，得之七八日，热除而脉迟身凉，胸胁下满如结胸状，谵语者，此为热入血室也，当刺期门，随其实而泻之。（453）

脉释

热除而脉迟身凉：妇人中风，适逢月经来潮，发热消退，表邪乘虚入里，热邪结于血分，血行涩滞，脉道阻滞，故脉呈迟而有力之象，即脉来迟滞，一息不足四至。表邪内陷，热郁于内，故外见身凉。

原文

伤寒五六日，头汗出，微恶寒，手足冷，心下满，口不欲食，大便硬，脉细者，此为阳微结，必有表，复有里也。脉沉者，亦在里也。汗出为阳微，假令纯阴结，不得复有外证，悉入在里。此为半在里半在外也，脉虽沉细，不得为少阴病，所以然者，阴不得有汗，今头汗出，故知非少阴也。可与小柴胡汤。设不了了者，得屎而解。（458）

脉释

①脉细者：脉细如线，按之应指明显，为阳气内结，气血运行不畅之故。

②脉沉者：脉搏轻取不应，重按始得，沉以候里，里为阴，则当无表证存在。

③脉虽沉细：少阴病以脉微细、但欲寐为临床表现，外证未解，里证热结轻浅，此时即使"脉虽沉细"，也不得称为少阴病。

头为诸阳之会，只有阳经上行于头，而阴经不能上行头部。"今头汗出"，知是阳热内郁而不得外泄，上蒸于头所致。由此可知，其证并非少阴病，实为阳微结的见证，阳微结既有表证，又有里证，因邪热上蒸而有头汗出，所以脉虽沉细，也不能认为是少阴病。

脉浮而紧，而复下之，紧反入里，则成痞，按之自濡，但气痞耳，小青龙汤主之。（461）

①脉浮而紧：脉浮而紧为伤寒表实证之脉，在此代指伤寒表实证。
②紧反入里：仲景动态地描述了病情的变化。伤寒表实本来已用汗法，表邪未解而误为里实，误以下法治疗，则"紧反入里"，即误下里虚，寒邪入里，脾胃气伤，无形之邪内陷，邪气结聚心下，使气机痞塞，故气不宣通而成气痞，按之柔软不痛。

心下痞，按之濡，其脉关上浮大者，大黄黄连黄芩泻心汤主之。（464）

其脉关上浮大者：关脉居尺寸之中，主中焦，用以候脾胃。脉浮大，在此泛指阳脉。关部见阳热之脉，说明中焦有热，邪热结聚心下而痞塞不通，乃成热痞证。

伤寒吐下后，发汗，虚烦，脉甚微，八九日心下痞硬，胁下痛，气上冲咽喉，眩冒，经脉动惕者，久而成痿。（470）

脉甚微：脉搏微弱较重，此因伤寒误用吐法，则虚上焦胸阳；误用下法，则损伤脾胃之气；又复发其汗，则损伤卫阳阴津，导致表里大虚，气血俱伤，则脉道不充，推动无力，故脉甚微。

病如桂枝证，头不痛，项不强，寸脉微浮，胸中痞硬，气上冲咽喉，不得息者，此为胸有寒也，当吐之，宜瓜蒂散。（475）

脉释

寸脉微浮：上脉主上部病受，痰邪阻滞胸中，正气欲抗邪外出，故寸脉稍显浮象。

原文

伤寒脉浮，发热无汗，其表不解，当发汗，不可与白虎汤。渴欲饮，无表证者，白虎加人参汤主之。（479）

脉释

脉浮：伤寒脉浮，发热无汗，是表证没有解除。应当发汗解表，不可以用白虎汤治疗，因为表证的脉浮，为卫阳浮盛，正气欲祛邪外出所致。

本条的伤寒，脉浮，是表证；若脉浮数，或脉浮而洪大，是热邪内结。本条的发热无汗，是表证；若发热有汗，则为阳明热盛，是白虎汤证。在白虎汤证的基础上，增加"大渴，舌上干燥，而烦欲饮水数升者"，"口烦渴，心烦"，"渴欲饮"，是热盛津伤的白虎加人参汤证。

原文

伤寒，脉浮滑，此以里有热，表无寒也，白虎汤主之。（483）
附：伤寒，脉浮滑，此表有热，里有寒，白虎汤主之。（181）。

脉释

脉浮滑："伤寒，脉浮滑"，脉浮为热盛于表，脉滑为热炽于里。伤寒之邪，入里化热，邪热炽盛，充斥表里，太阳之邪化热，已转入阳明。说明表里皆为阳热充斥，虽言脉浮，但表邪已解；此处的脉滑，不能看作表证之脉浮，而是里热炽盛，热有向外之势。如果理解为表未解，则不符合仲景用白虎汤的原意。

原文

伤寒，脉结促，心动悸者，炙甘草汤主之。（484）

脉释

脉结促：脉结促是指脉律不整而有歇止的一类脉象，尽管引起脉结促有瘀血、痰阻、水遏、气血虚衰诸因，但都属于重病之证。本条言脉结促，属气血虚衰，运动无力，脉搏不续所致。因心主血脉，脉裹血液而周流，凡脉搏节律不齐，都与心主血脉的功能失调有关。

辨阳明病脉证并治之脉释
第485—591条

原文

伤寒三日，阳明脉大者，此为不传也。（493）

脉释

　　阳明脉大者：阳明脉大，是指脉体阔大，搏动盈指，浮中沉皆有力。燥热隆盛，或邪气炽盛而正气不虚，两者剧烈交争，燥热蒸腾，鼓动气血形诸于脉，因此脉大，这是病邪不传的脉象。鉴于阳明病机理演变有无形燥热与有形燥实之异，故脉大见于无形燥热证中，多呈现为脉洪大，或脉滑数；脉大见于有形燥实证中，则又呈现为脉沉实，或脉沉迟有力。

　　阳明，在生理方面来说，是多气多血的一经；在病理方面来说，是表里俱热的证候。因此，阳明病脉象多显得洪大有力。临床上如见到了里热症状，又见到脉大，就可确诊为病属阳明。世人以脉大为阳明病的主脉。

　　脉象的形成，受多种因素影响，故明确主脉之外，亦应知其脉理变化。如阳明无形燥热充斥，内外鼓动，则脉之将至，犹洪水拍击，故脉呈洪大滑数之象；若有形燥实相搏，腑气不通，脉象沉实有力，甚至脉迟者，不得谓其不呈脉大，便非阳明。另有虚衰之证，脉大无根，或脉大无力者，又不得以脉大而作阳明病论治。

原文

伤寒，脉浮而缓，手足自温者，是为系在太阴，太阴者，身当发黄，若小便自利者，不能发黄，至七八日，大便硬者，为阳明病也。（494）

伤寒脉浮而缓：伤寒脉浮而紧，乃为太阳表实证的主脉。若脉由浮紧变为浮缓，说明太阳之寒邪已经化热，表邪化热则脉象变缓而有入里之机，入里又有阴阳之别，入阳明、少阳者为阳也，入少阴、太阴者为阴也。入何经都有其特殊症状可循，是为辨证的依据。

阳明中风，口苦咽干，腹满微喘，发热恶风，脉浮而缓，若下之，则腹满，小便难也。（496）

脉浮而缓：由此可知，举之脉浮，为风邪在表；按之脉缓，为胃气有余。此时既有阳明之表，又有阳明之里，只要清里透表，外解表邪，内清里热，不可攻下。若攻下，不但表热不除，还会因误下损伤其阴。由此可知，阳明表邪未全入里不能用下法。这里应当指出，阳明外证与阳明中风不同，阳明外证是热邪已在阳明胃肠，内热迫蒸而表现于外的证候，阳明中风是阳明感受风淫之邪症状表现，两者有着本质的区别。

阳明病，初欲食，小便不利，大便自调，其人骨节疼，翕翕然如有热状，奄然发狂，濈然汗出而解者，此水不胜谷气，与汗共并，脉小则愈。（499）

脉小则愈：因谷气盛，也就是胃气盛，水湿之邪没有胜过人体的水谷精气，水湿之邪随汗液一起排出体外，就不会郁蒸及潴留为患。邪既随汗出而得以宣泄，故其病向愈。"脉小则愈"，是补述正邪交争时之脉象，为正气初复，祛邪外出的反映。

阳明病，脉迟，食难用饱，饱则微烦，头眩，必小便难，此欲作谷疸，虽下之，腹满如故，所以然者，脉迟故也。(502)

脉释

脉迟：阳明病，脉应洪大或沉实，今脉迟，迟主寒，为阳明中寒之象。

脉迟故也：脉迟，进一步证明此证是中焦虚寒，食滞不化，寒湿停留，湿邪内郁，久之则影响肝胆疏泄，而使皮肤发黄，由此推测"欲作谷疸"。为什么欲作谷疸不能苦寒泻下呢？因为本属脾胃虚弱而又寒湿郁滞，所以仲景明言"所以然者，脉迟故也"，不仅言其脉象，更重要的是以脉象概括病机，借以申明寒湿发黄不可下之理。

原文

阳明病，脉浮而大者，必潮热，发作有时；但浮者，必自汗出。(507)

脉释

① 脉浮而大者：阳明病，脉浮而大者，乃是里热邪实的脉象，脉浮为热炽充斥表里内外，脉大则为邪盛尚结于里。病邪由内外俱热，逐渐趋向里实，而处于必潮热的变化之中。因为阳明之气旺于申酉戌之时，所以疾病作解在此时，疾病加重也在此时。

② 但浮者：若脉但浮者，说明阳明之热虽盛，而腑未结实，核之于证，不见潮热，是热盛而未实之象。言其常，脉浮主表；云其变，里热炽盛。自汗乃热盛于里，逼迫津液外泄使然。此处的自汗，不能看作一般的阳虚卫外不固的自汗，而应当看作阳明热盛之自汗。

原文

阳明病，脉实，虽汗出而不恶热者，其身必重，短气，腹满而喘，有潮热者，此外欲解，可攻里也。手足濈然汗出者，此大便已硬也，大承气汤主之；若汗多，微发热恶寒者，外未解也，其热不潮者，未可与承气汤；若腹大满不通者，可与小承气汤微和胃气，勿令大泄下。（514）

脉释

脉实：阳明经热证，其脉洪大滑数；阳明腑实证，其脉沉实而大。今言阳明病脉实，脉实为阳明腑实的脉象，乃燥热壅结之故。

原文

阳明病，发汗多，若重发汗，以亡其阳，谵语，脉短者死，脉自和者不死。（517）

脉释

脉短者死，脉自和者不死：脉短者，为气血津液消耗迨尽，阴阳行将离绝，预后不良；若脉象能自动恢复调和，其病虽重，而阴阳尚未脱离，用药得当，尚可挽救。

原文

伤寒，若吐若下后不解，不大便五六日，上至十余日，日晡所发潮热，不恶寒，独语如见鬼状。若剧者，发则不识人，循衣摸床，惕而不安，微喘直视，脉弦者生，涩者死；微者，但发热谵语者，大承气汤主之。（518）

脉释

脉弦者生，涩者死：脉弦，指下挺直，状如弓弦，累累如循长竿；涩脉，脉行迟滞艰涩，绵绵如泻漆之状。脉见弦象，津液尚未全竭，胃气尚有生机，还有抢救的希望，可作急下存阴之图；若脉见涩象，精血已绝，阴液已涸，胃气难存之兆，生命垂危，预后不良。

原文

阳明病，谵语，发潮热，脉滑而疾者，小承气汤主之。（520）

脉滑而疾者：脉象圆滑流利而跳动很快，脉不沉实而滑疾，脉滑为流利不定，终未着实，脉疾为急速之甚。此种脉象有两种可能，或为燥结未甚，或有里虚之虞。脉证合参，证虽属实，但脉有虚征，为阳盛阴竭之兆，说明里热虽盛而正气尚弱，不能承受峻攻，以缓下而微和胃气为宜。

原文

阳明病，服承气汤后，不转失气，明日又不大便，脉反微涩者，里虚也，为难治，不可更与承气汤也。（521）

脉释

脉反微涩者：脉搏反而微弱滞涩，微者为阳气不充，涩者为阴血不足，气不充则无以运行，血不足则无以润送。这是气血内虚的征兆，此时攻邪则伤正，扶正则碍邪，故治疗颇难。

原文

伤寒四五日，脉沉而喘满，沉为在里，而反发其汗，津液越出，大便为难，表虚里实，久则谵语。（525）

脉释

脉沉而喘满，沉为在里：伤寒日久，按病程发展规律，为邪气离表入里之时，脉不浮而沉，为病在里。证见喘满者，因表邪敛束，肺气不利，则气喘，其喘满在胸，当伴脉浮；因热邪壅滞，里气壅塞，则腹满，其喘满在腹，当伴脉沉。脉沉而喘满，则知阳明宿燥阻滞，浊气上干使然，故曰沉为在里，非表也。

原文

阳明病，脉浮而大，咽燥口苦，腹满而喘，发热汗出，不恶寒，反恶热，身重。若发汗则躁，心愦愦，反谵语；若加温针，必怵惕烦躁不得眠；若下之，则胃中空虚，客气动膈，心中懊憹，舌上胎者，栀子豉汤主之。（528）

脉浮而大：阳明病，脉浮而大，实为阳明表里无形邪热炽盛，尚未形成燥结腑实之脉，为阳明外证，由阳明里热炽盛，热蒸肌腠，燥热逼迫津液外泄所致。

阳明病，脉浮发热，渴欲饮水，小便不利者，猪苓汤主之。（530）

脉浮发热；脉浮发热，是阳明里热外达，这是阳明热盛的外在反映。

阳明病，脉浮而迟，表热里寒，下利清谷者，四逆汤主之。（532）

脉浮而迟：阳明病，脉浮而迟，脉浮为表热，是虚阳在外；脉迟主里寒，为阴寒在里。脾肾阳衰，阴寒内盛，肾阳虚衰，不能温煦脾土，腐熟运化功能失职，则其脉迟；阴寒内盛，格虚阳于外，乃为虚阳外越之兆，则外见假热之象，故其脉浮而无力。

阳明病，脉浮发热，口干鼻燥，能食者，衄。（534）

脉浮发热：太阳病，脉浮发热，必恶寒；阳明病，脉浮发热，反恶热，是热在阳明气分。脉浮发热乃气分热炽之征，若气分热邪一罢，则其脉必然不浮。

原文

阳明中风，脉弦浮大而短气，腹都满，胁下及心痛，久按之气不通，鼻干不得涕，嗜卧，一身及目悉黄，小便难，有潮热，时时哕，耳前后肿，刺之小差，外不解，病过十日，脉续浮者，与小柴胡汤；脉但浮，无余证者，与麻黄汤；若不尿，腹满加哕者，不治。（538）

脉释

①脉弦浮大而短气：阳明中风，脉呈弦浮而大之象，呼吸短促，为阳明阳盛主燥，又感受风热阳邪，故病后不仅热势亢盛，而且邪气弥漫于表。三焦俱受其害，邪热波及少阳，则脉弦；热盛阳明，腑气壅滞，故脉浮而大，呼吸短促。无形邪热充斥表里内外，阴津大伤，腑实未成，发表攻里皆非所宜，无奈而用刺法，以泄经络之热，先挫其盛势。

②脉续浮者：针刺后，若热势稍缓，则外证不解，则可能有两种转归。一是病过十日，里热渐减，外证持续不解，脉仍现浮弦之象，表明邪气尚有外解之机，宜扶正泄热，枢转透达。

③脉但浮：一是病过十日，诸证悉解，而脉仍浮，但不兼弦大缓弱之象，说明里热虽解，阴液已复，而表气尚闭，郁阳不得外泄，宜开腠发汗，宣越郁阳。

原文

阳明病，脉迟，汗出多，微恶寒者，表未解也，可发汗，宜桂枝汤。（541）

脉释

脉迟：脉象迟滞而不滑利，主营血虚。此为风寒之邪伤于阳明经表，是阳明本经自受风邪。邪在太阳，则以脉浮缓为中风；邪在阳明，已在肌肉之间，与太阳稍异，故不曰脉缓，而曰脉迟。所谓迟者，非审寒脉之迟，乃缓脉之变称也。本条脉迟，并非一息三至，而是形容脉搏较为缓慢，与脉缓同类，说明风寒之邪袭于阳明经表，致营卫失和，汗出肌疏之兆。考太阳经表之证，病位较浅，故恶寒重而汗出少；阳明经表之证，病位较深，故恶寒轻而汗出多。此为邪在肌表，将欲传里，而表邪又未罢之象。因其脉迟而汗出多，仍属于表虚，宜解肌发汗，以散阳明经表之邪。

原文

阳明病，脉浮，无汗而喘者，发汗则愈，宜麻黄汤。（542）

脉释

脉浮：风寒初中阳明经表，其见证与太阳中风、太阳伤寒相类，而阳明比太阳稍深，故中风之脉，不脉浮而脉迟；伤寒之脉，不脉紧而脉浮。以风寒之邪入肌肉之间，则闭固之力少，而壅遏之力多也，故脉浮。

原文

病人烦热，汗出则解，又如疟状，日晡所发热者，属阳明也。脉实者，宜下之；脉浮大者，宜发汗。下之，与大承气汤；发汗，宜桂枝汤。（547）

脉释

① 脉实者：脉实主阳明腑实证，说明阳明里实已成，其为里热炽盛而外蒸之象。

② 脉浮大者：脉浮大主阳明经表证，说明其热为阳明经表之邪未解所致。

原文

太阳病，寸缓关浮尺弱，其人发热汗出后，恶寒，不呕，但心下痞者，此以医下之。如其未下，病人不恶寒而渴者，此转属阳明也。小便数者，大便必硬，不更衣十日，无所苦也。渴欲饮水者，少少与之，以法救之；渴而饮水多，小便不利者，宜五苓散。（551）

寸缓关浮尺弱：太阳病，寸缓关浮尺弱，是描述太阳中风主脉，寸、关、尺三部脉象，浮取缓弱，即太阳中风脉浮缓。

脉阳微而汗出少者，为自和，汗出多者，为太过；阳脉实，因发其汗出多者，亦为太过。太过者，为阳绝于里，亡津液，大便因硬也。（552）

① 脉阳微而汗出少者：脉阳微，即脉象浮取微弱，为邪正相争已不激烈，正气抗邪能力弱，邪气将退，尚未尽除之征。表邪少许弥留，则轻微汗出。病体尚未康复之际，需要自行调和，静养调摄，多能邪祛正复。

② 阳脉实：阳脉充实有力，则热盛，阳热亢盛导致津液外泄，津液外泄又促进里热炽盛，于是在里的津液越来越少，肠道失却濡润，大便必然变硬。

脉浮而芤，浮为阳，芤为阴，浮芤相搏，胃气生热，其阳则绝。（553）

① 脉浮而芤：脉浮，主阳热有余。浮大中空之芤脉，主阴血不足。

② 浮为阳，芤为阴：脉浮为阳邪盛，脉芤为阴血虚。

③ 浮芤相搏：阳明脉浮芤相互作用，则阳热盛阴液虚，以有余之阳邪，消耗不足之阴，叫作浮芤相搏。

④ 胃气生热，其阳则绝：绝，独盛之意。阳邪盛则胃气亢强而生热，阴血虚则津液衰少，则阳热独盛于里。

跌阳脉浮而涩，浮则胃气强，涩则小便数，浮数相搏，大便则硬，其脾为

约，麻子仁九主之。（554）

脉释

① 趺阳脉：趺阳脉，指足背动脉，位于冲阳穴处，属足阳明胃经。古人有遍体诊法，常以此脉诊断胃气的盛衰强弱。

② 浮而涩：趺阳脉脉呈浮涩之象。

③ 浮则胃气强，涩则小便数：脉浮为胃肠功能亢进，脉涩为脾不布津。胃气亢强，则脾脏转输敷布津液的功能受到制约，津液偏渗膀胱，则小便增多而频数。

④ 浮数相搏，大便则硬：趺阳脉脉呈浮涩之象。这种病理变化进一步发展，则成为新的病理产生的原因，即趺阳脉呈浮数相搏之象，脉浮为胃气亢强，脉数为胃热炽盛。胃热炽盛，不但约束脾之转输敷布津液，而且肠道无津液的濡润，从而使肠中津液缺乏，大便因而变硬。

原文

得病二三日，脉弱，无太阳柴胡证，烦躁，心下硬，至四五日，虽能食，以小承气汤少少与微和之，令小安；至六日，与小承气汤一升；若不大便六七日，小便少者，虽不大便，但初头硬，后必溏，未定成硬，攻之必溏，须小便利，屎定硬，乃可攻之，宜大承气汤。（558）

脉释

脉弱：得病时间尚短，尚无腹胀满痛之证；脉象弱，说明正气不足；虽能食，说明胃气尚不甚弱。观上述脉证，攻下的条件尚不成熟，应慎重用药，所以只能微和胃气，今胃气稍安，以观其发展。

原文

阳明少阳合病，必下利，其脉不负者为顺也。负者，失也，互相克贵，名为负也。脉滑而数者，有宿食也，当下之，宜大承气汤。（563）

脉滑而数者：凡言合病者，虽言其始，其末终有所主之脉证。虽言二经之合病，但病偏重于某经，仍当从某经论治。阳明少阳合病，下利而脉象滑数者，病邪偏重于阳明。阳明有宿食内阻，故脉象滑利而急速，其下利多属热结旁流，治宜攻下导滞，则下利可止。

原文

病人无表里证，发热七八日，虽脉浮数者，可下之。假令已下，脉数不解，合热则消谷善饥，至六七日不大便者，有瘀血也，宜抵当汤。若脉数不解，而下利不止，必协热便脓血也。（564）

脉释

①虽脉浮数者：病人没有表证征象，也没有里证症状，而发热延续时间很久，显然是内热熏蒸，应考虑邪热在里。脉浮数而无太阳表证，则知阳明里热炽盛蒸腾于外，其脉应当浮数，脉浮数者亦可泻下。

②脉数不解：阳明病，虽然脉浮数，但无太阳表证，仍可酌情用下法，以泻其里热。阳明瘀血证，下之，气分之热已除，暂缓其势，脉浮因而不现；然瘀血终不得除，血分之热不因寒下而减，故脉数仍在。

③若脉数不解：下后，浮脉已去，脉数仍在，说明热邪离开气分而入于血分，热在血分，乃邪热与瘀血互结不解，故脉数。邪热下迫，则下利不止，邪热壅滞于肠，势必灼伤阴络，壅腐成脓，并迫血妄行，则将有协热夹带脓血的症状出现，即便脓血。

原文

诸黄家，但利其小便，五苓散加茵陈蒿主之；假令脉浮，当以汗解者，宜桂枝加黄芪汤。（575）

脉释

假令脉浮：发黄多为湿热郁蒸，气化失职，湿热不去而成，治疗发黄应以利小便为主。但也有内热不盛，表虚夹湿，寒湿外束，阳气不伸，湿邪内郁，而成黄疸者，常见脉浮。如果脉现浮象，为邪近于表，宜以汗解。本无外风而欲出汗，则在发散之中兼以固卫，斯病除而表不伤，且以助正气以逐邪气尔。

夫病脉沉，渴欲饮水，小便不利者，后必发黄。（579）

夫病脉沉：夫，发语词。病脉沉，患病脉现沉象。得病脉沉，为湿热郁滞于里，由于湿热互结，蓄结体内，淫于机体，无外出排泄之路，水、湿、热之邪交蒸互郁，壅塞体内，熏蒸泛溢于肌表，胆液排泄失常，导致发黄。

跌阳脉微而弦，法当腹满，若不满者，必大便难，两胠疼痛，此为虚寒，当温之，宜吴茱萸汤。（580）

跌阳脉微而弦：跌阳脉，指足背动脉，位于冲阳穴处，属足阳明胃经。古人有遍体诊法，常以此脉候脾胃病变。跌阳脉呈微弦之象，脉微为中阳不足，脉弦为肝气上逆。

跌阳脉微弦可出现两种情况：一是脾胃阳虚，肝寒上逆，阳虚寒盛，阴寒凝聚，脾不健运，中阳痞塞，因而发生腹满；二是如果腹部不出现胀满，同样是脾胃虚寒，肝气上逆。脾胃主运化，脾胃虚寒则运化无权；肝主疏泄，肝气上逆则疏泄失职，下闭阴窍，阳虚寒盛，也一定会大便困难。两胠疼痛，即胸胁两旁当臂之处疼痛。

阳明病，发热十余日，脉浮而数，腹满，饮食如故者，厚朴七物汤主之。（582）

脉浮而数：本条冠首"阳明病"，寓意素有脾胃病。"发热十余日，脉浮而数"，可知发热时间已长，病情已不完全在表，热邪已趋向于里，且里证重于表证。此乃外感风寒化热，持续不解，邪热在表，所以发热，脉浮数。

原文

阳明病，腹满，胁下偏痛，发热，其脉弦紧者，当以温药下之，宜大黄附子细辛汤。（585）

脉释

其脉弦紧者：脉象弦紧为邪正相搏的征兆。从脉象分析，这是仲景循循善诱地教人凭脉辨证的方法，胁下部位偏于一侧疼痛而脉弦紧，为阴寒结聚，偏着一处，虽有发热，亦是阳气被郁所致。

原文

问曰：阳明宿食，何以别之？师曰：寸口脉浮而大，按之反涩，尺中亦微而涩，故知其有宿食也，大承气汤主之。（586）

脉释

寸口脉浮而大，按之反涩，尺中亦微而涩：寸口脉浮而大，为宿食停滞，气机不畅，中焦脾胃之气壅滞之实象；按之反涩，稍按之反而滞涩不流利，乃宿食阻滞气机之兆，并非气衰血少之故；尺中亦微而涩，这里的"微"非微弱之谓，乃沉滞不起之征，为稍按尺脉也微弱滞涩而不流利，是食邪阻滞气机所致。

本条脉浮不是表证，为宿食停积。脉微涩不是虚象，与细弱欲绝的微脉、细而短迟的涩脉不同。宿食的脉大有力，与虚劳的脉大无力亦不同。本条之"脉浮而大"，按之有力，且见"反涩"，为食阻气滞所致的实证；而虚劳"其脉浮大"，为阴虚不能敛阳，虚阳浮越于外，故脉大按之无力。本条"寸口"与"尺中"对举，"大"与"微而涩"相对而言。所谓"尺中亦微而涩"，并非阳衰气虚的按之欲有似无的微脉，亦非气滞血少的往来艰难之涩脉，而是与寸口脉浮而大相比，略微滞涩而已。根据以上脉象，可知宿食阻滞于胃肠，脾胃之气壅滞，气机不利，宿食停积，宜荡涤宿食，使其速去。

原文

寸口脉数而滑者，此为有宿食也。(587)

脉释

寸口脉数而滑者：寸口脉呈数而滑之象，脉数为胃肠有热之征，脉滑为谷气旺盛之兆。脉数滑并存，若无外感史，乃为宿食积滞初停之证。宿食阻滞胃肠，蕴结化热，邪结未久，实邪壅盛于里，故脉呈数而有力、应指圆滑之象。第586条言宿食的变脉，第587条言宿食的常脉。脉涩为往来艰涩，滞涩不畅；脉滑为往来流利，应指圆滑。涩脉与滑脉对照，两者相反，何以同主宿食？因宿食初停，胃肠壅滞未甚，气血尚能畅达，故脉象滑利；若食积较久，胃肠气滞壅盛，气血流动受阻，故脉象涩滞。因此同为宿食积滞，因病程有新久之异，脉象有滑涩之不同。

原文

脉紧如转索，此为有宿食也。(589)

脉释

脉紧如转索：脉紧，好像转动着的绳索，时松时紧，疏密不均，这是因为有宿食停滞的缘故。如果发现紧脉没有平常的固定状态，转索中带有滑象，时而滑利，时而劲急，表现出似紧非紧的不规则之态，是由于宿食停滞，气机不畅，紧束脉道所致。胃气充溢则脉滑，气机壅滞则脉紧。第586条言脉涩，主宿食；第587条言脉滑，主宿食；第589条言脉紧如转索，亦主宿食。这与宿食之久暂、停留部位有关。宿食较久，则脉涩滞有力；宿食新停，则脉滑而流利；宿食在上脘，则脉紧如转索。说明一病可见多种脉象，这是仲景脉法的特点。

脉紧，腹中痛，恶风寒者，此为有宿食也。（590）

脉紧；宿食停滞所致的脉紧，是由于食积气壅，紧束脉道，气机失调，脉乍紧乍疏，没有常规。紧脉主寒，主痛，亦主宿食。宿食除了紧脉外，还可见脉呈浮大、微涩、滑数、如转索之象，这与宿食停聚的时间长短和人体素质各异等因素有关。宿食停滞和外感风寒都可以出现脉紧。宿食停滞的脉紧，是食积气壅，紧束脉道所致，其脉乍紧乍疏，犹如绳索转动之状，新病者多兼滑象，久病者多兼涩象；风寒表证的脉紧，为感受风寒之邪所致，寒性凝敛收引，致脉道收缩拘急，紧束之态较恒定，多与浮脉相兼。临床脉证合参，不难区别。

辨少阳病脉证并治之脉释
第592—602条

原文

伤寒，脉弦细，头痛发热者，属少阳。不可发汗，发汗则谵语烦躁，此属胃不和也，和之则愈。（594）

脉释

脉弦细：指脉搏端直以长，状如细线而稍软。病在少阳，肝胆气郁，布达不利，故脉弦；气血不足，脉道不充，则脉细。本条明确指出脉弦细、头痛发热是少阳病的症状。仲景把脉弦细写在头痛发热之前，因头痛发热为三阳病所共有，脉弦细为少阳病所独俱，说明仲景把脉弦细作为辨少阳病的眼目。本条虽提出"头痛发热"症状，并言之为"伤寒"，但仲景指的并非是太阳伤寒。仲景除明示"头痛发热"外，还提出"脉弦细"，将其脉证联系起来看，并据脉以定证，仲景明确指出为"属少阳"，所以本条所言之"伤寒"为少阳伤寒。

原文

本太阳病，不解，转入少阳者，胁下硬满，干呕不能食，往来寒热，脉沉弦者，不可吐下，与小柴胡汤。（595）

脉释

脉沉弦者：脉象重按端直而长，如按琴弦。本条首言太阳病不解，转入少阳病，结于少阳部位，引起枢机不利。既然是从太阳病转属而来，不是先见"口苦，咽干，目眩"的少阳胆腑之证，而是先见"胁下硬满，干呕不能食，往来寒热"的少阳经证，说明邪气与正气相互搏结甚为激烈，但胆腑之热尚未甚剧。参合脉象，邪离太阳之表，则其脉不呈浮象；相对之下，脉沉弦，当为辨少阳病的主要脉象。

原文

三阳合病，脉浮大，上关上，但欲眠睡，目合则汗，此上焦不通故也，宜小柴胡汤。（598）

脉释

脉浮大，上关上：上关上，前"上"字，指处于高处位置；"关上"为名词，仲景脉法称关部脉为"关上"。所谓"上关上"，就是说浮大脉象在关部以上最明显，寸脉、尺脉次之。在腑病中关脉以候胆、胃，胆属少阳，胃属阳明。脉浮大见于关部，反映出少阳邪热亢盛之象。

原文

伤寒三日，少阳脉小者，为欲已也。（601）

脉释

少阳脉小者：脉小，指脉细如线，应指明显，按之无力。邪气已传少阳，少阳脉当见弦脉，反见脉小，知脉象渐趋和平，亦少阳邪气将退，为病情向愈的脉象。脉大为邪气内陷，病情有转危之兆；反之，脉小，说明邪气由盛而衰，又无其他病情进展的临床表现，所以脉小为欲愈的象征。

辨太阴病脉证并治之脉释
第603—618条

太阴中风，四肢烦疼，阳微阴涩而长者，为欲愈。（604）

阳微阴涩而长者：据脉象推断太阴中风的病势转归。脉阳微，即脉浮取应指细软，标志着风邪衰退。脉阴涩而长，脉重按迟滞不畅，固然是里虚湿滞；今转为长脉，脉体超过本位，为脾气有渐复之机，邪微正复，病势向好的方面转化，是将要痊愈的征兆。

太阴病，脉浮者，可发汗，宜桂枝汤。（605）

脉浮者：太阴病属里虚寒证，起病应现一派虚寒之证候，但本条并没有说明症状，仅举"脉浮者"作为辨证施治的依据。按理推测，脉应当沉弱，今脉见浮象，当属其变。脉浮是正气趋表抗邪之征，证中不伴有表证，故知非营卫之邪抗争于太阳，为邪入太阴而脉呈浮象。邪气虽入于太阴，而太阴正气不甚虚弱，仍有抗邪出表之势。

伤寒，脉浮而缓，手足自温者，系在太阴。太阴当发身黄，若小便自利者，不能发黄，至七八日，虽暴烦下利日十余行，必自止，以脾家实，腐

407

秽当去故也。（607）

脉释

脉浮而缓：脉来缓怠，轻取即得。此因太阴为湿土之脏，其脉缓，复感表邪，气血外趋，是以主脉浮。发热仅见于手足，是太阴发热的特征，此为太阴脾经感受外邪，郁热循经达于四末，故手足自温而身不热。仲景明确指出"系在太阴"，所以本条所言之"伤寒"为太阴伤寒。手足自温，为太阴伤寒的一个特点。病在三阳，周身及手足都热；病在三阴，一般都不发热，而少阴、厥阴由于阳虚较甚，大多手足厥冷；太阴阳虚的程度较轻，故手足自温。"伤寒，脉浮而缓"，颇似太阳中风，然无发热而手足自温，故病属太阴伤寒，可见脉象浮缓是太阴感受外邪的脉象。

原文

太阴病，脉弱，其人续自便利，设当行大黄、芍药者，宜减之，以其人胃气弱，易动故也。（609）

脉释

脉弱：脉搏沉而细软无力，此为脾胃虚弱，化源不足，血脉不充，鼓动无力所致，故难堪酸苦寒凉之品讨伐。治病用药必须重视病人的体质状况，用寒凉讨伐之品要注意顾护胃气。

原文

太阴痛，下利口渴，脉虚而微数者，此津液伤也，宜人参白术芍药甘草汤。（612）

脉释

脉虚而微数者：太阴病，脉象虚而微数，乃脾津内伤之象，其治不宜辛温燥烈之品，恐阴尽而阳亦随之亡也。

太阴病，欲吐不吐，下利时甚时疏，脉浮涩者，桂枝去芍药加茯苓白术汤主之。(615)

脉释

脉浮涩者：太阴病，脉象浮涩者，脉浮为风邪外袭之象，脉按之涩，为血少而湿气内郁之征。

原文

太阴病，吐逆，腹中冷痛，雷鸣下利，脉沉紧者，小柴胡加茯苓白术汤主之。(616)

脉释

脉沉紧者：此言太阴中寒，以致三焦不和，脉沉紧者，似含弦象，知里不虚，故宜调和三焦之气。

原文

太阴病，有宿食，脉滑而实者，可下之，宜承气辈；若大便溏者，宜厚朴枳实白术甘草汤。(617)

脉释

脉滑而实者：宿食之病本属阳明，然阳明与太阴相表里，胃有宿食原由脾阳虚弱，健运失常，以致气滞，为太阴病。脉呈滑实之象，为宿食之候，可按阳明病治疗，随证之微甚，选用承气辈下之；若胃气素弱，宜消导之。

辨少阴病脉证并治之脉释
第619—664条

原文

少阴之为病，脉微细，但欲寐也。（619）

脉释

脉微细：少阴病所表现的主要脉象微细，代表了少阴病阴阳衰微、气血双亏的一类脉象。阳气衰微，无力鼓动血行，则脉微；阴血不足，脉道不充，则脉细。

原文

病人脉阴阳俱紧，反汗出者，亡阳也，此属少阴，法当咽痛而复吐利。（621）

脉释

病人脉阴阳俱紧：谓寸关尺三部脉搏紧张有力。此有太阳与少阴之分，太阳脉阴阳俱紧，是浮而紧，乃由寒邪束表，卫闭营郁，而脉道收引所致；少阴脉阴阳俱紧是沉而紧，乃由阳气虚衰，阴寒内盛，而脉道紧束所致。太阳与少阴互为表里，少阴阳气充实，则卫外有力，太阳表邪不得内传；若里阳不足，寒邪盛于表，则太阳表寒乘虚内传少阴，阴寒内盛，逼迫阳气虚衰，则脉阴阳俱紧。寒邪入里，岂能有汗？乃反汗出者，因为真阳素亏，无阳以固其外，遂致腠理疏泄，不发热而汗自出，此属少阴。

少阴病，脉细沉数，病为在里，不可发汗。（623）

　　脉细沉数；脉搏细软，来去薄疾，重按无力。本条仅举脉象，未示主证。对该证的寒热属性，笔者认为：① 少阴热化证，脉细为阴虚，脉沉主里，脉数为有热；② 少阴寒化证，脉沉细中见数，为阳虚寒盛，但按之无力而细软薄疾。事实上热化证与寒化证都能见到"脉细沉数"，要脉证合参，综合分析。前者伴见阴虚内热的症状，若脉细沉数有力，主阴虚有热，为热化证；后者伴见阳衰阴盛的症状，若脉细沉数无力，主真寒内盛，为寒化证。对于脉细沉数，当以活看，只要是少阴里证，无论是热化证，还是寒化证，都不可发汗，这是应该肯定的。仲景立本条的目的，在于说明少阴治法以扶正为常，汗法乃为少阴病的治疗禁忌。

少阴病，脉微，不可发汗，亡阳故也，阳已虚，尺脉弱涩者，复不可下之。（624）

　　① 脉微：脉搏极细极弱，呈现若有若无、按之欲绝的微象。脉微为阳气虚衰之象，不管有无可汗之证，均不可发汗。若误发其汗，则有导致亡阳之变。

　　② 尺脉弱涩者：既然阳气已虚，又见尺部脉搏弱涩，即尺脉按之无力，且往来艰涩，此为阴血亏虚，不能充盈脉道所致。凡阳气已虚，阴血不足，即使有可下之证，亦不可攻下。若误用攻下，必竭其津而亡其阴，则会有阳亡阴竭之弊。

少阴病，脉紧，至七八日，自下利，脉暴微，手足反温，脉紧反去者，为

欲解也，虽烦，下利，必自愈。（625）

① 脉紧：少阴病，脉呈紧象，为阳气衰微，阴寒内盛。

② 脉暴微：脉搏由紧张有力突然变为微弱无力，若属病情转剧，手足当逆冷；今手足转温，是少阴阳气来复，阴寒消退之兆。

③ 脉紧反去者：寒邪已衰，而不是阳气愈虚，手足由逆冷渐转温暖，便是寒消阳复之征，故为病欲解之佳兆。

本条"手足反温"是阳气来复的标志，"脉紧反去"表明邪气已退，仲景于此提出两个"反"字，点出了本条辨证的眼目。注意仲景"反"字的用法，不"反"者言其常，"反"者言其变。这说明在疾病的辨证中有常有变，不知常达变，不可能作出正确的判断。同时，"暴"字承接两个"反"字，阐述为欲解的动态过程，说明病有向愈趋势。此时不能因其欲解之势，而等待阳气来复，应当积极抢救，结合临床脉证，随证治之。

少阴中风，脉阳微阴浮者，为欲愈。（628）

脉阳微阴浮者：本条阳、阴是指寸脉和尺脉而言。少阴中风，即风邪侵犯少阴经脉而形成的病变。少阴中风，脉当沉细，今反见"脉阳微、阴浮者"，即寸脉微尺脉浮，寸脉微表示表邪衰而不盛之象，尺脉浮表示阳气得复而向外抗邪之兆，邪衰阳复，其病自然将要痊愈。

少阴病，吐利，手足不逆冷，反发热者，不死。脉不至者，灸少阴七壮。（630）

脉不至者：脉搏摸不着，按之不应，称为脉不至。本条言"脉不至者"而不言脉绝，故知不是阴阳离绝，是由于吐利，阳气一时不能通达，导致脉一时难以续接，故曰"脉不至"。此时可用灸法，以温阳通脉，阳气通则脉自至。

原文

少阴病，四逆，恶寒而身蜷，脉不至，心烦而躁者，死。(636)

脉释

脉不至："脉不至"即脉搏摸不着，为真阳衰微致极，已毫无行血之力，不仅无阳复之望，而且神气将亡，自然较"脉微欲绝"为重，所以病情危重已极。

本条与第630条虽都有"脉不至"，但其病理变化截然不同。第630条"脉不至"乃因骤然吐利，脉气一时不能接续。虽然脉不至，但并见于"手足不逆冷，反发热"的阳气自复生机之中，非阳气败绝，所以犹可用灸法治疗。本条"脉不至"为真阳败绝，不可自复。时间为永久性，且见于"四逆，恶寒而身蜷"与"心烦而躁"这一派阴极无阳，生机已绝之中，纵投大剂回阳助阳之品，终难挽回已绝之危阳。本条与第630条均见"脉不至"，但一为有阳，一为无阳，故其预后有生死之分。

原文

少阴病，脉微细沉，但欲卧，汗出不烦，自欲吐，至五六日，自利，复烦躁，不得卧寐者，死。(638)

脉释

脉微细沉：脉来细而无力，若有若无，此由邪入少阴，阳气衰微，鼓动无力，阴血不足，脉道不充所致。本条与第619条"少阴之为病，脉微细"比较，只增一脉"沉"字，言"脉微细"，寓有脉沉于其中，强调病位在里。

少阴病，始得之，反发热，脉沉者，麻黄附子细辛汤主之。（639）

脉释

脉沉者：本条冠以"少阴病"三字统之，可知少阴病主要脉证为"脉微细"，但有精神萎靡不振，神志恍惚而呈似睡非睡的一种昏沉迷糊状态之症状。"始得之"，说明始于少阴，外邪直中，非从它经传来，患病时间短，少阴病尚在初期，阳虚的程度不甚严重。少阴病多为阳虚，应以无热恶寒为主，现见"反发热"，说明不当有发热而出现发热。这里的发热，多系少阴里虚，又感风寒之邪，卫阳郁于肌表。太阳表证本当发热，而少阴病初起有发热表证，故称"反发热"。然而，太阳表证当脉浮，本证少阴阳虚而脉沉，脉沉应为少阴里证。此为太阳表证与少阴表证不同之处。本条仅举一证一脉为例，论述少阴病表证，为少阴素虚，又感风寒，虽虚不甚，仍能抗邪外出，未全陷入少阴，故脉不浮而沉。

原文

少阴病，身体痛，手足寒，骨节痛，脉沉者，附子汤主之。（643）

脉释

脉沉者：本条仍以"少阴病"冠首，"身体痛，手足寒"是反映于外的症状，"骨节痛，脉沉"是反映于内的症状。先提"身体痛"，继而提"手足寒"，是排除太阳"身体痛"的可能性；再提"骨节痛"，继而提"脉沉"，因肾主骨，脉沉主里，是肯定本证属于少阴阳虚寒盛，不可因身体痛、骨节痛而误以为太阳表实。身体痛、骨节痛，颇似太阳表实，但身不热而手足寒，脉不浮而呈脉沉，表明证属少阴阳虚寒盛。少阴阳虚，不能温煦四末，则手足寒；阳虚于里，生阳之气陷而不举，则脉沉；阳虚寒湿不化，凝滞留着肌肉关节，而身体痛、骨节痛。太阳表实的身体疼痛，必伴有发热脉浮，且手足不寒；而少阴阳虚寒盛的身体疼痛，必无热恶寒而脉沉，且手足寒冷。

少阴病，脉微而弱，身痛如掣者，此营卫不和故也，当归四逆汤主之。（644）。

脉微而弱：少阴与太阳互为表里，太阳之里为少阴。本条脉呈微弱之象，微为阳气衰，弱为阴血虚，证见痉挛性身体疼痛，此因营卫不调、气凝血滞之故。

少阴病，咽中痛，脉反浮者，半夏散及汤主之。（652）

脉反浮者：本条言寒客痰阻所致的咽中疼痛，少阴之脉，其直者，上循咽喉。风寒客于少阴经，兼痰湿阻络，阳气郁闭不伸，脉搏反见浮象。

少阴病，下利，脉微者，与白通汤；利不止，厥逆无脉，干呕烦者，白通加猪胆汁汤主之。服汤后，脉暴出者死，微续者生。（654）

① 脉微者：本条的脉象微，是强调阴寒盛而阳气虚的机理。

② 无脉：脉搏摸不着，为阳气虚衰，无力鼓动气血运行，则举、按、寻皆不可得。

③ 脉暴出者死，微续者生：脉象由无脉突然出现脉浮大躁动之象，为阴液枯竭、孤阳无所依附而外越的危候，即所谓"回光返照"，预后多属不良；由无脉而转为脉搏逐渐恢复，调匀和缓，说明阴液未竭，阳气渐复，乃疾病向愈之兆，所以预后较好。

少阴病，下利清谷，里寒外热，手足厥逆，脉微欲绝，身反不恶寒，其人面色赤，或腹痛，或干呕，或咽痛，或利止脉不出者，通脉四逆汤主之。（656）

①脉微欲绝：脉象极细极软，似有似无，往来不断，欲将断绝，此为阳气虚衰，血脉鼓动无力所致。

②或利止脉不出者：有的腹泻已经停止，反而摸不着脉搏，是阴寒太盛的缘故。

少阴病，脉沉者，急温之，宜四逆汤。（662）

脉沉者：少阴病开始得病为"脉微细，但欲寐"，乃阴阳俱虚之故。本条称"少阴病"，当然具有这样的临床表现。本条之"脉沉者"，显然是脉微细而沉，还应伴有"但欲寐"的病情，才能确诊为心肾阳虚。若不"急温之"，便有亡阳之虞。"急"字为本条之眼目，说明少阴病不必诸证悉具才去温阳，只要见脉微细而沉，虚寒本质毕露，便当立即温阳，以免延误病机。

少阴病，饮食入口即吐，或心中温温欲吐，复不能吐，始得之，手足寒，脉弦迟者，此胸中实，不可下也，当吐之；若膈上有寒饮，干呕者，不可吐也，当温之，宜四逆汤。（663）

脉弦迟者：脉搏端直以长，挺然有力，一息不足四至。弦迟之脉，为痰浊阻遏，阳气不布，血行缓慢之象，是胸中有实邪壅滞之故。

原文

少阴病，下利，脉微涩，呕而汗出，必数更衣，反少者，当温其上，灸之。（664）

脉释

脉微涩：虚寒腹泻，应脉沉微，今脉微涩，即脉搏细软无力，往来涩滞，脉微是阳气虚衰，脉涩是阴血不足。本条病机复杂，既有阳气虚衰，又有津血不足；既有虚寒腹泻，又有卫阳不固；既有寒邪上逆，又有阳气下陷。归纳起来，还是以阳虚气陷为主，治宜灸法升阳举陷、固阳摄阴为要。

辨厥阴病脉证并治之脉释
第 665—740 条

原文

厥阴中风，脉微浮，为欲愈；不浮，为未愈。(666)

脉释

①脉微浮：厥阴本为阴盛阳衰之证，其脉沉微无力。若阴邪渐衰，阳气渐复，脉象由沉微转为微浮，脉微是轻柔和缓之象，为邪气不盛；脉浮是不须重按，脉已应指，为正气抗邪于外，标志着阴寒之邪逐渐衰退，而阳气逐渐恢复，是正胜邪衰，病从外解之佳兆。

②不浮：若脉沉微而不浮起，则表明阴寒之邪未衰，而阳气尚未恢复，说明病邪无外解之机，故脉不浮是病暂未愈的表现。

此外更应注意的，若脉象不是"微浮"，而是"但浮"，按之无根，或脉象豁然暴出，多为阳衰越脱之危候。对这些应有深刻的认识，才能避免误治。

原文

伤寒始发热六日，厥反九日而利，凡厥利者，当不能食，今反能食者，恐为除中。食以素饼，不发热者，知胃气尚在，必愈。恐暴热来，出而复去也。后日脉之，其热续在者，期之旦日夜半愈。所以然者，本发热六日，厥反九日，复发热三日，并前六日，亦为九日，与厥相应，故期之旦日夜半愈。后三日脉之而脉数，其热不罢者，此为热气有余，必发痈脓也。(671)

①后日脉之：脉，名词活用作动词，诊察病情之意。

②后三日脉之而脉数：如果三日后诊察脉搏，见脉搏很快而发热依然不退，这是阳复太过，阳热偏盛，必伤营血，热灼营血，蕴酿日久，则易发痈脓之变。

原文

伤寒六七日，脉迟，而反与黄芩汤彻其热。脉迟为寒，今与黄芩汤，复除其热，腹中应冷，今反能食，此名除中，必死。（672）

脉释

①脉迟：脉象迟，一息脉来不足四至，主寒邪盛。

②脉迟为寒：脉迟是以脉寓证，说明病邪属阴主寒，病邪既入阴经，又有里寒的迟脉可凭，故言"脉迟"可能有厥逆之证。

原文

伤寒脉微而厥，至七八日肤冷，其人躁无暂安时者，此为脏厥，非蛔厥也。蛔厥者，其人当吐蛔，今病者静而复时烦，此为脏寒，蛔上入其膈，故烦，须臾复止，得食而呕又烦者，蛔闻食臭出，其人当自吐蛔。蛔厥者，乌梅丸主之。又主久利。（677）

脉释

脉微而厥：伤寒，脉呈微象，而且手足逆冷，系阴寒内盛，阳气衰弱，内不能温养脏腑，外不能温煦肌肤，欲呈纯阴无阳之势，病属纯阴无阳之危候。

原文

伤寒六七日，脉微，手足厥冷，烦躁，灸厥阴，厥不还者死。（682）

脉微：伤寒阳气来复之期，邪气当罢，为脉浮身热而欲解之时。若不但不愈，反而有加重的趋势，这从时间上提供了病在厥阴的依据，出现"脉微，手足厥冷，烦躁"三大症状，即阳气衰弱，阴寒独盛，阳将暴脱之势。① 脉微，为阳气衰微；② 阳衰阴盛，阳气不能温煦四末，则手足厥冷；③ 虚阳上扰则生烦，阴寒独盛则生躁，虚阳与阴寒交争则烦躁。综观脉证，病属危候。

伤寒五六日，不结胸，腹濡，脉虚，复厥者，不可下也，此为亡血，下之则死。（686）

脉虚：本条以排除法论述"不结胸"，排除邪结在上焦的病患，以"腹濡"排除邪结在中下焦的病患，以"脉虚，复厥者"为辨证眼目，于是做出"此为亡血"的诊断。从"脉虚""此为亡血"，可知阴血不足，因脉道不充，故脉按之虚弱无力，血虚不能营养四末，则见"复厥"。本条脉虚而不见下利，腹满并无所苦，故仲景诊断"此为亡血"。此时尚见大便秘结，是因血虚津少而大肠缺乏濡润的缘故。

伤寒，脉促，手足厥逆，不可灸之。（688）

脉促：脉数而时一止复来者，称为脉促，是阴阳气不相顺接所致。脉促有寒、热之分，脉促有力为热，脉促无力为寒。脉促既可主阳盛，亦可主阳虚，辨在有力与无力。阳盛脉促，应指有力；阳虚脉促，应指无力。本条脉促有力与手足厥逆并见，其厥当为热厥，而非寒厥，故不可温经补阳以救其厥逆。

伤寒，脉滑而厥者，里有热也，白虎汤主之。（689）

脉释

　　脉滑而厥者：本条只言脉象，并以脉测证，可知此处脉滑为热厥辨证之眼目。脉滑之象为圆滑流利，而厥者乃伤寒郁热在里，无形邪热内伏，阳气不能外达，则"脉滑而厥者"。脉滑为阳脉，说明里热炽盛，热邪深伏，阳气郁滞而不能布达四末，故手足厥冷。本条热厥，并未敛结成实，治宜清法，使里热清，则厥自解。

原文

伤寒，手足厥逆，脉细欲绝者，当归四逆加人参附子汤主之；若其人内有久寒者，当归四逆加吴茱萸生姜附子汤主之。（690）

脉释

　　脉细欲绝者：脉搏细小无力，往来不继，有即将断绝之势，此由血虚寒凝所致。血虚则脉道不充而细，寒凝则血流不畅而欲绝，与手足厥冷互参，则血虚寒凝无疑。脉细欲绝者，血虚不能营于脉，又不能温于四末，故欲续其脉，必补其血；欲补其血，必温其经。

原文

病人手足厥冷，脉乍紧者，邪结在胸中，心下满而烦，饥不能食者，病在胸中，当须吐之，宜瓜蒂散。（693）

脉释

　　脉乍紧者：脉乍紧，指脉搏忽然出现紧象，即有时见紧脉，有时不见紧脉。紧脉，不但主寒、主痛、主实，而且主宿食不化。痰食之邪停滞胸中，有形之邪随气机上下而痹阻于胸，痰浊上阻胸阳，胸阳被遏，阳气不布达于四末，则手足厥冷，血脉有时亦为之不利，故脉乍紧。

伤寒六七日，大下后，寸脉沉而迟，手足厥逆，下部脉不至，咽喉不利，唾脓血，泄利不止者，为难治，人参附子汤主之；不差，复以人参干姜汤与之。(695)

脉释

① 寸脉沉而迟：寸部脉轻取不应，重按始得，且脉来缓慢，一息不足四至。

② 下部脉不至：下部脉与上部脉相对而言，上部脉为寸脉，则下部脉指尺脉而言。尺脉摸不着，属严重亡失阴液，阳气亦随之损伤，气血不能充盈、鼓动脉道，故下部脉不至。

原文

下利有微热而渴，脉弱者，令自愈。(698)

脉释

脉弱者：自愈的关键在于阳复，故当动态观察邪正斗争的变化，以判断疾病的转归。"微热而渴"属里气渐和，阳气渐复，因为此渴为下利伤阴之候，今虽阳复，但津液一时不足上承，故只有微渴才是阳复的佳兆；脉弱虽属正气不足，但胃气尚存，邪气已衰，与微热、微渴相伴，故阳复邪退，其病不治自愈。

原文

下利，脉数有微热，汗出者，为欲愈；脉紧者，为未解。(699)

脉释

① 脉数：脉数而无力，为阴寒下利的邪衰阳复之象，为利欲自止。

第 698 条脉弱为邪衰，本条脉数为阳复；第 698 条微热口渴说明阳复胃津尚未承布之兆，本条微热汗出说明阳复之兆，即由阴转阳之象。虽见证有异，但阳复邪退的机理是一致的，故都可愈。

②脉紧者：假设虚寒下利而又见紧脉，紧脉主寒，为邪气盛，说明寒邪势盛而未衰，正气不能祛邪外出，此时虽有微热汗出之证，也属阳复未及而阴寒内盛之候，故病亦不能自愈。

原文

下利，手足厥逆，无脉者，灸之：不温，若脉不还，反微喘者，死；少阴负趺阳者，为顺也。（700）

脉释

①无脉者：下利，手足厥逆，摸不着脉搏，系阴寒盛极，阳气虚陷，真阳欲脱之危候。因阴盛阳衰，寒盛于里，则下利；阳气虚衰，不能布达四末，则手足厥逆；阳气虚衰，无以推动血行，则摸不着脉搏，即无脉。

②若脉不还：若手足厥逆不见转温，脉搏不见复还，反而出现微喘现象，为肾阳绝于下，肺气脱于上的表现，客观地反映了病证由衰而绝的发展进程，病情已危在倾刻，难以挽救。

③少阴负趺阳者，为顺也：少阴为肾脉，属水；趺阳为胃脉，属土。负，相互克制。少阴负趺阳，为胃气尚存，可以制水，即少阴脉弱于趺阳脉，预后尚有生机。本条提出从足部少阴与趺阳两脉的关系来作为判断依据，少阴是指肾经的太溪穴，趺阳是指胃经的冲阳穴，一主先天，一主后天，两脉都位在足部，除诊其有无可以判断其气是否竭绝之外，同时还可以进一步诊其两脉之有无的相异，来判断其病证的吉凶顺逆。假如冲阳脉可见，太溪脉不可见，或者冲阳脉比太溪脉明显，说明土能制水，胃气尚存，后天未绝，生化有源，仍有抢救的余地；反之，若太溪脉盛于冲阳脉，说明土不胜水，胃气败绝，预后不良。总之，当独取寸口无脉的时候，诊察足部脉搏，特别是趺阳脉，对决诊生死有重要价值，对判断危重病人的预后具有普遍意义。

原文

下利，寸脉反浮数，尺中自涩者，必圊脓血，柏叶阿胶汤主之。（701）

寸脉反浮数，尺中自涩者：下利属里证，脉当沉；若属寒证，脉当沉迟。今下利，脉不沉迟，寸部脉反而浮数，说明非阴寒下利，而是阳盛气热的热利之候。因寸脉属阳以候气，寸脉浮数为阳热气盛；尺脉属阴以候血，尺脉往来艰涩不畅，此为里热炽盛，灼伤阴血，故尺脉独自涩滞，乃为阴血虚损。阳热气盛而又阴血不足，势必热灼营血，血被热蒸，灼伤血络，腐化为脓，必定要便脓血。

原文

下利，脉沉弦者，下重也；脉大者，为未止；脉微弱数者，为欲自止，虽发热，不死。（703）

脉释

①脉沉弦者：脉沉主里，脉弦主痛、主急，是邪气入里，阻滞气机，为里气壅滞之象。由于大肠气机滞塞，腑气不畅，传导不利，秽浊之邪欲出而不得出，所以有里急后重、滞下不爽、腹痛不舒之兆。

②脉大者：下利而脉大，为邪势方张，邪气尚盛，故脉大是下利未停止的脉象。

③脉微弱数者：脉微弱数者，为脉来细软无力，一息五至者。下利而脉微弱数者，脉微弱为正气不足而邪气已衰，脉数而无力为阳气渐复之征，邪衰正复，为下利将愈之兆。总之，脉沉弦者，为里急后重，如滞下之证也；脉大者，邪热甚，为利未止也；脉微弱数者，此阳邪之热已退，真阴之气将复，故为自利止也。

原文

下利，脉沉而迟，其人面少赤，身有微热，下利清谷者，必郁冒、汗出而解、病人必微厥，所以然者，其面戴阳，下虚故也。（704）

脉释

脉沉而迟：本条下利，脉沉迟，即脉来迟滞，轻取不应，按之始得，一息不足四至，显系脾肾之阳不足，阴寒内盛之候。寒盛于下，虚阳浮越于上，称戴阳；阴寒内盛，虚阳浮越于外，称格阳。

原文

下利，脉数而渴者，令自愈。设不差，必清脓血，以有热故也。（705）

脉释

脉数而渴者：虚寒下利，脉本当不数，口亦不渴，今见脉数而口渴，即，脉微数，口微渴，是阳气来复而寒邪消退自愈佳兆。有一点值得注意，虚寒下利，若见脉数而渴者，有两种转归：① 阳复寒祛，疾病向愈；② 阳复太过，邪热有余，而反有便脓血之可能。

原文

下利后脉绝，手足厥冷，晬时脉还，手足温者生，脉不还者死。（706）

脉释

① 下利后脉绝：本条下利为暴寒卒中引起的急性剧烈暴泻，暴泻则津液大伤，阳气随之外脱，由此表现出脉沉伏不见，触摸不着，手足厥冷。

② 晬时脉还：晬时，即一周时，指一昼夜的时间。经过急救，在一定时间内脉搏逐渐恢复，手足逐渐转温，为生机未绝之象，是阳气回复之征。

③ 脉不还者死：经过一定时间的抢救观察，脉搏不复现，手足仍厥者，则为生阳之气已绝，生机已灭之危候。由于人之气血一时脱绝，脉搏伏匿不见，经过周时，其气尚有重新来复，鼓动气血运行之可能，所以要周时抢救观察，才能作出判断。如果是久病，脉绝肢厥，不可能延长一昼夜之后，乃阳气损耗殆尽，危险立至，实难有阳复脉还之机。

原文

伤寒下利，日十余行，脉反实者，死。（707）

脉释

脉反实者：太阴下利，多自利不渴之征。太阴属脾，脾滞可见腐秽不去，而呈虚中夹实。少阴下利，多阴寒内盛之象，下利而渴，阴盛格阳。厥阴下利，多阴盛阳复之兆，厥阴属肝，肝主疏泄，肝木横逆太过，则致土败之变。下利本属虚证，但木横太过，日久克犯脾土，邪入厥阴，肝邪乘脾，下利日十余次之多，导致气血津液大伤。由于津液大量下泄，阳气虚陷，此属大虚之证，当见微弱无力的脉象，方为脉证相符。今大虚之证反见实脉，实脉是脉来坚实有力而无和缓之象，即脉失柔和之意。实证见实脉，为邪气实；而虚证见实脉，为真脏脉现，乃真脏之气外露，胃气败绝的征象，此属证虚脉实，脉证不符，故脉象言之"反"。说明其人正气本已虚甚，再现真脏脉，为正气将亡之前的虚性亢奋，犹如残灯复明，表明胃气败绝，预后不良。

原文

呕而脉弱，小便复利，身有微热，见厥者，难治，四逆汤主之。（721）

脉释

呕而脉弱：本条呕吐，乃全身性虚寒症状，属阴盛阳衰，阴阳格拒，阴寒之气上逆所致。脉呈弱象，说明呕吐已伤胃气，化源不及，气血虚弱。"小便复利"寓有小便当不利，而今因呕吐，反而使小便增多，故称为"复利"。这是脾胃阳虚不能运化，下焦阳气虚衰，肾失气化，不能固摄所致。身有微热，本来手足当温，是阳气来复的佳兆；今身有微热，反而手足厥冷，说明非为阳复，而是阳不胜阴，阴寒之邪内盛而格阳于外的反映；见厥者，更表明阳气衰微，不能温煦四末，为阳衰欲脱之象。总之，本条胃气逆于上，肾阳衰于下，虚阳浮于外，说明病情十分严重。

原文

便脓血，相传为病，此名疫利，其原因于夏，而发于秋，热燥相搏，遂伤气血，流于肠间，其后乃重，脉洪变数，黄连茯苓汤主之。（729）

脉洪变数：本条言疫利便脓血，相互传染，即夏季暑热疫毒潜伏体内，至秋季与燥邪相搏结，遂伤气血，直犯胃肠，乃便脓血，故脉搏由洪变数。

病人呕吐涎沫，心痛，若腹痛，发作有时，其脉反洪大者，此虫之为病也，甘草粉蜜汤主之。（730）

其脉反洪大者：蛔虫窜扰引起的腹痛，其脉不沉不弦，反呈洪大之象，乃是蛔虫扰动气血，热浮于外之兆。应当指出，不能仅凭脉象诊断其为蛔虫所致之腹痛，必须与其他症状合参。对于蛔虫病腹痛的脉象，就临床所见，脉洪大者有之，脉乍大乍小者亦有之。再者，洪大之脉，蛔虫病腹痛可见，因积热而腹痛者亦可见。所以临证时，对于腹痛病人，不可一见洪大之脉，便断言有蛔虫；也不能因不是洪大之脉，而否定有蛔虫。还应结合其他征象，进行辨别，才能得出比较确实的诊断。

厥阴病，脉弦而紧，弦则卫气不行，紧则不欲食，邪正相搏，即为寒疝，绕脐而痛，手足厥冷，是其候也，脉沉紧者，大乌头煎主之。（731）

①脉弦而紧，弦则卫气不行，紧则不欲食：弦脉、紧脉皆属阴脉，皆为寒邪凝结，主寒主痛之脉，而两者所反映的病机有内寒、外寒之分。脉弦之寒从内而生，里寒证而有恶寒的感觉，是由于卫气不行，阳虚不能外达，皮毛失于温煦所致；脉紧之寒从外而来，寒邪内侵，影响脾胃运化功能则不欲食，是寒邪痹阻胃阳所致。卫阳与胃阳并衰，内寒与外寒交盛，于是阴反无畏而上冲，阳反不制而下伏，所谓邪正相搏，即谓寒疝。

②脉沉紧者：寒疝是阳虚阴盛，每因寒而触发，寒气搏结不解，则绕脐疼痛；阳虚不能卫外，故发作时冷汗自出；阳气不能达于四末，则手足厥冷，甚至口唇青紫；脉象由弦紧转为沉紧，甚至伏而不见，可见其剧痛的程度。

寸口脉浮而迟，浮则为虚，迟则为劳；虚则卫气不足，劳则荣气竭。趺阳脉浮而数，浮则为气，数则消谷而大便坚，气盛则溲数，溲数则坚，坚数相搏，即为消渴。（735）

①寸口脉浮而迟，浮则为虚，迟则为劳：寸口部位的脉象浮而兼迟，其脉浮并非外邪在表，乃为阳虚气浮，卫气不足之象；其脉迟并非里寒，乃为劳伤阴血，营气耗竭，血脉不足之征。今脉象浮迟并见，当属营卫气血俱不足，卫虚气浮不敛，营虚燥热内生，脏腑柔弱易受邪侵，乃易形成消渴病的热亢现象。

②趺阳脉浮而数，浮则为气，数则消谷而大便坚：趺阳脉以候胃，正常脉象应沉而和缓，今脉象浮数并见，胃中浊气盛而上鼓，所以脉现浮象；胃中热邪盛而不熄，所以脉现数象。胃中热浊之气熏蒸上鼓而脉浮，所以说"浮则为气"；脉数为胃热亢盛，热能杀谷，又能耗津，故腐熟功能太过而消谷善饥，肠道失于濡润而大便坚硬。再则，所谓"气盛"，乃胃中之火盛也。气有余便是火，火热太盛，胃中燥坚，饮入之水不能浸润胃肠，但从旁下转，且又为火气所迫而不留，偏渗于膀胱，致使小便频数而量多；热盛津伤，加之津液又偏渗于膀胱，肠道再次失润，故加剧大便坚硬难解。由于胃热太盛，则肠燥便硬，溲数津亏；津亏肠燥，阳亢无制，则胃热更炽。胃热与津亏并存，互为因果，相互影响，于是形成消渴病。本条所述消渴病之脉象，寸口脉浮而迟，趺阳脉浮而数，两者脉象不仅迟数为辨，而且前者为营卫俱虚，乃气不足，其脉当浮而无力；后者为胃热炽盛，乃气有余，其脉当浮而有力。一虚一实，宜区别之。

消渴，脉浮有微热，小便小利者，五苓散主之。（737）

脉释

　　脉浮：脉浮，乃风寒束表之象，由于大部分表邪循经入腑，小部分邪气仍留肌表，卫气抗邪于表，但表邪不甚，故病有微热；寒邪未从外解，太阳经邪进入膀胱腑，影响膀胱气化功能，水道失调，以致寒与水结，膀胱气化失职，而致水停于下焦，所以小便小利，小便时亦无灼热疼痛之感。此为太阳经腑同病，而以腑病为重，故治宜利小便与发汗同施，利小便则除蓄结膀胱之水，发汗则散外束肌表之邪。

辨霍乱吐利病脉证并治之脉释

第 741—763 条

原文

霍乱，呕吐下利，无寒热，脉濡弱者，理中汤主之。（744）

脉释

脉濡弱者：本条寒性霍乱之呕吐腹泻，为脾胃虚寒，寒湿中阻，清阳不升，浊阴不降所致。故病情瞀乱，外无恶寒发热症状，脉呈濡弱之象，故知脾寒之为病。宜温运脾阳，升转大气，则升降复而吐利止，所以霍乱愈矣。

原文

先吐后利，腹中满痛，无寒热，脉濡弱而涩者，此宿食也，白术茯苓半夏枳实汤主之。（745）

脉释

脉濡弱而涩者：先呕吐，后腹泻，知邪始于胃气之逆。呕吐腹泻，复腹中满痛，知脾气结而谷气之不行也。呕吐腹泻后，应当胃中谷气空虚，但胃中仍满痛不除，故知此伤于宿食。未有恶寒发热症状，脉呈濡弱而涩滞之象，脉濡弱为太阴本象，按之涩滞，知谷气中阻，所以说，这是有宿食的缘故。

原文

胸中满，欲吐不吐，不利时疏，无寒热，腹中绞痛，寸口脉弱而结者，此

宿食在上故也，宜瓜蒂散。(746)

寸口脉弱而结者：胸中满闷，想呕吐又吐不出，乃中焦气结，脾胃之气郁而不能上达，阻碍其升降之用所致；时有少量的腹泻，为脾气下陷使然；没有恶寒发热症状，说明与外感客邪无关；腹中绞痛，知中焦寒凝气滞所致；寸口脉象弱而结者，即脉象关尺部脉俱弱，唯寸部脉呈结寒之象，这是宿食停在上脘的缘故。

霍乱，呕吐，下利清谷，手足厥冷，脉沉而迟者，四逆汤主之。(747)

脉沉而迟者：霍乱吐利，为病之正象；清谷，手足厥冷，为肾寒而脾胃阳虚也；少阴水寒之气盛，阳微阴阻，故脉呈沉迟之象。

吐利，发热，脉濡弱而大者，白术石膏半夏干姜汤主之。(748)

脉濡弱而大者：本条霍乱兼阳明证也，霍乱呕吐、腹泻而复发热，此外证象阳明，内证象太阴，胃燥则上热而吐，脾湿则下寒而利，无外感风寒之邪，故不恶寒而因胃燥之发热，所以脉象濡弱而按之大也。

呕吐，甚则蛔出，下利时密时疏，身微热，手足厥冷，面色青，脉沉弦而紧者，四逆加吴茱萸黄连汤主之。(749)

脉沉弦而紧者：本条为霍乱病兼厥阴之候。霍乱吐利，病之本象；吐甚蜩出，知病兼厥阴；脉象沉弦而紧，脉沉弦为肝气内郁，兼紧为肾寒而气结也。

霍乱，吐利，口渴，汗出、短气，脉弱而濡者，理中加人参瓜蒌根汤主之。（750）

脉弱而濡者：本条为霍乱病兼暑气之候。暑气霍乱，唯发于夏秋，他令无伤暑之候。暑熏分腠，兼有伤暑之象，外无厥冷，脉不沉微，应指势弱而呈濡象，故知为霍乱兼暑气。

饮水即吐，食谷则利，脉迟而弱者，理中加附子汤主之。（751）

脉迟而弱者：今之为病，饮水即吐出，食谷则腹泻，故知不饮则不吐，不食则不利，且无挥霍撩乱之情，此为胃中寒冷，非霍乱之为病也。脉象迟而弱，无饮食格拒之象，故为胃中寒冷所致。

腹中胀满而痛，时时上下，痛气上则吐，痛气下则利，脉濡而涩者，理中汤主之。（752）

脉濡而涩者：本条为脾湿中寒吐利，证似霍乱之候，霍乱自吐利而无腹中胀满而痛，今之腹中胀满而痛，此为脾湿中寒，谷气不化。脉呈濡弱而涩滞之象，为脾气结而升降失常所致。胃气上逆而吐，脾气下陷而利。

霍乱证有虚实，因其人本有虚实，证随本变故也。虚者，脉濡而弱，宜理
中汤；实者，脉急而促，宜葛根黄连黄芩甘草汤。（753）

①虚者脉濡而弱：霍乱证有虚实之分，因人的体质虚实而异，故病
证随体质而转变。若虚者脉濡弱，为太阴脏寒之正象也。

②实者脉急而促：若实者脉急促，为邪实脉势之上鼓也。

霍乱转筋，必先其时已有寒邪留于筋间，伤其荣气，随证而发，脉当濡
弱，时一弦急，厥逆者，理中加附子汤主之。（754）

脉当濡弱，时一弦急：霍乱转筋，必然先有寒邪留着于筋间，伤其营
阴，随霍乱吐泻而发作。吐泻后，脉象濡弱，为正气虚之本象；脉时有弦
急之象，为寒邪盛之候。

伤寒，其脉微涩者，本是霍乱，今是伤寒，却四五日至阴经上，若转入阴
者，必利；若欲似大便而反失气，仍不利者，此属阳明也，便必硬，十三
日愈。所以然者，经尽故也。（756）

其脉微涩者：先病霍乱，吐泻交作，正气已虚，津液亦损，今又感
伤寒，伤寒之为病，脉象应浮紧，今脉象微涩，脉微为气虚，脉涩为津
伤。故伤寒出现微涩之脉，是由于吐泻后，正气虚弱，脉搏鼓动无力
所致。

伤寒脉微而复利，利自止者，亡血也，四逆加人参汤主之。（758）

脉释

  脉微而复利：伤寒脉微，本为阳虚之征；而复利，乃为阴盛之兆。下利自行停止，而不见阳复之脉象转和，可知并非阳复阴退，是体内之津液随下利耗竭的缘故，已无物可下，此时不但阳虚，而且液脱。少阴肾气已衰，外证似乎恶寒，实为阳气已虚，而邪非在表，故脉微复利，而利自止。

原文

既吐且利，小便复利而大汗出，下利清谷，内寒外热，脉微欲绝者，四逆汤主之。（761）

脉释

  脉微欲绝者：本条为霍乱吐泻交作，阴寒内盛，虚阳外越的真寒假热证。阳气因吐泻而伤亡，少阴阳虚，固摄无权，阴津随之下泄，小便复利，乃是阳气将亡的先兆；阳虚不能固护肌表，腠理开泄，阴津外脱，因而大汗出；少阴肾阳既虚，则中焦脾阳亦衰，阴寒内盛，脾肾阳微，不能腐熟水谷，则下利清谷；阳气虚衰，阴液耗伤，无力鼓动血脉，则脉搏似有似无，微弱得好像将要断绝似的。

原文

吐已下断，汗出而厥，四肢拘急不解，脉微欲绝者，通脉四逆加猪胆计汤主之。（762）

脉释

  脉微欲绝者：霍乱无物吐泻而自止后，乃因吐泻太过，使阳气衰微，气血俱虚，津液俱耗，导致阳亡阴竭。阳气外亡，津液不摄，则大汗淋漓；筋脉失于阳气温煦，则手足厥冷；筋脉失于阴津濡养，则四肢拘急不得缓解；阳气衰微欲绝，阴津即将涸竭，则脉微欲绝。

原文

吐利后汗出，脉平，小烦者，以新虚不胜谷气故也。（763）

脉释

脉平：吐泻经过适当的治疗而欲止，脾胃升降复常，里气已和，脉搏已恢复正常，和平人脉搏一样。但毕竟是病后新愈，脾胃之气尚弱，如果饮食不慎，会引起脾胃不和，又生新的变端，从而说明饮食调护的重要性。

辨痉阴阳易差后劳复病脉证并治之脉释
第 764 — 784 条

原文

太阳病，发热无汗，而恶寒者，若脉沉迟，名刚痉。(764)

脉释

　　若脉沉迟：痉病初起，外感风寒虽与太阳伤寒相同，而内在津液不足，或津液输布障碍，导致津伤液耗，经脉气血运行不利，则脉象沉迟。

原文

太阳病，发热汗出，不恶寒者，若脉浮数，名柔痉。(765)

脉释

　　若脉浮数：痉病初起，外感风寒虽与太阳中风相同，而内在津液不足，或津液输布障碍，加之表虚之体，风寒之邪伤于人体肌表，卫阳抗邪，邪正相争，则脉象浮数。

原文

太阳病，发热，脉沉而细者，名曰痉，为难治。(766)

脉释

　　脉沉而细者：本条"脉沉而细"是辨证的点睛之处。一般来说，痉病初起，无论刚痉还是柔痉，虽见太阳病证，脉多呈沉迟或浮数之象。今脉呈沉细之象，为邪盛正虚之征，可知痉病脉见沉细者预后不良。

痉病的发生，津虚血少，筋脉失养为主因；而痉病转剧，津枯血涸，不足以鼓邪外出，更是其关键所在。所以治疗本证，应处处以照顾津液为主。

病者，身热足寒，颈项强急，恶寒，时头热面赤目赤，独头动摇，卒口噤，背反张者，痉病也。若发其汗，寒湿相得，其表益虚，则恶寒甚，发其汗已，其脉如蛇，暴腹胀大者，为未解；其脉如故，及伏弦者，痉。（770）

其脉如蛇：形容脉象的形态，指脉来坚劲，脉象起伏屈曲如蛇行之状，是筋脉拘急已极的真脏脉。背反张时，显露腹部如舟底状向前突出，这是病情未有好转的征兆。

其脉如故，及伏弦者：病人的脉象依然紧而弦，以及出现伏弦之脉象者，说明痉病未解。

夫痉，脉按之紧而弦，直上下行。（771）

脉按之紧而弦，直上下行：本条的上下，指寸部脉、尺部脉。紧脉状如绞索，劲急有力；弦脉如张弓弦，端直以长。"紧而弦"是指劲急强直的脉象，筋脉的柔和尽失，毫无曲缓之势，按之寸、关、尺三部脉的搏动，呈现直线一般的劲急硬直之态。

太阳病，其证备，身体强几几然，脉反沉迟，此为痉，瓜蒌桂枝汤主之。（773）

脉反沉迟：太阳表证，脉应当浮，今脉见沉迟，故言"反"。脉沉表明病邪已由太阳之表入里，痹阻筋脉；脉迟为津液不足，营卫运行不畅之征。故此处的"脉反沉迟"，不是内有寒，而是津液不足的脉象，其脉必于沉迟于中带有紧弦之象。

原文

痉病，手足厥冷，发热间作，唇青目陷，脉沉弦者，风邪入厥阴也，桂枝加附子当归细辛人参干姜汤主之。（775）

脉释

脉沉弦者：痉病，外因之发，始于太阳；内因之发，属于血脏。以外风伤筋，内风动脏，外内合邪，故病发。风邪入厥阴，见厥阴直中之象。手足厥冷，发热间作，唇青目陷，皆厥阴脏气外应之候。脉沉弦者，乃痉病之脉，故宜养血濡筋，陷举风止矣。

原文

痉病，本属太阳，若发热汗出，脉弦而实者，转属阳明也，宜承气辈与之。（776）

脉释

脉弦而实者：外因致痉始太阳，邪已入腑，转属阳明之外候，非阳明本经之自发痉，故其脉弦而实，即举之脉弦，为风发之兆；按之脉实，为胃实之象。

原文

伤寒差已后，更发热者，小柴胡汤主之；脉浮者，以汗解之；脉沉实者，以下解之。（780）

脉浮者：伤寒，病初愈，尚有余邪不尽，而邪又有外出之机。如果脉浮，属营卫不和，在表的余邪未尽，可用汗法，解肌发汗。

脉沉实者：如果脉沉实，属余邪留滞胃肠之里实，可用下法，微和胃气。

辨百合狐惑阴阳毒病脉证并治之脉释
第785—796条

原文

百合病者，百脉一宗，悉致其病也。意欲食，复不能食，常默默，欲卧不能卧，欲行不能行，饮食或有美时，或有不欲闻食臭时，如寒无寒，如热无热，口苦，小便赤，诸药不能治，得药则剧吐利，如有神灵者，身形如和，其脉微数。每溺时头痛者，六十日乃愈；若溺时头不痛，淅淅然者，四十日愈；若溺时快然，但头眩者，二十日愈。其证或未病而预见，或病四五日始见，或病至二十日，或一月后见者，各随其证，依法治之。（785）

脉释

① 百脉一宗：百脉，指全身所有的脉络；一宗，是统辖百脉总枢之心神。百脉一宗是指人身之血脉，分之为众，合之则同出一源，皆归心肺所主。百合病的病位在心肺，心主神明而主血脉，肺主治节而朝百脉。在正常情况下，心肺气血充足，则百脉皆得其养，人即安和；若心肺气血不充，则累及百脉，影响神明与治节，因而形成本病。其形成原因：一是发生在伤寒热病之后，余热未尽，邪热耗伤心肺阴液所引起；二是由于情志不遂，郁结化火，耗津灼液，灼伤心肺之阴所形成。

② 其脉微数：阴虚是百合病的病因，病在无形，形体好像没有病，只见无力的微脉和快速的数脉，可知阴虚而有热，主观症状的产生，当责之于心肺阴虚，百脉失和，心神失养，治节无权，则出现神志、语言、行动、睡眠、食欲、感觉的异常；客观症状的产生，当责之于虚热内扰所致。主观症状有时不一定完全出现，而阴虚内热的脉象是必须具备的，这些脉象是判断百合病的重要标志。百合病以自觉症状为多，变化迅速，客观症状较少，既不能仅凭一些变幻莫测、捉摸不定的症状，又不能只凭口

苦、小便赤、脉微数为依据。只有具备阴虚内热和神志恍惚所表现的体征，才能确诊百合病。

原文

病者脉数，无热，微烦，默默但欲卧，汗出，初得之三四日，目赤如鸠眼，七八日，目四眦黑，若能食者，脓已成也，赤豆当归散主之。（794）

脉释

脉数：狐惑，脉数，是里热已盛，湿热郁而不宣所致。

辨疟病脉证并治之脉释

第797—801条

原文

师曰：疟病，其脉弦数者，热多寒少；其脉弦迟者，寒多热少。脉弦而小紧者，可下之；弦迟者，可温之；弦紧者，可汗之、针之、灸之；浮大者，可吐之；弦数者，风发也，当于少阳中求之。（797）

脉释

① 其脉弦数者：其病属里热充盛，所以热偏盛而寒偏少。

② 其脉弦迟者：其病属里寒充盛，所以寒偏盛而热偏少。

③ 脉弦而小紧者：其病偏于里，多兼夹食滞所致。

④ 弦迟者：脉象弦迟，为里有寒邪。

⑤ 弦紧者：脉象弦紧，为表有寒邪。

⑥ 浮大者：脉象浮大，病邪偏于上。

⑦ 弦数者：脉象弦数，风邪化热所致。

原文

疟病，其脉如平，身无寒但热，骨节疼烦，时作呕，此名温疟，宜白虎加桂枝汤。（800）

脉释

其脉如平：其脉象如同平常人一样。笔者认为这是不符合仲景原意的，"如平"的"如"字，已提示"好像"的意思。温疟是热疟之一，仲景于第797条论疟脉说过"其脉弦数者，热多寒少"，"弦数者，风发也"。

既然有这两句提示，似应据此假定温疟的脉象为弦数，但仲景于此何以不直接言温疟脉弦数呢？大抵此证为阴虚热盛，血气伤残，脉来衰弱，失却弦数脉本来面貌，弄成似弦非弦，似数非数，亦弦亦数，好像平常的脉象，实际为不平常。故仲景用"如平"二字来形容这种不固定的脉象，意指温疟的脉象和平时常见的疟病脉象一样，多呈所描述的弦数脉象。

辨血痹虚劳病脉证并治之脉释

第 802—817 条

原文

原文

问曰：血痹之病从何得之？师曰：夫尊荣之人，骨弱肌肤盛，重因疲劳汗出，卧不时动摇，加被微风，遂得之。但以脉寸口微涩，关上小紧，宜针引阳气，令脉和紧去，则愈。（802）

脉释

① 但以脉寸口微涩：寸口脉分属心肺，心主血，肺主气。脉微提示阳气不足，脉涩提示血行涩滞。由于寸部脉呈微弱而往来艰涩之象，故主阳气虚，血行涩。

② 关上小紧：关部脉搏微现紧象，表明微感风寒，邪入尚浅。血痹的病因病机是阳气不足，外受风寒，导致阳气不通，血行不畅。其关键当责之于阳气，即因阳气虚而受邪，阳气痹阻而血滞，故当用针刺引动阳气，气行则血行，且阳气鼓动亦能祛邪外出，血痹自然获愈。

③ 令脉和紧去则愈：脉微为阳微，脉涩为血滞，脉紧则邪之征也。血中之邪，始因阳气伤而入侵，入侵之邪终必得阳气通而祛出。血分凝滞之病，因风邪入侵而阻滞于外，阳气亦因血痹而止于中，故必针以先引阳气，气行则血行，阳出而邪去，邪去而脉紧乃和，则血痹乃愈。

原文

血痹，阴阳俱微，或寸口关上微，尺中小紧，外证身体不仁，如风痹状，黄芪桂枝五物汤主之。（803）

血痹，阴阳俱微，或寸口关上微，尺中小紧：阴阳俱微，指寸口、关上、尺中三部脉象都微弱，或寸关部脉微弱而尺部脉稍现紧象，显然属于血痹重证。阳气虚弱，阴血不足，外风侵袭，可能导致血脉痹阻，血行滞涩而成血痹。血痹病前后两条条文对脉象的描述比较详细，第 802 条脉象关上小紧，为邪浅病轻；第 803 条脉象尺中小紧，为邪深病重。

原文

男子平人，脉大为劳，极虚亦为劳。（804）

脉释

①脉大为劳：脉大的脉象是脉体豁然浮大无力，为有形于外而不足于内的脉象，多由恣情纵欲，阴精耗损，水不济火，阴不潜阳，虚阳上浮所致。

②极虚亦为虚：脉极虚之象，是轻按则软，重按则极无力，多由精气亏损，阳气内虚，鼓动无力所致。

概而言之，脉大是虚劳病病进的反应，脉极虚是精气内耗的本脉，故两者可以动态地反映虚劳的病情。

原文

男子面色薄者，主渴及亡血，卒喘悸，脉浮者，里虚也。（805）

脉释

脉浮者：此处"脉浮"应与外感表证的脉浮相鉴别。脉浮大无力，为阴精耗于内，阳气浮于外的脉象，这是津液亏耗，阴血虚损所致。

原文

男子脉虚沉弦，无寒热，短气里急，小便不利，面色白，时目瞑，兼衄，

少腹满，此为劳使之然。（806）

男子脉虚沉弦：肾藏精，为先天之本。房劳伤肾，精气耗损，男子居多，故条首曰"男子"。其实，女子亦然。本条脉虚沉弦，即脉沉弦无力，为气血两虚之象，故曰"此为劳使之然"。

劳之为病，其脉浮大，手足烦，春夏剧，秋冬差，阴寒精自出，酸削不能行。（807）

其脉浮大：频繁过度疲劳，使阳气不能内敛而外张，虚阳亢进，导致阴精耗损，阴虚则失去维系阳气的功能，阳气不复潜藏，势必浮张，而外鼓于脉道，故脉呈虚浮阔大无力之象。

男子脉浮弱涩，为无子，精气清冷。（808）

男子脉浮弱涩：脉浮轻取浮大无力，为虚阳不潜，精气不敛之象；弱脉为沉取柔细无力，乃肾阳不足，阳衰不振之兆；兼脉涩，呈往来的涩滞而不流利之象，为阴精稀少，气血亏耗之征。此为肾阳内衰，不能温养精血，故精液稀薄而清冷。

失精家，少阴脉弦急，阴头寒，目眩，发落。脉极虚芤迟者。为清谷、亡血、失精；脉得诸芤动微紧者，男子则失精，女子则梦交。桂枝龙骨牡蛎汤主之；天雄散亦主之。（809）

446

①少阴脉弦急：少阴脉，指足少阴肾脉，位于太溪穴处。太溪穴为足少阴经的原穴，在足内踝后跟骨上动脉陷中，为气血所注之处。足少阴经脉气出于涌泉，流经然谷，至此聚留而成大溪，故名之"太溪"。太者，大也。少阴脉弦急，其脉的指感为脉管紧缩，挺然指下，绷直不移，为肾脏阴精耗损，阴不敛阳之候。

②脉极虚芤迟者：其脉象轻取浮大虚软无力，按之中空、虚极而缓慢，说明阴阳两虚。这种脉象既可见于失精之人，亦可见于清谷、亡血之人。

③脉得诸芤动微紧者：仲景重申失精之人脉象，轻取浮大虚弱，关上如豆动摇，按之无力而稍微拘急。这种脉象同样说明阴阳两虚，由于精液久泄，不仅阴虚，阳气亦因久泄而亏损。这种脉象男子可见，女子亦可见。

原文

男子平人，脉虚弱细微者，喜盗汗也。（810）

脉释

①脉虚弱细微者：外表好像无病，其实内脏气血已经虚损之人，其脉象虚弱细微，说明阴阳俱不足，阴不足则不能守，阳不足则不能固。

②虚脉：举之无力，按之空虚，应指松软，举之脉形浮大而搏击力弱，按之有豁然空虚的感觉。气虚无力推动血行，故脉来无力；血虚不能充盈脉道，故按之空豁。由于气虚不敛而外张，血虚气无所附而外浮，故脉道松弛，形大而势软。

③弱脉：脉呈极软而沉细之象，具有脉位沉，体细，其势柔软无力的特点。切脉时，沉取始得，若浮取则脉搏无跳动感。阴血不足，不能充盈脉道，阳衰气少，无力推动血行，故脉象沉细而软。

④细脉：脉细如线，应指明显，切脉指感为脉道狭小，细直而软，其脉气来去连续无间断，应指常有而不绝。营血亏虚则不能充盈脉道，气不足则无力鼓动血液运行，故脉道细小而软弱无力。

⑤微脉：极细而软，按之欲绝，似有似无，脉体模糊，浮取与沉取区别明显。微脉为气血不足之象，阳气衰微，鼓动无力，血微则无以充盈脉道，故脉微。

综上所述，虚脉无力之甚者为弱脉，弱脉无力之甚者为微脉，皆指按之无力而言；细脉脉道狭小细软，软弱无力，不如弱脉、微脉之甚。简言之，浮大无力，不任重按者，为虚脉；沉细而软，重按始得，为弱脉；脉细如线，应指明显，为细脉；极细而软，似有似无，为微脉。

原文

人年五六十，其脉大者，病痹侠背行，若肠鸣、马刀侠瘿者，皆为劳得之也；其脉小沉迟者，病脱气；疾行则喘喝，手足逆寒者，亦劳之为病也。（811）

脉释

其脉大者：当人到了五六十岁的时候，气血与肾气已衰，脉本应缓弱，若见脉大，则是劳伤精气使然。由于精气虚衰，虚阳外浮，故脉浮大而按之无力，多系虚损之兆。

其脉小沉迟者：脉小是细弱之甚，主元气虚衰；脉沉是重按始得，主病在里；脉迟是脉来一息不足四至，主阳虚失于温煦。脉小、沉、迟并见，说明阳气衰弱已极，津血亏损已甚，难以充养温煦形体。

辨咳嗽水饮黄汗历节病脉证并治之脉释
第818—894条

原文

肺咳，脉短而涩。假令浮短而涩，知受风邪；紧短而涩，知受寒邪；数短而涩，知受热邪；急短而涩，知受燥邪；濡短而涩，知受湿邪。此肺咳之因也。其状则喘息有音，甚则唾血。（819）

脉释

①脉短而涩：肺咳，脉象短涩，为气伤血阻。

②假令浮短而涩：脉短涩为肺咳之本脉，脉浮为风邪，若脉浮而短涩，则肺受风邪为患。

③紧短而涩：脉紧为寒邪，若脉紧而短涩，则肺受寒邪为患。

④数短而涩：脉数为热邪，若脉数而短涩，则肺受热邪为患。

⑤急短而涩：脉急为燥邪，若脉急而短涩，则肺受燥邪为患。

⑥濡短而涩：脉濡为湿邪，若脉濡而短涩，则肺受湿邪为患。

原文

心咳，脉大而散。假令浮大而散，知受风邪；紧大而散，知受寒邪；数大而散，知受热邪；急大而散，知受燥邪；濡大而散，知受湿邪。此心咳之因也。其状则心痛，喉中介介如梗，甚则咽肿喉痹。（820）

脉释

①脉大而散：心咳，脉象大散，为气血俱衰。

②假令浮大而散：脉大散为心咳之本脉，脉浮为风邪，若脉浮而大

散，则心受风邪为患。

③ 紧大而散：脉紧为寒邪，若脉紧而大散，则心受寒邪为患。

④ 数大而散：脉数为热邪，若脉数而大散，则心受热邪为患。

⑤ 急大而散：脉急为燥邪，若脉急而大散，则心受燥邪为患。

⑥ 濡大而散：脉濡为湿邪，若脉濡而大散，则心受湿邪为患。

原文

肝咳，脉弦而涩。假令脉弦而涩，知受风邪；弦紧而涩，知受寒邪；弦数而涩，知受热邪；弦急而涩，知受燥邪；弦濡而涩，知受湿邪。此肝咳之因也。其状则两胁下痛，甚则不可以转，转则两胠下满。（821）

脉释

① 脉弦而涩：肝咳，脉象弦涩，为气血俱阻。

② 假令脉浮弦而涩：脉弦涩为肝咳之本脉，脉浮为风邪，若脉浮而弦涩，则肝受风邪为患。

③ 弦紧而涩：脉紧为寒邪，若脉紧而弦涩，则肝受寒邪为患。

④ 弦数而涩：脉数为热邪，若脉数而弦涩，则肝受热邪为患。

⑤ 弦急而涩：脉急为燥邪，若脉急而弦涩，则肝受燥邪为患。

⑥ 弦濡而涩：脉濡为湿邪，若脉濡而弦涩，则肝受湿邪为患。

原文

脾咳，脉濡而涩。假令浮濡而涩，知受风邪；沉濡而涩，知受寒邪；数濡而涩，知受热邪；急濡而涩，知受燥邪；迟濡而涩，知受湿邪。此脾咳之因也。其状右胁下痛，隐隐引背，甚则不可以动，动则咳剧。（822）

脉释

① 脉濡而涩：脾咳、脉象濡涩，为湿滞血阻。

② 假令浮濡而涩：脉濡涩为脾咳之本脉，脉浮为风邪，若脉浮而濡涩，则脾受风邪为患。

③ 沉濡而涩：脉沉为寒邪，若脉沉而濡涩，则脾受寒邪为患。

④数濡而涩：脉数为热邪，若脉数而濡涩，则脾受热邪为患。

⑤急濡而涩：脉急为燥邪，若脉急而濡涩，则脾受燥邪为患。

⑥迟濡而涩：脉迟为湿邪，若脉迟而濡涩，则脾受湿邪为患。

肾咳，脉沉而濡，假令沉弦而濡，知受风邪；沉紧而濡，知受寒邪；沉数而濡，知受热邪；沉急而濡，知受燥邪；沉滞而濡，知受湿邪。此肾咳之因也。其状则肩背相引而痛，甚则咳涎。（823）

①脉沉而濡：肾咳，脉象沉濡，为湿阻水脏。

②假令沉弦而濡：脉沉濡为肾咳之本脉，脉弦为风邪，若脉弦而沉濡，则肾受风邪为患。

③沉紧而濡：脉紧为寒邪，若脉紧而沉濡，则肾受寒邪为患。

④沉数而濡：脉数为热邪，若脉数而沉濡，则肾受热邪为患。

⑤沉急而濡：脉急为燥邪，若脉急而沉濡，则肾受燥邪为患。

⑥沉滞而濡：脉滞为湿邪，若脉滞而沉濡，则肾受湿邪为患。

肺咳不已，则流于大肠，脉与肺同，其状则咳而遗失也。（824）

脉与肺同：一般病皆由腑及脏，自阳入阴，为病邪由浅至深之次第也。但咳病独先脏后腑，以入腑为剧。大肠者，肺之腑，肺咳不愈，则大肠受之。大肠咳的脉象与肺咳的脉象相同。

心咳不已，则流于小肠，脉与心同，其状则咳而失气，气与咳俱失也。（825）

脉与心同：小肠者，心之腑，心咳不愈，则小肠受之。小肠咳的脉象与心咳的脉象相同。

肝咳不已，则流于胆，脉与肝同，其状则呕苦汁也。（826）

脉与肝同：胆者，肝之腑，肝咳不愈，则胆受之。胆咳的脉象与肝咳的脉象相同。

脾咳不已，则流于胃，脉与脾同，其状则呕，呕甚则长虫出也。（827）

脉与脾同：胃者，脾之腑，脾咳不愈，则胃受之。胃咳的脉象与脾咳的脉象相同。

肾咳不已，则流于膀胱，脉与肾同，其状则咳而遗溺也。（828）

脉与肾同：膀胱者，肾之腑，肾咳不愈，则膀胱受之。膀胱咳的脉象与肾咳的脉象相同。

久咳不已，则移于三焦，脉随证易，其状则咳而腹满，不欲食饮也。（829）

脉随证易：以上各种咳嗽，经久不愈，则使三焦受病，其脉象随着证情而更易。

咳家，其脉弦者，此为有水，十枣汤主之。（831）

其脉弦者：外感之咳，其脉必浮；内伤之咳，其脉多数。本条之脉，不浮不数，而呈弦象，为水饮内阻所致。久咳，病程迁延日久，而脉呈弦象，脉弦为水，知为水饮渍于肺也。

咳而脉浮者，厚朴麻黄汤主之。（834）

咳而脉浮者：本条"咳"字冠首，当是咳喘无疑。条文中"咳而脉浮者"的"浮"字，既指脉象，也是病机的概括，指出本证的病机是病邪近于表，而邪盛于上，肺气不利则咳；邪由内出，病邪趋向于表而盛于上时，则脉浮。

咳而脉沉者，泽漆汤主之。（835）

咳而脉沉者：条文中"咳而脉沉者"的"沉"字，说明其病在里，亦为有水之兆。脉沉是对水饮内停，聚结不化的病机的概括，即水饮内停，上迫于肺则咳喘，外溢肌肤则身肿。

咳而上气，咽喉不利，脉数者，麦门冬汤主之。(836)

　　脉数者：由于肺胃津液耗损，阴虚亢盛，则脉数而无力。

咳逆倚息不得卧，脉浮弦者，小青龙汤主之。(837)

　　脉浮弦者：由于胸中素有停饮，一旦起居不慎，感受外邪，外寒引动内饮，则脉浮弦。

咳而胸满，振寒脉数，咽干不渴，时出浊唾腥臭，久久吐脓如米粥者，此为肺痈，桔梗汤主之。(838)

　　振寒脉数：热入营血，邪正交争于里，邪热内盛，卫阳不宣达于表，则振寒脉数，是病势发展成肺痈溃脓的主要标志。

咳而气喘，目如脱状，脉浮大者，此为肺胀，越婢加半夏汤主之，小青龙加石膏汤亦主之。(839)

　　脉浮大者：脉浮主表，亦主上；脉大主热，亦主邪实。此为外邪饮热盛于表里之征兆，病势急，故脉浮大有力。

454

咳而唾涎沫不止，咽燥口渴，其脉浮细而数者，此为肺痿，炙甘草汤主之。（842）

其脉浮细而数者：因热在上焦，虚热伤肺，耗损津液，津枯则肺燥，清肃之令不行，脾胃上输之津液不能敷布，转从热化，阴虚生内热，故其脉呈浮细而数之象。

夫平人食少饮多，水停心下，久久成病，甚者则悸，微者短气，脉双弦者寒也，脉偏弦者饮也。（847）

①脉双弦者寒也：寒可遍体，寒气周体，故两手脉象皆呈弦象，便是虚寒证。

②脉偏弦者饮也：饮邪偏注，故一手脉呈弦象，便是水饮病。

病者脉伏，其人欲自利，利反快，虽利，心下续坚满，此为留饮，甘遂半夏汤主之。（849）

病者脉伏：持脉重按至筋骨部位始得者，谓之脉伏。由于水饮久留心下，在心下有巢穴可踞，痼结于胃肠，停积不去，闭郁血脉，阻遏阳气，阳气无力宣通气血，所以病者脉伏。

原文

心下有痰饮，胸胁支满，目眩，脉沉弦者，茯苓桂枝白术甘草汤主之。(850)

脉释

　　脉沉弦者：沉脉主里，弦脉主饮、主痛，饮邪潴留于胸胁间，病在于里，故脉沉弦。

原文

悬饮内痛，脉沉而弦者，十枣汤主之。(851)

脉释

　　脉沉而弦者：脉沉主里，脉弦主饮、主痛，饮邪潴留于胸胁间，病在于里，故脉沉弦。

原文

膈间支饮，其人喘满，心下痞坚，面色黧黑，其脉沉紧，得之数十日，医吐下之不愈者，木防己汤主之；不差，木防己去石膏加茯苓芒硝汤主之。(853)

脉释

　　其脉沉紧：饮邪留伏于里，结聚不散，所以其脉沉紧。

原文

师曰：病有风水，有皮水，有正水，有石水，有黄汗。风水，其脉自浮，其证骨节疼痛，恶风。皮水，其脉亦浮，其证胕肿，按之没指，不恶风，腹如鼓，不渴，当发其汗。正水，其脉沉迟，其证为喘。石水，其脉自沉，其证腹满不喘，当利其小便。黄汗，其脉沉迟，其证发热，胸满，四肢头面肿，久不愈，必致痈脓。(861)

①其脉自浮：因风邪而病水，谓之风水。风水病的脉自当出现浮象。由于肺主皮毛，风邪外袭而客于肌表，伤于肺卫，其病在表，故风水其脉自浮。

②其脉亦浮：因湿邪而病水，水停皮中，谓之皮水。皮水病的脉亦是浮象。由于脾主肌肉，肺主皮毛，脾失健运，肺失宣肃，水湿外袭，水在皮中，病位尚在体表，故其脉亦浮。

③其脉沉迟：肾主水，肾经之水自病，谓之正水。正水病的脉当呈沉迟之象，脉沉主里，脉迟主寒。由于肾阳不足，不能化气行水，故脉沉迟为水寒之邪过盛入里之象。

④其脉自沉：水积少腹，腹内满坚如石，谓之石水。石水病的脉自当出现沉象。由于肾阳大衰，水寒之邪沉伏于里，阻滞脉气不能鼓动于外，故石水其脉自沉。

⑤其脉沉迟：身体浮肿，周身汗出色黄，谓之黄汗。黄汗病的脉象沉迟。由于脾虚湿聚，水湿内郁肌腠，营气被阻，故黄汗其脉沉迟。

原文

脉浮而洪，浮则为风，洪则为气，风气相搏，风强则为瘾疹，身体为痒，痒者为泄风，久为痂癞，气强则为水，难以俯仰，身体洪肿，汗出乃愈。恶风则虚，此为风水；不恶风者，小便通利，上焦有寒，其口多涎，此为黄汗。（862）

脉释

脉浮而洪，浮则为风，洪则为气：风，指外界的风邪；气，指体内的水气。脉象浮而洪，脉浮表示有风邪，脉洪说明水气盛。风邪和水气相互搏结，则脉象浮洪。

原文

寸口脉沉滑者，中有水气，面目肿大，有热，名曰风水。其人之目窠上微肿，如蚕新卧起状，其颈脉动，时时咳，按其手足上，陷而不起者，亦曰风水。（863）

寸口脉沉滑者：第 861 条言风水"其脉自浮"，本条又言风水"寸口脉沉滑"。言"其脉自浮"，是风水初起，人体正气强盛，与风邪抗争于表之故；本条言"寸口脉沉滑"，脉沉为水聚气伏，脉滑为风鼓水动，脉沉滑并见于寸关尺三部脉中之寸脉，说明水气流行，泛滥于表而兼风邪，为风水肿势逐渐加剧之征兆。

太阳病，脉浮而紧，法当骨节疼痛，今反不痛，体重而酸，其人不渴，此为风水，汗出即愈；恶寒者，此为极虚，发汗得之；渴而不恶寒者，此为皮水；身肿而冷，状如周痹，胸中窒，不能食，反聚痛，躁不得眠，此为黄汗；痛在骨节，咳而喘，不渴者，此为正水，其状如肿，发汗则愈。然诸病此者，若渴而下利，小便数者，皆不可发汗，但当利其小便。（864）

脉浮而紧：太阳伤寒，脉浮而紧，为外感风寒之邪，邪束肌腠，骨节间营卫之气不畅，按理应当骨节疼痛。今脉浮而紧，骨节不疼痛，但身体反以沉重酸楚为苦，即水气偏聚于肌肉，尚未深涉筋骨，亦未流注关节，故骨节反不疼痛；水气浸淫肌腠，则身体沉重；风邪留恋肌表，则肢体酸楚。故知此证不是太阳伤寒，而是风水外盛之候。风邪束表，则脉浮；水湿内盛，则脉紧，所以风水泛表亦可见到脉浮紧。

寸口脉沉而迟，沉则为水，迟则为寒，寒水相搏，脾气衰则鹜溏，胃气衰则身肿，名曰水分。（871）

寸口脉沉而迟，沉则为水，迟则为寒：寸、关、尺三部脉均呈沉迟之象，脉沉为水湿偏盛，脉迟为阳虚寒凝，脉象沉迟并见，水邪与寒邪交相搏击，水聚寒凝，水湿留滞，内溢中土，则不别清浊；外溢肌肤，则周身浮肿。但这种浮肿属气虚所致，与湿盛之浮肿有别。

原文

少阳脉卑，少阴脉细，男子则小便小利，妇人则经水不利，名曰血分。（872）

脉释

少阳脉卑，少阴脉细：少阳脉，即手少阳，以候三焦。卑，即沉而无力之谓。若三焦气化不利，通利水道的功能失常，则手少阳脉沉而无力，称之少阳脉卑。少阴脉以候肾，肾气亏虚，精血不足，寒邪凝结，不能化水，故少阴脉细。今"少阳脉卑"与"少阴脉细"并见，说明肾阴肾阳俱不足，无论男女，都可导致水气病。男子属阳主气，肾气易亏难复。肾气衰微，三焦无肾气以温煦，则决渎无权，膀胱无肾气蒸化，则气化失司，水气渐蓄，可以发展成水气病。妇人属阴主血，肾精亏耗，冲任脉虚，寒客胞门，寒凝血少，精血亏虚，月经阻闭，则必气滞，气滞则水停。今经闭气滞，则水不行而停蓄，水气渐积，亦可引起水气病。

原文

寸口脉沉而数，数则为出，沉则为入，出为阳实，入为阴结。趺阳脉微而弦，微则无胃气，弦则不得息。少阴脉沉而滑，沉则在里，滑则为实，沉滑相搏，血结胞门，其瘕不泻，经络不通，名曰血分。（874）

脉释

①寸口脉沉而数，数则为出，沉则为入，出为阳实，入为阴结：阳实，谓身形胀满也；阴结，谓血结胞门也。寸口脉沉而数，谓寸、关、尺三部脉均见沉数脉象，数脉属阳脉而主外，为阳气实于表，营气郁结发热欲从外泄，又被水邪抑遏而不得透出，故曰"数则为出"，"出为阳实"。

沉脉属阴而主内，为阴气结于里，血瘀积结留滞于胞门，胞门在里而属阴，故曰"沉则为入"，"入为阴结"。

②趺阳脉微而弦，微则无胃气，弦则不得息：趺阳脉，胃脉也。胃腑居中而属土，由于土衰则被肝木之所乘，故趺阳脉微而弦。土气衰败，木气过克，胃气将要告竭。肝气郁结，气滞血凝，胃气虚少，气息不得调畅。

③少阴脉沉而滑，沉则在里，滑则为实：少阴脉，肾脉也。肾主小腹，而其里系胞宫。血瘀积结于胞门，则少阴脉沉而滑，沉脉属血结于内，滑脉属瘀血停留。血结于内而瘀血停留，血瘀积结于胞门，其血瘀阻滞于内，经络不通，血化为水，成为水气病。

原文

问曰：病者苦水，面目身体皆肿，四肢亦肿，小便不利，脉之，不言水，反言胸中痛，气上冲咽，状如炙肉，当微咳喘。审如师言，其脉何类？师曰：寸口脉沉而紧，沉为水，紧为寒，沉紧相搏，结在关元，始时尚微，年盛不觉，阳衰之后，营卫相干，阳损阴盛，结寒微动，肾气上冲，咽喉塞噎，胁下急痛。医以为留饮而大下之，沉紧不去，其病不除。复重吐之，胃家虚烦，咽燥欲饮水，小便不利，水谷不化，面目手足浮肿。又与葶苈下水，当时如小差，食饮过度，肿复如前，胸胁苦痛，象若奔豚，其水扬溢，则咳喘逆。当先攻其冲气令止，乃治其咳，咳止，喘自差。先治新病，水当在后。（875）

脉释

①脉之：脉，在此作动词，即诊察脉搏之意。之，代词，指病人。

②寸口脉沉而紧，沉为水，紧为寒，沉紧相搏，结在关元：寸口脉沉而紧，谓寸、关、尺三部脉均见沉紧脉象，沉脉说明有水气，紧脉说明有寒邪，脉象沉紧并见，是水气与寒邪相互聚结之象。肾居下焦，主水。水寒互结，乃由肾阳虚弱而不能温化水液所致。肾阳不足，故水寒之邪乘虚凝结于下焦关元部位。

③沉紧不去：医者误以为是留饮病，而用峻下之法，脉象仍然沉紧，水寒之邪亦未能解除。

水之为病，其脉沉小者，属少阴，为石水；沉迟者，属少阴，为正水；浮而恶风者，为风水，属太阳；浮而不恶风者，为皮水，属太阳；虚肿者，属气分，发其汗即已。脉沉者，麻黄附子甘草汤主之；脉浮者，麻黄加术汤主之。（876）

脉释

①其脉沉小者：脉沉主里，肾阳不足，不能化气行水；兼脉小，为正气不足。其脉象沉小，属少阴肾脏为病，为少阴阳衰的石水证。

②沉迟者：脉沉兼脉迟，为阳虚有寒。其脉象沉迟，属少阴肾脏为病，为少阴阳虚的正水证。

③浮而恶风者：脉浮主表，乃系风邪袭表，水气泛溢肌腠皮表所致，因此属太阳膀胱为病；兼恶风者，属太阳受风邪诱发的风水证。

④浮而不恶风者：脉浮兼不恶风者，属太阳受风邪诱发的皮水证。

⑤脉沉者：若脉沉者，知少阴之正气虚，表有水气者，亦可用汗法，但须兼顾肾阳，当助阳发汗。

⑥脉浮者：若脉浮者，知太阳之邪气盛，属邪气在表，可用汗法，当祛邪发汗。

原文

风水，脉浮身重，汗出恶风者，防己黄芪汤主之。（877）

脉释

脉浮身重：风水病，由于风邪侵袭肌表，故脉浮；水湿浸淫肌腠，故身重；表虚卫气不固，腠理疏松，风邪乘虚犯表，故汗出恶风。本证属表虚不固，水湿停聚，风与水搏于肌表所致。

原文

风水恶风，一身悉肿，脉浮不渴，续自汗出，无大热者，越婢汤主之。（878）

脉浮：风邪客于肌表，气血抗邪向外，故脉浮。

原文

里水，一身面目黄肿，其脉沉，小便不利，甘草麻黄汤主之，越婢加术汤亦主之。（880）

脉释

其脉沉：里水，皮里肌腠间之水也，是由于脾阳虚不能运化水湿，肺气虚不能通调水道，水湿之邪停留，既不能下行从小便排出，又不能从皮毛外泄，泛于肌腠而成里水。由于水湿过盛，浸淫肌腠，阻遏脉气不能鼓动于外，故其脉象沉。

原文

问曰：黄汗之为病，身体肿，若重，汗出而发热，口渴，状如风水，汗沾衣，色正黄如柏汁，脉自沉，从何得之？师曰：以汗出入水中浴，水从汗孔入得之，宜黄芪芍药桂枝汤。（881）

脉释

脉自沉：汗出入水中浴，腠理空疏，营卫之气衰弱而表虚，卫表虚则汗孔开，抵御外邪之能力减弱，又加之入水中浴，水湿之邪入于汗孔，水湿阻滞经络，营卫郁遏，运行不利，故脉自沉。

原文

寸口脉沉而弱，沉即主骨，弱即主筋，沉即为肾，弱即为肝，汗出入水中，如水伤心，历节痛，黄汗出，故曰历节。（883）

寸口脉沉而弱，沉即主骨，弱即主筋，沉即为肾，弱即为肝：寸、关、尺三部脉重按始得，而且按之无力，这是里虚不足的征象，然虚在何脏呢？仲景明示虚在肝、肾二脏，因肾藏精，在体主骨；肝藏血，在体主筋。脉象沉而弱，脉沉主骨病，脉弱主筋病。沉脉揭示肾亏，弱脉反映肝虚。肝肾精血亏虚，精血无力充养筋骨，就容易遭受外邪的侵袭，这就是发生历节病的内在因素。

少阴脉浮而弱，弱则血不足，浮则为风，风血相搏，即疼痛如掣。(885)

少阴脉浮而弱，弱则血不足，浮则为风：少阴脉，指手少阴的神门脉和足少阴的太溪脉，也就是心肾所主之脉。少阴脉呈浮弱之象，脉弱为精血亏虚的象征，脉浮为风邪外袭的反映，风邪与血虚相互搏结，导致气血滞涩不通，经脉痹阻，筋骨失养，就会出现抽掣性疼痛。

肥盛之人，脉涩小，短气，自汗出，历节疼不可屈伸，此皆饮酒汗出当风所致也。(886)

脉涩小：一般来说，形体肥胖、肌肉丰满的人，气血旺盛，脉应滑大和缓；现在脉反呈涩小之象，则知其人外表虽然壮实，其实里阳已经不足，说明外表肥胖只是现象，湿盛阳微方是实质。

病历节疼痛，不可屈伸，脉沉弱者，乌头麻黄黄芪芍药甘草汤主之。(888)

脉沉弱者：本条历节致病，当然与风邪有关，但也离不开湿邪，重在湿邪为患。虽风寒湿之邪俱备，但风邪较轻，而寒湿之邪偏盛。寒邪收引凝敛，湿邪重著黏浊，寒湿之邪借风邪流注于筋骨关节，痹阻不通，可致气血运行阻滞，而关节疼痛剧烈，稍一屈伸活动，则疼痛难忍而增剧。屈不能伸者病在筋，伸不能屈者病在骨，筋骨俱病，故脉象沉弱。

原文

病历节疼痛，两足肿大，小便不利，脉沉紧者，甘草麻黄汤主之；脉沉而细数者，越婢加术汤主之。（889）

脉释

①脉沉紧者：寒湿之邪，侵袭体表，湿郁肌腠，内无郁热，阻遏脉气不能鼓动于外，故脉沉兼紧象。

②脉沉而细数者：湿热之邪，侵袭体表，湿郁肌腠，郁久化热，阻遏脉气不能鼓动于外，故脉沉兼细数。

原文

师曰：寸口脉迟而涩，迟则为寒，涩为血不足。趺阳脉微而迟，微则为气，迟则为寒。胃气不足，则手足逆冷；荣卫不利，则腹满胁鸣相逐，气转膀胱，荣卫俱劳，阳气不通即身冷，阴气不通即骨疼，阳前通则恶寒，阴前通则痹不仁。阴阳相得，其气乃行，大气一转，寒气乃散。实则失气，虚则遗溺，名曰气分。（890）

脉释

①寸口脉迟而涩，迟则为寒，涩为血不足：寸、关、尺三部脉呈迟涩之象，脉迟为阳虚寒盛的象征，脉涩为气血不足的反映。

②趺阳脉微而迟，微则为气，迟则为寒：趺阳部位的脉象微而兼迟，脉微为阳气不足，脉迟为阳虚寒盛。本条合诊寸口脉，论述人身之气血营

卫皆为谷气所化，胃为水谷之海，水谷入于胃，化为精微以充养周身。若胃气不足，气血俱虚，虚寒偏盛，则寸口脉迟而涩，趺阳脉微而迟，脉迟为阳虚寒盛，脉涩为气血俱虚，脉微为胃气不足。

辨瘀血吐血下血疮痈病脉证并治之脉释
第 895－911 条

原文

病人胸满，唇痿舌青，口燥，但欲漱水不欲咽，无寒热，脉微大来迟，腹不满，其人言我满，此为有瘀血。（895）

脉释

脉微大来迟：脉象鼓动无力，曰微；其形宽阔，曰大；来势缓慢，曰迟。即脉象大，但脉势不足，往来涩滞迟缓，这是瘀血阻滞，血积经隧，气血不畅，脉道不利之象。

原文

病人如有热状，烦满，口干燥而渴，其脉反无热，此为阴伏，是瘀血也，当下之，宜下瘀血汤。（896）

脉释

其脉反无热，此为阴伏：病人自觉有类似发热的症状，但诊其脉却没有浮、滑、数、大、洪、实等表示热证的脉象，说明其热不在气分而伏于血分。此证是由于瘀血阻滞日久，郁而化热伏于阴分所致，故曰"此为阴伏"。

原文

师曰：病人面无色，无寒热，脉沉弦者，必衄血；脉浮而弱，按之则绝者，必下血；烦咳者，必吐血。（902）

①脉沉弦者：若脉象沉弦，沉主肾，弦主肝，此为肾水虚不能涵养肝木，肝火妄动上逆，伤及阳络，络脉之血从清窍出，故见衄血。

②脉浮而弱，按之则绝者：若诊其脉象浮弱无力，重按则无，脉浮为阳虚，虚阳外越，阳不敛阴；脉弱为血虚，脉体不充，阴不敛阳。由此可知，阴血脱于下，则必下血；若不下血，虚阳浮于上，虚火扰动心肺，阳气上越，内扰于心，则烦；气机上逆，肺气不降，则咳；虚烦咳嗽甚者，伤及肺络，则必吐血。浮弱欲绝的脉，而主下血、吐血，出路虽然不同，而中气不足以统摄则是一样的，偏于阴弱而气脱者，则血夺于下而为下血；偏于阳浮而热升者，则血升于上而为吐血。

原文

尺脉浮，目睛晕黄者，衄未止也；黄去，睛慧了者，知衄已止。（904）

脉释

尺脉浮：尺脉以候肾，肾寓相火，其脉本应微沉，今反见浮脉，为肾阴亏虚，火无水制，不能蛰藏于肾之征，为相火不潜而内动之象。正因为肝肾同源，肝肾阴虚，相火内寄肝肾而不潜，相火浮动，虚热上扰，迫血妄行，损伤阳络，则衄血。

原文

问曰：寸口脉微浮而涩，法当亡血，若汗出，设不汗出者云何？师曰：若身有疮，被刀斧所伤，亡血故也，此名金疮。无脓者，王不留行散主之；有脓者，排脓散主之，排脓汤亦主之。（905）

脉释

寸口脉微浮而涩：汗血同源，皆为阴液。血液耗伤过度的人，不可再发其汗；汗出过度的人，不可再伤其血，否则导致津血亡失。导致津血亡失的脉象为"寸口脉微浮而涩"，这里的"寸口"应指两手寸、关、尺三部脉而言，脉微为阳气虚弱，脉浮非主表证，而为虚象，脉涩为津血亏耗。脉微浮而涩之象并见，说明阳气失于固护，阴血无以内守，按一般规律应当是亡血伤津，或者汗出过多所致；假设病人没有亡血汗出，但被利器所伤，并有失血情况，这是因创伤亡血之故，所以无汗出而寸口脉微浮而涩。

诸脉浮数，法当发热，而反洒淅恶寒，若有痛处，当发其痛。(908)

诸脉浮数：脉浮主表，脉数主热。凡是脉浮数者，多系外感表热之兆，必见发热恶寒症状，但应以热为重，而不应当以洒淅恶寒为主；今反洒淅恶寒，是恶寒突出，发热不明显，脉浮数而证恶寒，脉证不符，说明此非一般外感疾病。因为若属风热，虽然脉浮数，但应以形热为主；若属风寒，虽然脉浮紧，但应以形寒为主；今脉浮数而反洒淅恶寒，此时应考虑有无痈肿发生之可能，若身体某一局部有固定痛处而拒按，并非全身疼痛，这便是发生痈肿的征兆。

肠痈之为病，其身甲错，腹皮急，按之濡，如肿状，腹无积聚，身无热，脉数，此为肠内有痈也，薏苡附子败酱散主之。(910)

脉数：体表虽无热，但脓成而血燥，内有局部瘀热，加之阳气不足，正不胜邪，故其脉数而无力。

少腹肿痞，按之即痛如淋，小便自调，时时发热，自汗出，复恶寒，此为肠外有痈也。其脉沉紧者，脓未成也，下之当有血；脉洪数者，脓已成

也，可下之，大黄牡丹汤主之。（911）

脉释

①其脉沉紧者：肠痈初起，热毒蓄结，热伏血瘀，蕴结不通，营血未腐，脓汁将成而未成，所以其脉沉紧。

②脉洪数者：肠痈后期，壅积热毒，血腐肉败，脓已成熟，脓汁已成而未溃，故其脉洪数。

辨胸痹病脉证并治之脉释

第912—920条

师曰：夫脉当取太过不及，阳微阴弦，即胸痹而痛，所以然者，责其极虚也。今阳虚，知在上焦，胸痹而痛者，以其阴弦故也。（912）

①夫脉当取太过不及：正常脉象是虚实和调，阴阳互济，至数分明，从容和缓。脉呈和缓均匀之象，称为正常脉象。脉象盛过于正常的为太过，脉象不足于正常的为不及。脉之太过，知其邪气盛；脉之不及，知其正气虚。因此脉象出现太过与不及的异常现象，都属于病态反映。

②阳微阴弦：寸部脉为阳，关、尺部脉为阴。阳微，是寸部脉微，指上焦阳气不足；阴弦是关、尺部脉弦，指下焦水饮内停之征。

③今阳虚……以其阴弦故也："极虚"并非虚到极点，"极"可作状态形容词，为"甚"的意思。由于上焦阳气不足，胸阳不振，下焦饮寒阴邪，上乘阳位，闭塞清旷之域，阻塞气机，胸阳闭阻滞塞，导致胸膺部疼痛。

胸痹，喘息咳唾，胸背痛，寸脉沉迟，关上小紧数者，瓜蒌薤白白酒汤主之。（914）

寸脉沉迟，关上小紧数者："寸脉沉迟，关上小紧数"与"阳微阴弦"

之脉主病一致，为胸痹病的主要脉象。由于胸痹病在邪正虚实上有轻重程度的差异，故在临床上可表现出多种多样的脉象变化，但总离不开"阳微阴弦"的范围。因为寸口之阳脉候上焦，脉象沉迟为上焦阳虚，胸阳不振之象，即阳微之脉。关上阴脉候中焦，仲景多次提示"其脉数而紧乃弦"，"脉双弦者寒也"，"脉偏弦者饮也"，说明关部脉小紧数，即关部脉稍弦（亦称"阴弦"），关上稍弦之脉，为中焦停饮、阴寒内盛之征。胸阳不足，则痰饮湿浊上乘，以致阴邪停聚于胸中，故有此种脉象。

辨妇人各病脉证并治之脉释
第921—959条

第921—959条

原文

师曰：妇人得平脉，阴脉小弱，其人呕，不能食，无寒热，此为妊娠，桂枝汤主之。于法六十日当有此证，设有医治逆者，却一月加吐下者，则绝之。（921）

脉释

妇人得平脉，阴脉小弱：凡值生育年龄的妇女，无其他原因而月经逾期未至，寸、关部脉无太过不及之象，柔和有力，从容和缓如常人，唯尺部脉象细软无力。这是因为妊娠初起，胎元初结，胎气未盛，经血聚以归胞养胎，以致阴血一时显得相对不足。尺脉主肾，胞络聚于肾，故尺部脉较寸、关部脉稍为细软无力，即"阴脉小弱"，为妊娠早期的脉象。

原文

妇人怀孕六七月，脉弦发热，其胎愈胀，腹痛恶寒，少腹如扇，所以然者，子藏开故也，当以附子汤温之。（923）

脉释

脉弦发热：妇女怀孕已六七个月，胎儿已长大成形，正是肺胃养胎之时，发现其脉象独弦，而体表又发热，可知孕妇肺胃素虚，值胎儿长成需要更多营养，此时肺胃已不胜消耗而金土俱虚，金虚则木无制，土虚则木更横，致木强土弱的弦脉独见于外，克土太过，风木反陷土中，鼓动阳明胃热循经外越，致肌表有类似外感的发热。此发热并非外感表邪，乃虚阳外浮之象，仲景称之为"脉弦发热"。

原文

产妇郁冒，其脉微弱，呕不能食，大便反坚，但头汗出，所以然者，血虚而厥，厥则必冒。冒家欲解，必大汗出，以血虚下厥，孤阳上出，故头汗出。所以产妇喜汗出者，亡阴血虚，阳气独盛，故当汗出，阴阳乃复。大便坚，呕不能食者，小柴胡汤主之。（933）

脉释

其脉微弱：产后失血，气血两虚，虽表有寒邪，但因其里虚为主，脉象不浮，反见微弱。

原文

产后七八日，无太阳证，少腹坚痛，此恶露不尽也。若不大便，烦躁，发热，脉微实者，宜和之；若日晡所烦躁，食则谵语，至夜即愈者，大承气汤主之。（938）

脉释

脉微实者：产后七八天，没有太阳表证症状，自觉少腹坚硬疼痛，这是恶露尚未去净的缘故。假如不解大便，感觉烦躁、发热，诊其脉稍有实象，知胃肠燥结积热，此为阳明腑实已成的主要特征。

原文

产后中风，发热，面赤，头痛而喘，脉弦数者，竹叶汤主之。（940）

脉释

脉弦数者：产后气血亏损，正气大虚，风邪乘虚侵袭，病邪在表；元阳虚不能固守于下，则虚阳上浮。既有太阳表热，复有少阴衰竭，故脉象弦数无力。

产后下利，脉虚极者，白头翁加甘草阿胶汤主之：（942）

脉释

脉虚极者：产后体质已虚，营阴不足，又兼患痢，更损其阴血，所以呈现极虚弱的脉象。

原文

妇人之病，因虚积冷结，为诸经水断绝，血结胞门，或绕脐疼痛，状如寒疝；或痛在关元，肌若鱼鳞；或阴中掣痛，少腹恶寒；或引腰脊，或下气街，此皆带下，万病一言。察其寒热，虚实紧弦，行其针药，各探其源，子当辨记，勿谓不然。（946）

脉释

虚实紧弦：妇女病证变化多端，归根结底就是一句话，审辨其病证的寒热，详察其脉象的虚实，鉴别相似脉的紧弦。要据审脉辨证的结果，探讨发生疾病的根源。对于证同脉异者，或脉同证异者，尤当详加审察，辨明疾病的病因病机，以免误治。

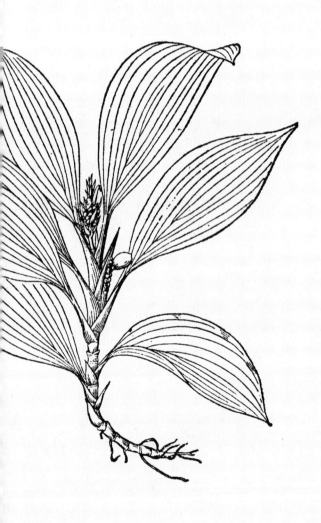

后记

仲景与《伤寒杂病论》

　　相传张仲景《伤寒杂病论》竹简书共十三稿，白云阁藏本·木刻版《伤寒杂病论》书稿为第十二稿，晋代太医令王叔和整理的《伤寒论》为第七稿。白云阁藏本·木刻版《伤寒杂病论》之外的传世条文出自张仲景哪一次改稿已无从查考。不同传本间的同一条文，即使有不同的字词改动，也可视为张仲景历次改稿的见证。

　　笔者认为，中医学的巨大成果，有一部分掌握在世代家传的老年中医手中，而绝大部分记载在中医文献典籍中。这些典籍由前人用各自不同时期的语言文字记录下来，成书年代愈远，语言文字就愈古奥艰深。《伤寒杂病论》更是其文简，其意博，其理奥，其趣深。笔者跻身医林已五十余载，时而回首，虽无多少成功经验可谈，但在曲径多歧、碰壁受挫之后，也常得到启发，有所心得。

一、白云阁藏本·木刻版《伤寒杂病论》

　　白云阁为清末桂林左盛德珍藏书籍的书斋名。记载文字的刀刻木板，称为木刻版。本书木刻版为民国长安黄竹斋筹资刻书的木板，共两箱。黄竹斋临终时，遗嘱门人米伯让把《伤寒杂病论》原木版送到医圣祠寄存。1981年，米伯让完成了师父的遗愿。白云阁藏本·木刻版《伤寒杂病论》是系统阐述平脉辨证、温病辨证、六淫辨证、六经辨证与脏腑辨证且理、法、方、药俱备的中医经典著作。相传为张仲景四十六世孙张绍祖家藏《伤寒杂病论》第十二次稿十六卷竹简书的手抄本。该手抄本共959条，55 962字。载方323首，其中未与《伤寒论》《金匮要略》重复方93首，与《伤寒论》重复方75首，与《金匮要略》重复方118首，与《伤寒论》《金匮要略》重复方37首，用药146味，其中载于《神农本草经》100味，载于《名医别录》11味，载于其他古药书35味，其用植物药112味、动物药 20 味、矿物药 14 味。

二、《汤液经法》

西汉班固的《汉书·艺文志·序》及《方技略》载有《汤液经法》三十二卷。《汤液经法》著录于班固《汉书》，但未署《汤液经法》的撰者是否后世医家所称为的商代伊尹。相传伊尹作《汤液》，历史有此传说，应该是有据可考的。

伊尹，商朝人，相传为汤王的厨师，后任宰相。由于任厨师时经常接触食物，熟知食物疗病作用，进而总结民间食物治疗疾病和药物的治疗性能，发展为《汤液》，又经后人不断补充与总结，扩充为《汤液经法》，因而有"汤剂始自伊尹"的传说。犹如《黄帝内经》之托名黄帝，《神农本草经》之托名神农，《汤液》亦托名伊尹。

汉晋时代《汤液经法》虽然久佚，但从敦煌石窟发现的陶弘景《辅行诀》中仍可以找出线索，"汉晋已还，诸名医辈，张仲景、卫汜、华佗、吴普、皇甫玄宴、支法师、葛稚川、范将军等，皆当代名贤，咸师式此《汤液经》"。可见汉晋时期《汤液经》广为流传。张仲景"博采众方"，以《汤液经》为底稿，撰著《伤寒杂病论》一十六卷。

魏晋间医家皇甫谧《针灸甲乙经·序》曰："伊尹以亚圣之才，撰用《神农本草》以为《汤液》；仲景论广伊尹《汤液》，为数十卷，用之多验。"宋梁间陶弘景亦云："外感天行之病，经方之治有二旦、六神、大小等，昔南阳张机依此方撰为《伤寒论》。"皇甫氏与陶氏都说仲景论广《汤液》方，撰为《伤寒杂病论》。

魏晋南北朝距东汉建安年间不足 340 年，由此确信皇甫氏与陶氏之说在当时是有据可查的。由此推断，《伤寒杂病论》汤方大部分来自于《汤液经》。自晋代王叔和、唐代孙思邈与王焘录仲景之书始，后来作注解阐述义理者，都颂扬仲景。然而仲景也说"博采众方"，由此看来，《伤寒杂病论》汤方是《汤液经》的扩充与延伸，其中大部分汤方取材于商代伊尹《汤液经法》。

三、《胎胪药录》

仲景"勤求古训"，撰著《伤寒杂病论》，只叙说《素问》《九卷》

《八十一难》诸典籍之理，而不引用其文，即引用无字之《黄帝内经》《难经》也。《阴阳大论》原文只载于《伤寒杂病论·伤寒例》中838字，只是大论阴阳而已，从语气推测《阴阳大论》是论阴阳的一篇经典著作，而不是一部典籍之名。《汤液经法》隐于《伤寒杂病论》汤方之中，因仲景更换了《汤液经法》汤方的名称，故仲景曰"博采众方"，而没有提及《汤液经法》。

白云阁本《伤寒杂病论》与桂林古本《伤寒杂病论》的区别在于：有"六气主客"的是桂林古本《伤寒杂病论》，无"六气主客"的为白云阁本《伤寒杂病论》。

至于《胎胪药录》，笔者作如下阐述：《胎胪药录》书名，南京中医学院吴考槃《伤寒论索隐》指出："胎，《尔雅释诂》：'始也'。胪，《史记·叔孙通传》注'上传语，告下，为胪'。《晋语》注：'传也'。"则"胎胪药录"即"始传的药书"之谓，在此可作《神农本草经》理解。《医学源流论》说：'仲景之治病，其用药悉本《神农本草经》，无一味游移假借之处'。"

近人余嘉锡认为，《神农本草经》乃扁鹊弟子战国时医家子仪所撰。余氏说："目录书最早者《七略》《汉志》，其次孙晷之《中经簿》。《本草经》《汉志》既不著录，而《中经簿》有《子义（仪）本草经》，足证为子仪所作。贾公彦谓《中经簿》并不说神农，可见神农本草之名，乃后人所题。盖推其学之所自出，以题其书久之，遂不知为子义（仪）所作矣。神农尝药，子仪著书，其功相埒。"余氏以晋《中经簿》有《子义（仪）本草经》而无《神农本草经》为据，断定《神农本草经》之名乃后人所加，推测出《子义（仪）本草经》的书名就是《神农本草经》，因而断定《神农本草经》实际作者是子仪。这也只能说是一种推测。笔者认为，《神农本草经》的著录者，取《子义（仪）本草经》之书名，又尊神农尝药之业绩，将神农易为子义罢了。即《子义（仪）本草经》便成了《神农本草经》的书名，其书之内容则为东汉早期之前有关药物学知识的积累及综述。

四、仲景学说

仲景学说由东汉张仲景创立，《伤寒杂病论》十六卷反映了其全部学术思想。仲景学说包括三个来源、五个组成和一个核心。

（一）三个来源

一是全面地总结并继承西汉以前的《素问》《九卷》《八十一难》

《阴阳大论》《胎胪药录》等中医药学理论。二是广泛地吸取东汉和东汉以前一些医学有效方药和各具特色的医疗经验成果，并上升为医学理论。三是系统地总结仲景本人长期的临床实践经验。三个来源也就是《伤寒杂病论·自序》中所强调的"勤求古训""博采众方""平脉辨证"三个重要方面。

（二）五个组成

五个组成是平脉、温病、六淫病、伤寒和杂病。仲景温病部分和六淫病部分为后世医家所未知。以六经论伤寒的伤寒部分和以脏腑论杂病的杂病部分，即后世医家整理编次，分别命名为《伤寒论》和《金匮要略》。两者不但可以独立成书，而且互相联系，不可分割。六经表里寒热的辨证施治，不仅适用于伤寒，而且也适用于杂病。脏腑虚实补泻的辨证施治，不仅适用于杂病，而且也适用于伤寒。

（三）一个核心

仲景学说的理论核心，就是《伤寒杂病论》十六卷的十六个篇名"辨××病脉证并治"。病名、辨证、施治前后呼应，全面确立了辨证施治理论体系。在此辨证施治理论指导下，制定了一系列的理法方药相统一的基本原则。《伤寒杂病论》平脉、温病、六淫病，单独成章；六经证候与脏腑分证，皆有主有次。仲景制方结构严谨，选药精炼，配伍有度，煮服得法，与我国最早的医学经典著作《黄帝内经》十三方、马王堆三号汉墓出土的帛书《五十二病方》相比较，有了飞跃性的发展。《伤寒杂病论》的六经汤证和杂病汤证，确立了辨证施治的主体框架，其汤方组成抓住了辨证施治的重点，用药剂量的大小以及随着证情变化而加减化裁药品，都有高度的原则性和灵活性，都是建立在辨证施治的共同基础上。仲景强调辨证施治原则，首先根据病人的实际情况"观其脉证"，然后做出"知犯何逆"的正确辨证分析，最后确定"随证治之"的施治原则。

五、仲景方言

西汉著名学者扬雄调查各地方言，耗尽二十七年心血，以丰富的材料写成我国第一部方言词典《方言》，收集了汉代比较丰富的口语词汇。借助《方言》一书，可以参考仲景《伤寒杂病论》中的方言运用情况。

第一，仲景书中"不中与之"的"不中"，即是河南方言，为不可、不行之意，直至今日，仍在河南方言的口语中沿用。

第二，仲景书中作"病愈"解，音义俱通于"瘥"的"差"字，据《方言》注："南楚，病愈者，谓之差。"南楚即今之湖南。现在湖南土语中还在沿用。

第三，仲景书中麻子仁丸方下的"以知为度"，瓜蒌瞿麦丸方下"不知""腹中温为知"等处的"知"字，据《方言》可知也是湖南方言，作"病愈"解。

第四，仲景书中奔豚的"豚"字，作小猪讲，形容腹中有气上冲，如小猪之奔。《方言》谓："猪，南楚谓之豨，其子谓之豚。"由此可知，称小猪为豚，亦出自湖南方言。

仲景系东汉南郡涅阳人，即今之河南南阳人；曾举孝廉，官居长沙太守，古之长沙即今之湖南长沙。仲景生活在这样的环境中，则在他的著作《伤寒杂病论》中，时时见到河南和湖南的方言，应当引起学者们的足够重视。

六、伤寒杂病

伤寒与杂病往往互相转化，有的临床表现也很相似。掌握伤寒与杂病的区别与联系，需从三个方面思索。

（一）伤寒夹杂证

伤寒证候往往引发五脏宿疾，而痼疾则常常留结寒热不去，形成伤寒与杂病内外夹杂，虚实互呈的病变。太阳之邪随经入腑的寒水潴留，多责于肾阳虚损，不能温化，所以治太阳蓄水证必先温通肾阳，方能化气行水。阳明病燥热内结，多为脾胃津伤，津亏脾弱，不能为胃行其津液，形成溲数便硬，所以治阳明腑实须待脾机运转，津液还入胃中，方知大便不久出。少阳枢机不利，常由肝胆失于疏泄，所以宜和解少阳，以疏肝解郁。脾虚湿盛之人，邪多直中太阴；心肾虚损之人，邪多直中少阴；肝虚气郁之人，邪多直中厥阴。总之，凡伤寒之邪随经脉入脏腑，则呈现内外夹杂、虚实互呈的复杂病变。

（二）伤寒类似证

伤寒与杂病在一定条件下会产生相同的病理变化与临床特征，所以仲景在以六经辨伤寒中列举与伤寒相类似的杂病；在以脏腑辨杂病中，列举与杂病相类似的伤寒。《伤寒杂病论》《伤寒论》《金匮要略》三书相同的条文共 48 条，《伤寒杂病论》所列举的这些条文，在《伤寒论》《金匮要略》

中皆有记载。列举类似证的目的在于使辨证清晰，如《伤寒杂病论》论述蛔厥病的证治条文，既载于《伤寒论》厥阴病篇，又载于《金匮要略》蛔虫病篇，说明蛔厥证本属杂病，列在厥阴病篇是为了与厥阴病脏厥证相鉴别，并借其汤方以治厥阴寒热错杂的久利证，体现了伤寒与杂病异病同治的原则。再如，《伤寒杂病论》的麻子仁丸证，《伤寒论》阳明病篇与《金匮要略》五脏风寒积聚病篇均载之，说明伤寒邪热伤津和杂病胃强脾弱，只要是津枯脾弱的大便秘结，皆可用麻子仁丸治疗。

（三）伤寒变证

伤寒由失治或误治引起的变证，仲景称为坏病，又称为灾怪。从这个概念出发，归纳太阳病篇的灾怪与坏病，属于灾怪，可由他经传入；属于坏病，可变成杂病。伤寒由灾怪而坏变，往往变成杂病，而杂病的辨证难以用六经来概括。外感和内伤互相夹杂，虚实互呈，外感病证在一定条件下，往往转化为内伤杂病，两者在临床辨证中无法截然分开。某些内伤杂病与外感病证颇相类似，仲景列举伤寒病证，与杂病类似的病证，进行比较分析，以便于深入辨证。有些内伤杂病要求用六经外感方治疗，有些外感病证必须用脏腑内伤方药治疗，有些病证则当内外分治或增减合方药味才能治愈。

七、条文顺序

《伤寒杂病论》全书共计 959 条，《伤寒论译释》的《辨脉法》《平脉法》《伤寒例》《痉湿暍》四篇有条文 128 条，引用本书条文 126 条；《伤寒论讲义》共有条文 397 条，引用本书条文 396 条。《金匮要略讲义》共有条文 398 条，引用本书条文 317 条。《伤寒论译释》《伤寒论讲义》《金匮要略讲义》三书共引用条文 839 条，与本书 959 条条文比较，余 120 条条文为《伤寒杂病论》所独有。

笔者研究《伤寒杂病论》近 50 年，悟出原文顺序不能随意变动，在《伤寒杂病论》16 个"辨××病脉证并治"中，条文与条文之间存在着连贯的辨证论治关系。若是割裂篡改，则失经旨。如桃核承气汤可治新瘀血证似少阳，抵当汤可治久瘀血证似阳明。桃核承气汤在太阳病篇，若仅以原文字面来看，不含有"新瘀血证似少阳"之意，但从原文顺序及临诊所得则可验证。从原文小柴胡汤证至桃核承气汤证，主要论述小柴胡汤证及其病机，加减方证，与脾胃关系，但在此之后却是桃核承气汤证。小柴胡汤证是论述少阳疏机不利之气郁证，桃核承气汤证是论述血热初结之血瘀证，两者有气血关系。验之临床，血热初结，除有少腹急结、如狂症状外，尚有口苦、咽干、目眩、胸胁苦满、嘿嘿不欲饮食、心烦等症状，说明除有少腹急结证外，不能忽略类似少阳证。此为气滞渐及血瘀的新瘀血证，因新瘀血证似少阳，故仲景用桃核承气汤治疗而愈。抵当汤在太阳病篇的见证有"其人发狂者，以热在下焦，少腹当硬满，小便自利者，下血乃愈"，"太阳病，身黄，脉沉结，少腹硬……小便自利，其人如狂者，血证谛也"，唯独在阳明病篇论述"阳明病，其人善忘者，必有蓄血，所以然者，本有久瘀血，故令善忘，屎虽硬，大便反易，其色必黑者，宜抵当汤下之"。太阳病篇的新瘀血证类似阳明证，阳明病篇的久瘀血证仍类似阳明证，说明久瘀血证放在阳明病篇，是为与阳明痞满燥实证作比较。同时，新、久瘀血证的条文，有序的排列仍不离"辨××病脉证并治"的宗旨。原文的思路是仲景多年心血的倾注，后世医家凭自己所需而任意移动原文位置，是违背仲景原意的。

八、邪正关系

合病与并病是以邪气盛为主要病因的邪正消长形式。如果感邪势盛，往往两经或三经同时受邪，则称合病；在邪正斗争中，如果邪气步步深入，正气逐渐减退，往往一经之证未罢，又出现另一经证候，则称并病。三阳病篇皆有合病、并病，这正是为三阳病以邪气盛为主要病因所作的注脚。合病、并病两者比较，合病的邪势比并病的邪势盛。合病多属原发，故其势急骤；并病多属续发，则其势较缓。

直中与两感是以正气虚为主要病因的邪正消长形式。如果正气虚弱，抗病邪无力，邪气长驱直入，不经太阳或三阳阶段而直入三阴，则称直中；如果正气虚而不甚，邪气初感尚将进入三阴而表里同病，则称两感。直中与两感，《伤寒杂病论》中虽无其辞，却有其实。两者皆属阴证，都以正气虚弱为主要病因。

综观上述，直中比两感为重；直中、两感，比合病、并病为重。对于合病、并病、直中、两感的治疗，仲景遵循《素问·标本病传论》"谨察间甚，以意调之，间者并行，甚者独行"的治疗原则。所谓间者，为间缓之意，并病、两感的证情比合病、直中间缓，施用兼取诸经的治法；所谓甚者，为急甚之意，合病、直中的证情比并病、两感急甚，施用独取一经的治法。直中之邪，独甚于阴经，取甚者独行之法治之；合病之邪，邪气势盛，弥漫诸经，如果试图兼取诸经治之，则反倒不能制其锐气，当视邪气甚于何经而独取治之。

笔者认为，仲景著书以《黄帝内经》《难经》《阴阳大论》理论为基础，以《神农本草经》药物为桥梁，以《汤液经法》汤方为主线。若没有《汤液经法》，仅有理论知识和药物知识，仲景之书也难以问世。

笔者认为，研究仲景学说的基本规律，要在临床实践中勤于探索，勇于创新，通过实践不断发掘仲景学说的精华，不断积累新的临床经验，应用现代科学方法和手段，使仲景理论的临床疗效达到一个新的水平。放宽视野，立于专攻，在博览的基础上，细审研究仲景学说的各家之言，归纳之使其条理化，精思之得其独到之处。全面领悟仲景学说，避其狭隘，不守一隅之说教，不要知六经而不晓杂病，不要知医理而不知脉证，不要知今语而不知古意，不要知一家论而不知百家说。所谓守一世之说，宗一家之言，遵一派之偏，难以贯通整体而窥其全貌。发前贤之所未发，获得可靠的创见，要做到这一点，就必须既要有广博的知识，又要有丰富的临床实践；既要有丰富的联想，又要有敏锐的观察和灵活的思路，即所谓治医之道，在于精医理笃实践。

仲景为了寻求医理，摆脱神学迷信思想的束缚，推动学术的发展，准确地反映病证客观发病的规律性，应用和借助于当时哲理的帮助，写成旷世医学理论力作《伤寒杂病论》。《伤寒杂病论》充分体现了东汉以前的唯物观和辩证法，如阴阳五行学说，气一元论的物质观、变化观、运动观、整体观等。仲景集东汉以前的医理与哲理之大成，从而形成了仲景学说独特的理论体系。正由于此，《伤寒杂病论》当之无愧地成为千古不朽的经典，其理论历千年的实践而颠扑不破，证明了其中蕴涵的丰富的哲理和科学性，这是我们必须继承和研究的宝贵财富，准确地探讨其中精华所在，使之在现代不断得到科学地发展。